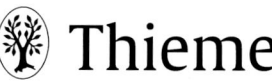

Transösophageale Echokardiographie

für Intensivmediziner und Anästhesisten

nach den Richtlinien der
DGAI, ASE/SCA und DGK

Clemens-Alexander Greim
Norbert Roewer

2., aktualisierte Auflage

304 Abbildungen

Georg Thieme Verlag
Stuttgart · New York

*Bibliografische Information
der Deutschen Nationalbibliothek*

Die Deutsche Nationalbibliothek verzeichnet diese Publikation in der Deutschen Nationalbibliografie; detaillierte bibliografische Daten sind im Internet über http://dnb.d-nb.de abrufbar.

1. Auflage 2005

Wichtiger Hinweis: Wie jede Wissenschaft ist die Medizin ständigen Entwicklungen unterworfen. Forschung und klinische Erfahrung erweitern unsere Erkenntnisse, insbesondere was Behandlung und medikamentöse Therapie anbelangt. Soweit in diesem Werk eine Dosierung oder eine Applikation erwähnt wird, darf der Leser zwar darauf vertrauen, dass Autoren, Herausgeber und Verlag große Sorgfalt darauf verwandt haben, dass diese Angabe **dem Wissensstand bei Fertigstellung des Werkes** entspricht.

Für Angaben über Dosierungsanweisungen und Applikationsformen kann vom Verlag jedoch keine Gewähr übernommen werden. **Jeder Benutzer ist angehalten**, durch sorgfältige Prüfung der Beipackzettel der verwendeten Präparate und gegebenenfalls nach Konsultation eines Spezialisten festzustellen, ob die dort gegebene Empfehlung für Dosierungen oder die Beachtung von Kontraindikationen gegenüber der Angabe in diesem Buch abweicht. Eine solche Prüfung ist besonders wichtig bei selten verwendeten Präparaten oder solchen, die neu auf den Markt gebracht worden sind. **Jede Dosierung oder Applikation erfolgt auf eigene Gefahr des Benutzers.** Autoren und Verlag appellieren an jeden Benutzer, ihm etwa auffallende Ungenauigkeiten dem Verlag mitzuteilen.

© 2007 Georg Thieme Verlag KG
Rüdigerstraße 14
70469 Stuttgart
Deutschland
Telefon: +49/(0)7 11/89 31-0
Unsere Homepage: www.thieme.de

Printed in Germany

Zeichnungen: BITmap, Mannheim
Umschlaggestaltung: Thieme Verlagsgruppe
Satz: primustype Hurler, Notzingen
gesetzt in Textline
Druck: Druckerei Grammlich, Pliezhausen

ISBN 978-3-13-132162-6   1 2 3 4 5 6

Anschriften

Prof. Dr. med. Clemens-Alexander Greim
Direktor der Klinik für Anästhesiologie, Intensiv- und Notfallmedizin
Klinikum Fulda gAG
Pacelliallee 4
36043 Fulda

Prof. Dr. med. Norbert Roewer
Direktor der Klinik und Poliklinik für Anästhesiologie
Universitätsklinikum Würzburg
Oberdürrbacher Straße 6
97080 Würzburg

Vorwort zur 2. Auflage

Mit der vorliegenden aktualisierten Auflage ist die Umsetzung zahlreicher Leserwünsche und Anregungen aus dem Kollegenkreis möglich geworden. Neben inhaltlichen Ergänzungen, aber auch kleineren Korrekturen, finden sich zusätzliches Bildmaterial z. B. zur dreidimensionalen Echokardiographie und zu portablen Ultraschallgeräten, sowie eine erweiterte Darstellung der transthorakalen Echokardiographie. Durch die zusätzliche Farbgebung hat der Verlag das Taschenbuch anschaulicher gestaltet.

Der **Allgemeine Teil** beinhaltet nach wie vor die fundamentalen Prinzipien des Ultraschalls und der TEE, während der **Spezielle Teil** die Anatomie und Physiologie der dargestellten Strukturen mit den echokardiographischen Befunden und häufigen Fragestellungen verknüpft. Um den Nachteil der „Standbild"-Echokardiogramme aufzuwiegen, ist der neuen Auflage eine überarbeitete **CD-ROM** beigelegt, auf der die in den einzelnen Kapiteln abgehandelten Befunde als kurze Videosequenzen abgelegt sind. Die Beschriftung der anatomischen Strukturen kann beim Abspielen der Clips ausgeblendet werden.

Besonderer Dank für die Mitwirkung bei der Fertigstellung und Überarbeitung des Buches und der CD-ROM gebührt den Angehörigen der Klinik und Poliklinik für Anästhesiologie am Universitätsklinikum Würzburg,

- Herrn Dr. med. Th. Wurmb, der das Projekt von Anfang an begleitet, die Abbildungen und die Videoclips zusammengestellt und die CD-ROM konzipiert hat,
- Herrn Dr. med. B. Steinhübel, aus dessen umfangreichem Archiv wir zahlreiche Echokardiogramme und Videoclips herangezogen haben, und
- Herrn Th. Wolf, der seine informationstechnologischen Kenntnisse und seine Kreativität hervorragend in die Gestaltung der CD-ROM eingebracht hat,

sowie Frau Dr. med. M. Rusznak und den Herren Drs. med. H. Thiel, J. Brederlau, J. Broscheit und J. Ender für ihre kritischen Anmerkungen und erfrischenden Kommentare.

Fulda/Würzburg im März 2007

C.-A. Greim
N. Roewer

Inhalt

Bilder und Deutung

Zwei Tore zum Innen –
wer sein Innen nicht baut,
hat vieles gesehen,
doch nur manches geschaut!

Thomas Wurmb

Allgemeiner Teil

1

1 Einordnung und Indikationen der TEE

1.1 TEE in der perioperativen Medizin

1.1.1 Geschichte und klinische Einführung

Erste Sonden. Nachdem Anfang der 70er-Jahre die ersten mit Schallwandlern modifizierten Gastroskope für transösophageale Anwendungen des Ultraschalls eingesetzt worden waren, lieferten Frazin, Hisanaga, DiMagno, Hanrath, Schlüter und deren Mitarbeiter bis 1981 die wesentlichen technischen Grundlagen für die heute üblichen bildgebenden Schallsonden (Abb. **1.1**). Deren Potential für die Diagnostik und Überwachung beatmeter Patienten wurde unter anderem von Kremer, Cahalan, Heinrich und Roewer früh erkannt und ab Beginn der 80er-Jahre zunehmend genutzt. Die Vorteile der TEE als Verfahren für die *perioperative Akutdiagnostik* und die *Überwachung* sind beträchtlich:

- Mobilität und bettseitige Anwendung,
- geringe Invasivität und hohe Sicherheit des Verfahrens,
- hoher Informationsgewinn durch kardiale Bildgebung im Echtzeitverfahren, sowie
- direkter Zugang zum Herzen ausgehend vom Kopf des Patienten.

Dennoch verzögerten die hohe Qualifikationsanforderung, die erheblichen Beschaffungskosten und das erst langsam erkennbare Kosten-Nutzen-Verhältnis der TEE deren frühe Etablierung in der Anästhesiologie. Auch in der Kardiologie wurde das Verfahren wegen seiner – wenn auch geringen – Invasivität anfangs nur mit Zurückhaltung genutzt. Heute ist die TEE dagegen sowohl bei Kardiologen, als auch bei Anästhesisten und Intensivmedizinern bei bestimmten Indikationen das Verfahren der Wahl, wenn die transthorakale Echokardiographie keine ausreichenden Befunde liefert oder beispielsweise während einer Operation nicht einsetzbar ist (Abb. **1.2**).

Vorteile des Verfahrens. Bei beatmeten Patienten im Operationssaal und auf der Intensivstation bietet die TEE diagnostische und überwachungstechnische Möglichkeiten, für die die transthorakale Echokardiographie in den meisten Fällen keine Alternative bietet. Neben der hohen Anzahl von Fenstern, die sich mit direktem Blick auf das Herz vom Ösophagus und Magen aus im übertragenen Sinn öffnen lassen, kommt der TEE besonders bei intubierten und beatmeten Patienten die fehlende Interposition von Lungengewebe zwischen dem Herzen und dem Schallkopf zugute. So liefert die TEE im Vergleich zur transthorakalen Echokardiographie nicht nur eine höhere Anzahl verwertbarer kardialer Schnittebenen, sondern auch eine bessere Bildqualität. Der Schallkopf kann zudem in einer bestimmten Position belassen werden, ohne die Hände des Untersuchers zu binden, und liefert kontinuierlich Bilder der eingestellten Schnittebene. Die TEE erfüllt somit im Gegensatz zur transthorakalen Echokardiographie auch ein wichtiges Kriterium für die Überwachung eines beatmeten Patienten, der etwa am Herzen operiert wird. Die ersten intraoperativen Anwendungen der TEE erfolgten dementsprechend in enger Zusammenarbeit zwischen Kardiologen, Kardiochirurgen und Anästhesisten und zielten auf die Beurteilung des Operationserfolges bei Klappenrekonstruktionen und eine frühe Erfassung von intraoperativ neu auftretenden regionalen Wandbewegungsstörungen.

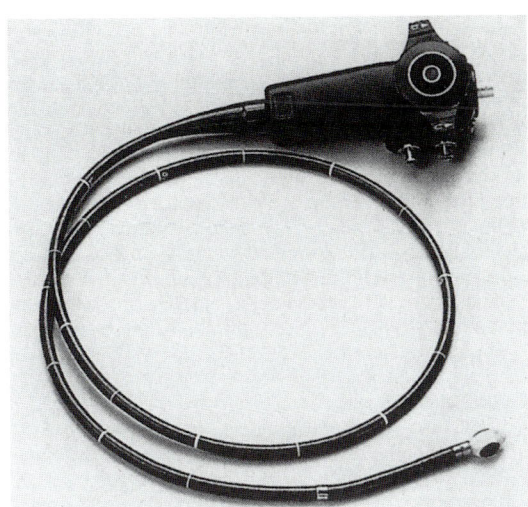

Abb. 1.**1** Erstes, in Hamburg entwickeltes transösophageales M-Mode-Echoskop (aus Lambertz H, Lethen H [Hrsg.]. Transösophageale Echokardiographie. Thieme, Stuttgart 2000).

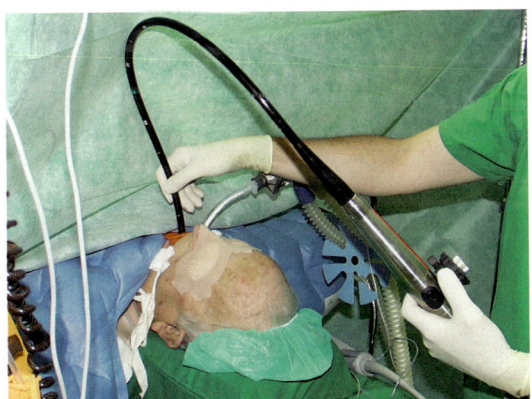

Abb, 1.**2** Moderne TEE-Sonden unterscheiden sich äußerlich kaum vom ursprünglichen M-Mode-Echoskop, bieten aber zahlreiche ausgefeilte Zusatztechniken.

1

Perioperativer Einsatz. Wegen ihres innovativen Charakters und der unbestrittenen Vorteile bei beatmeten Patienten erweckte die TEE früh das Interesse von Intensivmedizinern und Anästhesisten. Sie mussten sich jedoch mit Echokardiographie im Allgemeinen und mit den Einsatzmöglichkeiten der TEE im Speziellen erst vertraut machen und sich entsprechende Kenntnisse, Fähigkeiten und Fertigkeiten aneignen, bevor verbindliche Richtlinien zum perioperativen Einsatz der TEE niedergeschrieben werden konnten. Neben den diagnostischen Möglichkeiten bei kardiochirurgischen Operationen und auf der Intensivstation wurden in vielen experimentellen und klinischen Arbeiten auch die Möglichkeiten für eine automatisierte kardiale Funktionsanalyse thematisiert, die beispielsweise bei der intraoperativen Überwachung kardialer Hochrisikopatienten von großem Vorteil wäre. Trotz viel versprechender Ansätze etwa bei der automatischen Konturerkennung des linksventrikulären Endokards fehlt allerdings bislang der entscheidende Durchbruch zu einem TEE-System, das die typischen Eigenschaften einer kontinuierlichen Herz-Kreislauf-Überwachung aufweist.

1.1.2 Einsatzbereiche und Indikationsstellung

Richtlinien. Fast zwanzig Jahre nach Einführung der TEE lagen Mitte der 90er-Jahre genügend wissenschaftliche Erkenntnisse und klinische Erfahrungen vor, um dem Einsatz der TEE in der perioperativen Medizin ein Fundament zu verschaffen. Die 1996 von der American Society of Anesthesiologists zusammen mit der Society of Cardiovascular Anesthesiologists veröffentlichten Leitlinien unterteilen die perioperativen Indikationen für die TEE nach drei Kategorien, deren Kennzeichen von „wissenschaftlich belegt und durch Expertenmeinung unterstützt" bis zu „plausibel, aber weder durch wissenschaftliche Erkenntnisse noch durch Expertenmeinung unterstützt" reichen. In den 1999 von der *Deutschen Gesellschaft für Anästhesiologie und Intensivmedizin* (DGAI) veröffentlichten Weiterbildungrichtlinien wurde dagegen bewusst auf eine solche Kategorisierung verzichtet, um der Verbreitung der perioperativen TEE und der Entwicklung eigener Empfehlungen im deutschsprachigen bzw. europäischen Bereich genügend Raum zu lassen.

Indikationen. Neben der wissenschaftlich fundierten Einteilung der Indikationen für die perioperative TEE gemäß den oben erwähnten Richtlinien lassen diese sich auch nach dem *Ziel der Untersuchung* einstufen:

- Erweiterte Routineüberwachung bei kardiochirurgischen Patienten und kardialen Risikopatienten, Operationen mit speziellem kardiovaskulärem Risiko, Diagnostik bei Intensivpatienten:
  - Beurteilung des Kontraktionsverhaltens,
  - Schätzung der Ejektionsfraktion,
  - Prüfung des Volumenstatus,
  - Früherkennung akuter Wandbewegungsstörungen (Ischämiedetektion),
  - Emboliedetektion.
- Evaluation normaler oder pathologisch veränderter Strukturen bei hämodynamisch instabilen oder thoraxtraumatisierten Patienten oder Patienten mit spezieller Verdachtsdiagnose:
  - Stenosen oder Insuffizienzen der Mitral- und Aortenklappe,
  - Funktion der Trikuspidal- und Pulmonalklappe,
  - Aortendissektion bzw. -ruptur,
  - Perikardtamponade,
  - Myokardkontusion,

1

Indikationen bei kardiochirurgischen Eingriffen

- Überwachung von Klappenrekonstruktionen oder Korrekturen kongenitaler Vitien
- Erkennung paravalvulärer Leckagen bei Klappenprothetik
- Abklärung hämodynamischer Instabilität
- Kreislaufüberwachung vor und nach extrakorporalem Bypass
- Früherkennung myokardialer Ischämien z.B. nach ACVB-Anlage
- Luftdetektion vor Abgang von der Herz-Lungen-Maschine
- Lokalisation aortaler Plaques vor Kanülierung
- Überprüfung des OP-Erfolgs bei intrakardialen Raumforderungen
- Kontrolle der Gefäßanastomosen bei Herz- oder Lungentransplantation
- Sonstige (z.B. Defi-Implantationen, Lagekontrolle der IABP)

Indikationen bei sonstigen operativen Eingriffen

- Überwachung kardialer Hochrisikopatienten oder solcher Eingriffe mit hohem Risiko einer hämodynamischen Entgleisung
- Foramen-Ovale-Diagnostik und Erkennung von Luftembolien (z.B. Neurochirurgie, Orthopädie)

Indikationen in der Intensivmedizin

- Evaluierung und Funktionsdiagnostik bei allgemeiner Kreislaufinstabilität
  - Beurteilung der Klappenfunktion
  - Ischämiedetektion
  - Beurteilung der rechts- und linksventrikulären Füllung
  - Abklärung spezieller Verdachtsdiagnosen (z.B. Lungenembolie, Myokardkontusion oder Perikardtamponade)
- Diagnostik spezieller Fragestellungen
  - Beurteilung der Klappenfunktion
  - Abklärung des Verdachts auf Endokarditis
  - Abklärung spezieller kardialer Pathologien (z.B. intrakardiale Shunts)
- „Bedside"-Monitoring kardialer Parameter
  - Kontraktilität bzw. Ejektionsverhalten
  - Kardialer Volumenstatus
  - Herzzeitvolumen (diskontinuierlich)

Indikationen in der Notfallmedizin

- Abklärung ungeklärter Kreislaufinstabilität
- Primärdiagnostik bei Aortendissektion oder -ruptur, Perikardtamponade, Myokardkontusion u.a.

Absolute Kontraindikationen

- Operativer Eingriff am ÖGD-Trakt vor weniger als 6 Wochen
- Ösophagusstrikturen/-stenosen
- Ösophagusdivertikel, -fistel, -tumor oder -abszess

Relative Kontraindikationen

- Ösophagusvarizen
- Hiatushernie
- Gerinnungsstörung
- Obere GI-Blutung

Abb. 1.**3** Perioperative Indikationen und Kontraindikationen der TEE nach den Richtlinien der DGAI.

1

- – funktionell offenes Foramen ovale,
- – kongenitale Herzfehler.
- Intraoperative Bewertung des kardiochirurgischen Operationserfolges oder operativer Komplikationen:
  - – Korrekturoperation der Mitralklappe,
  - – Korrekturoperationen kongenitaler Herzfehler,
  - – Volumenfüllung und Kontraktilität vor und nach extrakorporalem Bypass,
  - – Luftdetektion vor Abgang von der Herz-Lungen-Maschine,
  - – Diagnostik bei hämodynamischer Instabilität.

In den Richtlinien der DGAI werden die hierunter fallenden Anwendungen der TEE in der Reihenfolge nach abnehmender Wertigkeit und klinischer Relevanz innerhalb der Bereiche Anästhesie, Intensiv- und Notfallmedizin aufgeführt (Abb. 1.**3**).

Der Nutzen und das Risiko für den Patienten müssen beim perioperativen Einsatz der TEE anhand von dessen Gesamtrisiko, seinen Grunderkrankungen, der beabsichtigten Operation sowie den speziellen Fähigkeiten des untersuchenden Anästhesisten in Betracht gezogen und gegen die Sicherheit des Verfahrens abgewogen werden. Aus diesem Grund empfiehlt es sich, die Untersuchung immer mit der Frage nach möglichen Kontraindikationen einzuleiten.

Sicherheit. Obwohl die TEE eine gering invasive und recht sichere Untersuchungsmethode ist, sind die potentiellen Komplikationen nicht zu unterschätzen, allen voran die Perforation der Leitstrukturen im Pharynx, Ösophagus und im oberen Gastrointestinaltrakt (Abb. 1.**4**). Andere, vergleichsweise geringfügige Traumen infolge der TEE sind Zahn- und Lippenschäden, Schleimhautläsionen im Oropharynx oder Magen, und eine passagere Dysfunktion der Stimmbänder. Mit der am meisten gefürchteten Perforation des Verdauungstraktes ist nach neueren Erkenntnissen bei etwa 0,01–0,03 % der Untersuchungen zu rechnen; nicht immer entsteht daraufhin ein schweres Krankheitsbild.

Während die Perforationen bei wachen bzw. leicht sedierten kardiologischen Patienten vorwiegend im Hypopharynx und im oberen Ösophagus auftreten, sind bei narkotisierten kardiochirurgischen Patienten eher die distal gelegenen Abschnitte des Ösophagus und der Magen betroffen. Jüngere Untersuchungen weisen auf das manchmal um einige Tage verzögerte Auftreten erster klinischer Symptome hin und kalkulieren das intraoperative Perforationsrisiko bei kardiochirurgischen Patienten höher als oben angegeben. Als Ursachen sind vor allem Drucknekrosen, mechanische Scherkräfte und thermische Schäden bei unterkühltem und minderperfundiertem Gewebe während des extrakorporalen Bypasses anzunehmen. Zur Erhöhung der Patientensicherheit sollten deshalb insbesondere bei einer intraoperativen TEE folgende Regeln eingehalten werden:

- Vermeidung extensiver Scherkräfte bei maximaler Flexion oder Extension der Sonde, wie z. B. bei der tief transgastralen Einstellung des Vier-Kammer-Blicks,
- kein längeres Verweilen der Sonde in ein und derselben Position bei gleichzeitiger Abgabe hoher Schallenergie, insbesondere nicht bei Patienten an der Herz-Lungen-Maschine,
- regelmäßige Kontrolle des Arretierungszustandes der Sonde und kein langstreckiges Verschieben der arretierten Sonde,
- Beachtung der Kontraindikationen (siehe Abb. 1.**3**).

Zu den Kontraindikationen ist genau genommen auch die mangelhafte oder fehlende Kompetenz des Untersuchers zu zählen. Das Risiko des Patienten erhöht sich in diesem

Oropharyngeale Perforation, Hypopharynx

Savino JS et al. J Cardiothorac Vasc Anesth 1994; 8:76–8
Badaoui R et al. Ann Fr Anesth Reanim 1994; 123:850–2
Spahn DR et al. Anesthesiology 1995; 82:581–3
Min JK et al. J Am Soc Echocardiogr 2005; 18:925–9

Perforation Ösophagus/gastroösophagealer Übergang

Kharasch E et al. Anesthesiology 1996; 85:426–8
Massey SR et al. Br J Anaesth 2000; 84:643–6
Kallmeyer IJ et al. Anesth Analg 2001; 92:1126–30
Hoffmann A et al. Z Herz Thorax Gefäßchir 2001; 15:72–5
Lecharny JB et al. Br J Anaesth 2001; 88:592–4
Zalunardo M et al. Br J Anaesth 2001; 88:595–7
Han YY et al. Acta Anaesthesiol Sin 2003; 41:81–4.
Pong MW et al. Acta Anaesthesiol Sin 2003; 41:155–8
Nana AM et al. Ann Thorac Surg 2003; 75:1955–7
MacGregor DA et al. Anesth Analg 2004; 99:41–4
Min JK et al. J Am Soc Echocardiogr 2005; 18:925–9

Schleimhautschäden/Mallory-Weiss

Hulyalkar AR et al. J Cardiothorac Vasc Ansth 1993; 7:175–7
Dewhirst WE et al. Anesthesiology 1990; 73:777–8
Kihara S et al. Br J Anaesth 1999; 82:948–50
Latham P et al. Anesth Analg 1995; 81:641–2
Fujii H et al. Circ J 2003; 67:357–8

Milzverletzung

Olenchock SA et al. Ann Thorac Surg 2001; 72:2141–3

Erhöhtes Risiko für Recurrensparese

Sakai T et al. Masui 1999; 48:656–7
Zwetsch G et al. Anesth Analg 2001; 92:1422–3

Erhöhtes Risiko für Dysphagie

Owall A et al. J Cardiothorac Anesth 1992; 6:15–6
Hogue CW et al. J Thorac Cardiovasc Surg 1995; 110:517–22
Rousou JA et al. Ann Thorac Surg 2000; 69:486–9

Mortalität und Morbidität

Daniel WG et al. Circulation 1991; 83:817–21 (10.419 Pat.)
Mishra M et al. J Cardiothorac Vasc Anesth 1998; 12:625–32 (5.016 Pat.)
Stevenson JG et al. J Am Soc Echocardiogr 1999; 12:527–32 (1.650 päd. Pat.)
Kallmeyer IJ et al. Anesth Analg 2001; 92:1126–30 (7.200 Pat.)
Min JK et al. J Am Soc Echocardiogr 2005; 18:925–9 (10.000 Pat.)
Lennon MJ et al. J Cardiothorac Vasc Anesth 2005; 19:141–5 (516 Pat.)

Abb. 1.**4** Evidenz für Risiken und Komplikationen der TEE.

1

Fall einerseits wegen der möglicherweise traumatisierenden, weil ungeübten Handhabung der TEE-Sonde, andererseits wegen der Gefahr einer fehlerhaften Befunderhebung und der daraus resultierenden möglichen Vorenthaltung einer Therapie.

Die vermutete Rate der Todesfälle infolge einer TEE basiert auf Datenerhebungen aus den kardiologischen, kardiochirurgischen und anästhesiologischen Sektoren und kann mit < 1:10 000 nur grob geschätzt werden. Den extrem selten beschriebenen Fällen lagen nicht bekannte schwere pathologische Veränderungen des Ösophagus oder ein schwerstkranker multimorbider Gesamtzustand der Patienten zugrunde.

1.1.3 Ausbildung und Zertifizierung

Spezielle Richtlinien und Empfehlungen der DGAI zur Weiterbildung in der TEE bilden derzeit in Deutschland die Grundlage für die Ausbildung der Anästhesisten und nichtkardiologischen Intensivmediziner in diesem anspruchsvollen Verfahren.

Für die Erlangung der Qualifikation „TEE in der Anästhesiologie und Intensivmedizin" in Form eines Zertifikats müssen bestimmte Voraussetzungen vorliegen. Neben der Teilnahme an speziellen Kursen zur Erlangung eingehender Theoriekenntnisse sind auch der Nachweis einer Mindestzahl von selbständig durchgeführten Untersuchungen sowie der erfolgreiche Anschluss einer Prüfung erforderlich (siehe Anhang). Die Zulassung zur Prüfung wird derzeit bei der Geschäftsstelle der DGAI beantragt, die die Unterlagen an den Ständigen Ausschuss der DGAI für die TEE-Fortbildung weiterleitet. Die Prüfungen werden an den zertifizierten TEE-Weiterbildungsstätten von jeweils zwei Experten als mündliche Prüfung durchgeführt und können durch eine Untersuchung am Patienten ergänzt werden.

Auf europäischer Ebene wird seit 2005 von der European Association of Echocardiography (EAE) und der European Association of Cardiothoracic Anaesthesiologists (EACTA) ein Akkreditierungsverfahren angeboten, das eine Grundlage für einen länderübergreifenden qualitativ hochwertigen Behandlungsstandard der TEE schaffen soll. Das Verfahren basiert in Anlehnung an das nordamerikanische TEE-Examen des US National Board of Echocardiography auf einer schriftlichen Prüfung mit 100 Multiple-Choice-Fragen und 50 Fragen zu klinischen Falldemonstrationen in Form von Videoclips. Die praktischen Fertigkeiten werden mit Hilfe eines TEE-Untersuchungskataloges nachgewiesen und müssen durch einen Supervisor bestätigt worden sein.

Nähere Informationen zur Ausbildung und Zertifizierung in der TEE, aber auch Beispiele für die Prüfungsfragen, finden sich auf den Internet-Seiten der verschiedenen Gesellschaften.

1.1.4 Technischer Ausblick

Nicht nur wegen des allgemeinen Kostendrucks in den Krankenhäusern, sondern auch wegen der mancherorts betriebenen räumlichen wie organisatorischen Zusammenlegung von OP- und Intensivkapazitäten gewinnt die ökonomische Nutzung von Ultraschallgeräten zunehmend an Bedeutung. Sie profitieren schon jetzt von der kommerziellen Verfügbarkeit kleiner portabler Geräte, die den konventionellen High-End-Geräten in der Bildqualität wenig nachstehen (Abb. 1.5). Die technischen Vorteile für den perioperativen Einsatz dieser neuen Gerätegeneration bestehen im schnellen Hochfahren des Bedienerprogramms und in der Möglichkeit des netzunabhängigen Akkubetriebs. Beides strafft den Einsatz des Ultraschallgeräts erheblich und erhöht zusammen mit dem geringen Gewicht und der damit verbundenen Handlichkeit auch dessen Flexibilität. Das Einsatzspektrum solcher Geräte lässt sich in der Regel durch die optionale Ausstattung mit verschiedenen Sonographieprogrammen und Schallköpfen wie auch bei den

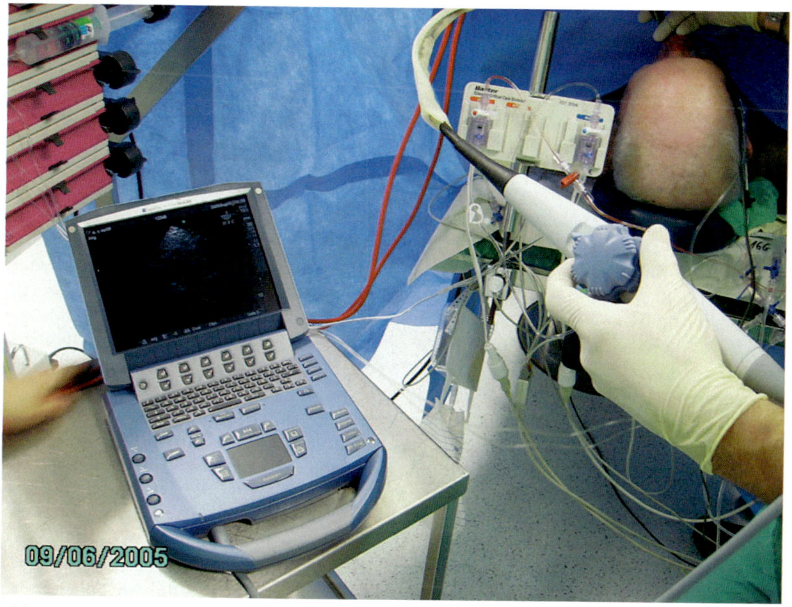

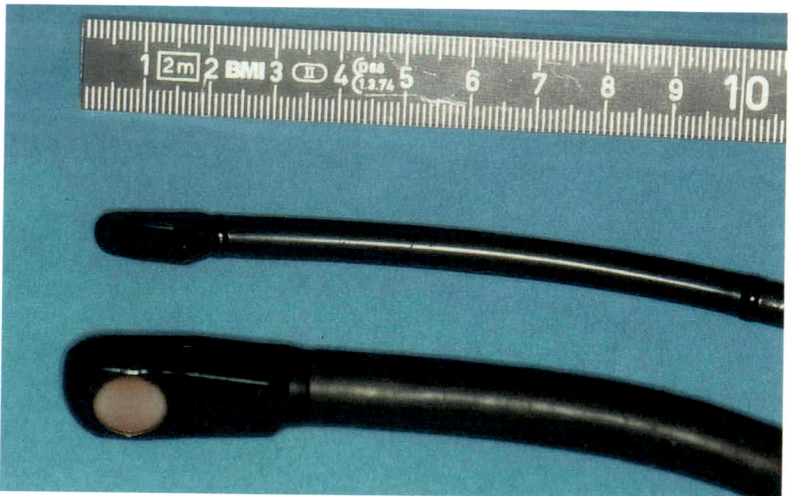

Abb. 1.**5** Portables Ultraschallgerät mit TEE-Option.

Abb. 1.**6** Prototyp einer miniaturisierten monoplanen TEE-Sonde (aus Greim CA in: „Anästhesist" 1998; 47:111–115).

1

konventionellen Geräten zusätzlich erweitern und auf die speziellen Anforderungen in der Anästhesie und perioperativen Intensivmedizin zuschneidern.

Auf dieser Grundlage werden kleine handliche und multifunktionelle Ultraschallsysteme bereits jetzt nicht nur für die transthorakale Echokardiographie und die TEE eingesetzt, sondern künftig in zunehmendem Umfang auch eine wichtige Rolle bei der zentralvenösen oder auch arteriellen Gefäßkanülierung, bei der Durchführung von peripheren Nervenblockaden, bei der Drainage von Pleuraergüssen, bei der abdominellen Akutdiagnostik und anderen Aufgabestellungen im Anästhesie- und Intensivbereich spielen.

Die Handlichkeit des Ultraschallsystems kann bei der TEE grundsätzlich aber noch erheblich gesteigert werden. Die vor wenigen Jahren noch intensiv und zukunftsorientiert betriebene Miniaturisierung von Sonden ist jedoch durch die Entwicklung leistungsstarker multipler TEE-Sonden, mittels derer die dreidimensionale TEE realisierbar wurde, unerwartet ins Stocken geraten. Zusätzlich sind es technische Limitationen – kleinere TEE-Schallköpfe erfordern eine reduzierte Anzahl von Schallelementen – und erhebliche Kosten, die die Entwicklung von kleinkalibrigen multiplanen Sonden nur zögerlich vorankommen lassen, obwohl der erste Prototyp einer miniaturisierten monoplanen TEE-Sonde bereits vor einigen Jahren vorgestellt wurde (Abb. 1.6). Diese Sonde war auch im Bereich des Schallkopfes klein genug, um sie nicht nur beim beatmeten, sondern auch beim wachen Patienten problemlos durch die Nase in den Ösophagus einführen zu können und aussagekräftige Echokardiogramme der ventrikulären und valvulären Funktion zu liefern.

Eine solche transnasal vorschiebbare Sonde wurde beispielsweise in Pilotprojekten bei neurochirurgischen Patienten für eine unmittelbar vor der Narkoseeinleitung durchgeführte Foramen-ovale-Diagnostik genutzt, sofern der Eingriff in sitzender Position des Patienten geplant war. Dadurch konnte das in diesem Fall hohe Risiko eines venösen Lufteintritts für paradoxe Embolien besser abgeschätzt werden. Hinzu kam die Möglichkeit einer intraoperativen TEE-Überwachung bei Kleinkindern, bei denen im Rahmen ausgedehnter Eingriffe mit großem Blutverlust und hohem Volumenumsatz zu rechnen war.

Auch in ergonomischer Hinsicht kommt die technische Miniaturisierung der Ultraschallgeräte und TEE-Sonden dem Einsatz des Verfahrens auf der Intensivstation wie im OP-Bereich zustatten So ist vorstellbar, dass die TEE künftig als modulares System und integraler Bestandteil eines Narkosearbeitsplatzes in die Überwachung bei operativen Eingriffen oder hämodynamisch instabilen Patienten in der Intensivmedizin einbezogen werden kann (Abb. 1.7).

Andere innovative Entwicklungen auf dem Sektor der ultraschallgestützten Bildgebung wie die dreidimensionale Echokardiographie eröffnen Perspektiven nicht nur für eine präzisere Diagnostik, sondern auch für eine kontinuierliche Überwachung der kardialen Füllung (Abb. 1.8). Eine derzeit noch futuristisch anmutende zuverlässige Online-Volumetrie des linken Ventrikels könnte bei bestimmten Fragestellungen eine ernsthafte Alternative zu den sonstigen Verfahren des Herz-Kreislauf-Monitorings darstellen.

1.2 Abgrenzung gegen andere Verfahren

Allgemeine Vorteile der TEE. Die wesentlichen Vorteile der TEE liegen in der *Schnelligkeit*, mit der die Untersuchung bei intubierten Patienten durchgeführt werden kann, in der *geringen Invasivität* des Verfahrens und in dem speziellen Informationsgehalt, den die *kontinuierliche Bildgebung* liefert. In der *akuten Funktionsdiagnostik* ist die TEE den Katheterverfahren daher weit überlegen. Ob der routinemäßige Einsatz der TEE zur län-

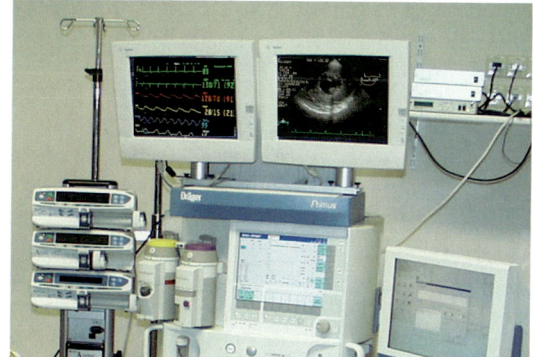

Abb. 1.**7** Modell eines Narkosearbeitsplatzes mit implementierter TEE.

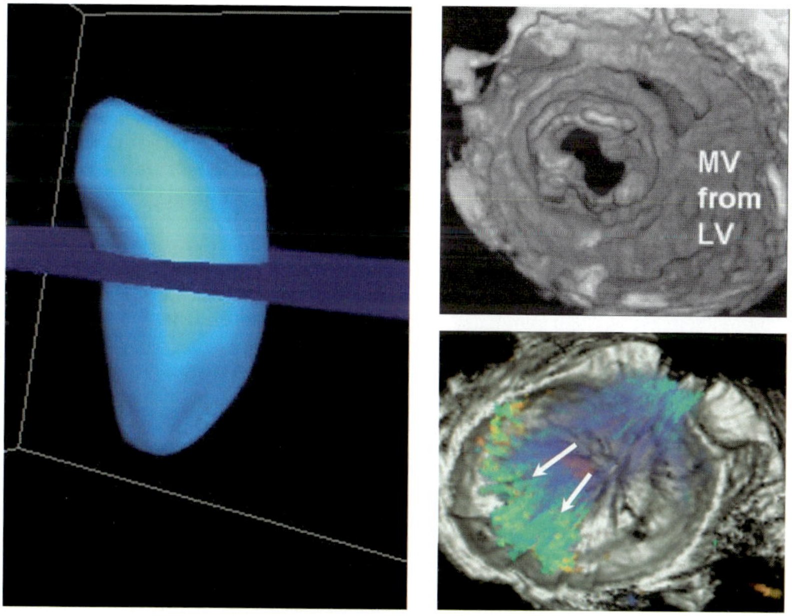

a

b

c

Abb. 1.**8a–c** Mit der 3D-Echokardiographie eröffnen sich Perspektiven z. B. für eine kontinu-ierliche Volumetrie des linken Ventrikels (**a**) und eine Analyse der Mitralklappe (**b**). Ein Blick aus dem linken Vorhof auf die Mitralklappe (**c**) zeigt bei Insuffizienz den breiten Verlauf eines Jets (Pfeile) während der Systole (Abdruck mit freundlicher Erlaubnis von Dr. L. Sugeng, Chicago, u. Prof. Dr. A. Franke, Aachen).

1

gerfristigen *Überwachung* beatmeter Patienten sinnvoll ist, kann derzeit noch nicht beantwortet werden. Einerseits sind die herkömmlichen TEE-Systeme hierfür schon wegen ihrer Größe nicht besonders gut geeignet. Das könnte sich mit der Einführung portabler Systeme und miniaturisierter Sonden ändern. Andererseits weichen die Grenzen für die Normalbereiche der echokardiographischen Daten nicht nur bei verschiedenen Patienten zu weit voneinander ab, sondern ändern sich auch im Behandlungsverlauf des individuellen Patienten. Zudem erfordert die Erkennung akut auftretender kardialer Funktionsstörungen derzeit noch eine untersucherabhängige visuelle Beurteilung der echokardiographischen Sequenzen. Die daraus erwachsenden Nachteile weisen der TEE heute noch eine *supplementäre Rolle bei der kontinuierlichen Patientenüberwachung* zu.

Transthorakale Echokardiographie. Die transthorakale und die transösophageale Echokardiographie sind bei vielen Patienten als gleichwertige Verfahren anzusehen, unterscheiden sich aber wesentlich in der Technik der Durchführung, in der Invasivität und in der Aussagekraft bei speziellen Fragestellungen. Die kardialen Schnittebenen sind grundsätzlich identisch; lediglich die Richtungen, aus der sie von den Schallwellen durchdrungen werden, unterscheiden sich (Abb. 1.**9**).

Bei beatmeten Intensivpatienten erübrigt eine transthorakale Untersuchung eine TEE möglicherweise, wenn die Ausgangsfrage mit einer gezielten transthorakalen Einstellung umfassend beantwortet werden kann (Abb. 1.**10** und 1.**11**), z. B. durch die Abklärung eines Perikardergusses als Ursache einer kardiovaskulären Instabilität. Bei einigen anderen *speziellen* Fragestellungen zur Abklärung eines hämodynamischen Schockzustandes ist die transthorakale Untersuchung unter Umständen ebenfalls ausreichend. So wird das Linksherzversagen mit der transthorakalen Echokardiographie bei beatmeten Patienten mit einer Sensitivität von 100 % und einer Spezifität von 95 % recht zuverlässig diagnostiziert, wenn gute Schallbedingungen vorherrschen.

Bei einer Klappenendokarditis liegt die Sensitivität der transthorakalen Echokardiographie dagegen im direkten Vergleich mit der TEE selbst unter optimalen Schallbedingungen bei Nativklappen um ca. 20 %, bei prothetischem Herzklappenersatz sogar um ca. 40 % niedriger. Auch bei anderen Fragestellungen ist die transthorakale Untersuchung der TEE unterlegen. Im direkten Vergleich erwies die TEE sich beispielsweise als wesentlich sensitiver bei der Erkennung einer *Myokardkontusion* (34 % vs. 11 %), eines Hämomediastinums (25 % vs. 4 %) und einer *Aortenruptur* (10 % vs. 2 %).

Periphere *arterielle Embolien*, die Krankheitsbilder wie einen zerebralen Insult oder einen Mesenterialinfarkt hervorrufen und Grund für eine intensivmedizinische Behandlung sein können, lassen sich mit der TEE ebenfalls besser auf ihre Ursache abklären als mit der transthorakalen Echokardiographie. Die TEE ist in diesen Fällen das Verfahren der Wahl, um eine intrakardiale oder aortale Thrombosierung als Quelle der Embolie auszuschließen. Bei Patienten mit absoluter Arrhythmie wird die TEE heute vielerorts standardmäßig sogar zum Ausschluss einer Thrombosierung im linken Herzohr herangezogen, bevor eine elektrische Kardioversion erfolgt.

Auch wenn die transthorakale Echokardiographie wegen der fehlenden Invasivität das Verfahren der Wahl ist, liegen die technischen Vorteile der TEE insbesondere bei beatmeten Patienten grundsätzlich auf der Hand. Die TEE bietet in diesen Fällen eine höherwertige und umfangreichere Visualisierung der kardialen Strukturen als die transthorakale Untersuchung, weil die Schallwellen nicht durch Lungengewebe, Verbände, Drainagen, Ödeme und andere absorbierende Strukturen abgeschwächt werden. Es sind besonders die oft anzutreffende Rückenlagerung bei operativen oder eingeschränkt mobilisierbaren beatmeten Intensivpatienten sowie die oben geschilderten Hindernisse, die

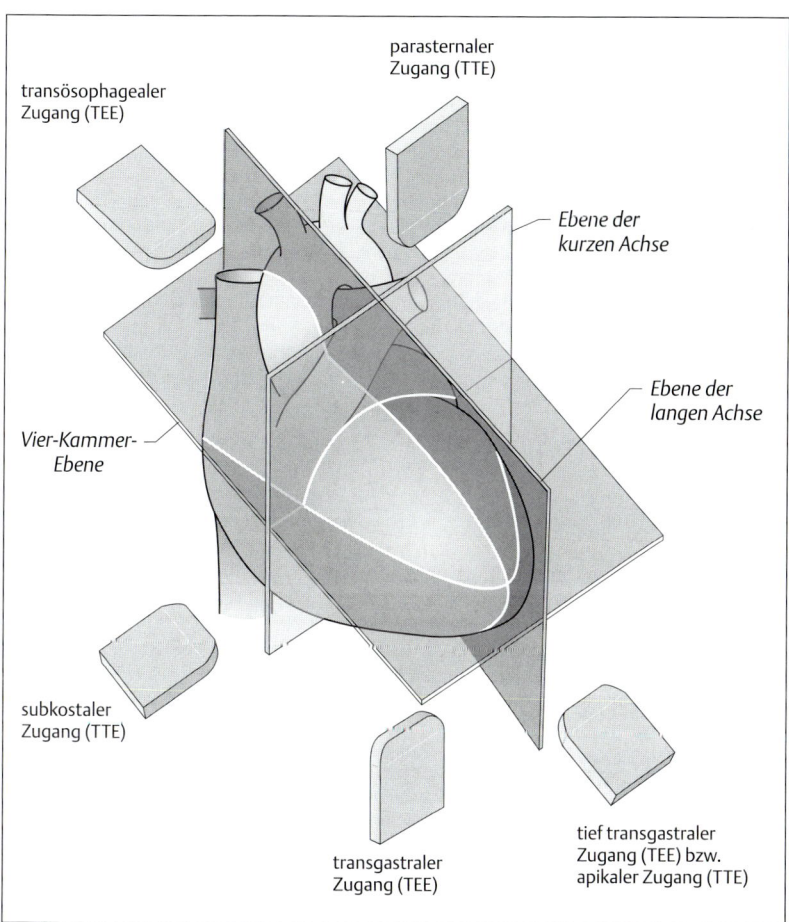

Abb. 1.9   Die Schnittebenen der TEE und der transthorakalen Echokardiographie (TTE) sind grundsätzlich identisch, während die Schallfenster sich mit Ausnahme der tief transgastralen TEE- und der apikalen TTE-Einstellungen gegenüber liegen. Deshalb kommen dieselben anatomischen Strukturen aus unterschiedlicher Perspektive zur Darstellung (siehe auch Abb. 1.**11**).

1

eine unzureichende Bildqualität bedingen und bei diesem Patientenklientel die hohe Versagerquote der transthorakalen Echokardiographie von ca. 25 % erklären.

Der *allgemeine* Informationsgewinn ist bei der TEE ebenfalls deutlich höher als bei der transthorakalen Echokardiographie. In Studien bei Patienten verschiedener Intensivstationen lieferte die TEE bei mehr als 25 % der untersuchten Patienten zusätzliche Informationen zu den transthorakalen Befunden, die bei jedem zweiten Patienten eine Änderung der konservativen Therapie oder sogar einen operativen Eingriff nach sich zogen. Aus zahlreichen weiteren Untersuchungen zur Abklärung einer hämodynamischen Instabilität lässt sich herleiten, dass die Befunde der TEE durchschnittlich bei ca. 50 % der Patienten die Anzahl der Diagnosen erhöhen, bei ca. 30 % zu einer Änderung in der Therapie und bei ca. 15 % zu einer operativen Intervention führen, wobei die hohe Schwankung in den Angaben der einzelnen Studien sich mit den Unterschieden in der Indikationsstellung und den untersuchten Patientenkollektiven erklärt.

Bei den gängigen Fragestellungen im Bereich der Anästhesie, Intensiv- und Notfallmedizin sollte die echokardiographische Untersuchung mehrere mögliche Ursachen für eine hämodynamische Instabilität abklären können, also etwa einen akuten Volumenmangel, eine Myokardischämie, ein Rechtsherzversagen infolge Lungenembolie oder eine neu aufgetretene Klappeninsuffizienz infolge einer Endokarditis. Sofern beide Untersuchungen durchgeführt werden, muss bei der vergleichenden Beurteilung der transthorakalen mit den transösophagealen Echokardiogrammen auf die richtige Seitenzuordnung geachtet werden (Abb. 1.12). Da die TEE aus den oben genannten Gründen der transthorakalen Untersuchung nahezu in allen Belangen überlegen ist, gilt sie vielerorts bei beatmeten Patienten als echokardiographische Methode der Wahl, so dass auf eine transthorakale Untersuchung aus Zeitgründen verzichtet wird. Wegen der praktisch für den Patienten gefahrlosen transthorakalen Untersuchung ist der potentielle Nutzen der TEE im Einzelfall jedoch schon aus forensischen Gründen immer sorgfältig gegen das invasivitätsbedingte Risiko abzuwägen, auch wenn dieses gering ist.

Pulmonalarterienkatheter. Als unterschiedliche Verfahren, die beide der erweiterten Kreislaufdiagnostik und -überwachung sowie der therapeutischen Zielsetzung dienen, werden die pulmonalarterielle Katheterisierung und die TEE einander oft gegenüber gestellt. Beide Methoden können dazu eingesetzt werden, sind aber unterschiedlich gut geeignet, bestimmte Parameter wie etwa das Herzzeitvolumen oder die kardiale Füllung zu bestimmen und aus den gewonnenen Informationen eine therapeutische Strategie herzuleiten. Bei einer zielorientierten Therapie im strengen Sinn („goal-directed-therapy"), etwa bei einem Patienten mit schwerem septischen Krankheitsbild, weist der Pulmonalarterienkatheter jedoch klare Vorteile gegenüber der TEE auf, weil er beispielsweise die regelmäßige Bestimmung der gemischt venösen Sauerstoffsättigung und andere serielle Messungen der Hämodynamik ermöglicht.

Die Aussagekraft des pulmonalarteriellen Verschlussdrucks (PAOP) hinsichtlich der linksventrikulären Füllung ist jedoch umstritten. Zwar spiegeln die Änderungen des PAOP meist die Volumensituation qualitativ korrekt wider, doch lassen sie meist keine Rückschlüsse auf das Ausmaß einer kardialen Volumenbelastung oder Unterfüllung zu. Als Ursachen hierfür werden bei beatmeten und kritisch kranken Patienten der variierende intrathorakale Druck und die individuelle myokardiale Compliance genannt.

Prinzipiell können das Schlagvolumen, das Herzzeitvolumen, die Füllung und sogar einige Füllungsdrücke auch mit der TEE repetitiv bestimmt werden. Der eigentliche Vorteil der TEE gegenüber dem Pulmonalarterienkatheter und allen anderen gängigen Überwachungsverfahren in der Anästhesiologie liegt jedoch in der Bildgebung. Sie erlaubt eine

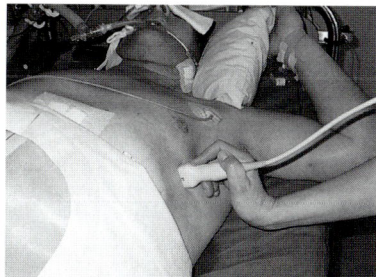 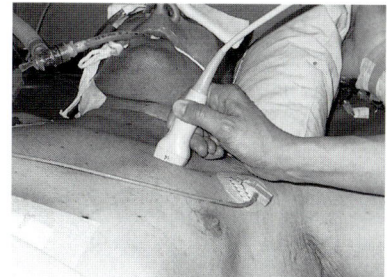

1

a

b

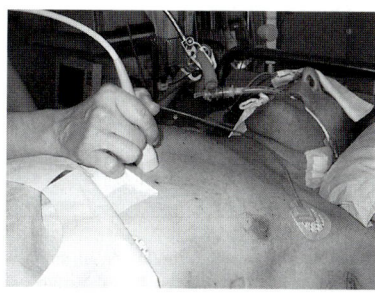 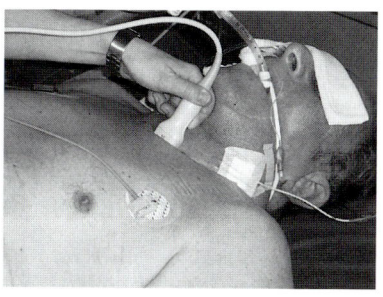

c

d

Abb. 1.**10 a–d** Schallfenster bzw. Zugangswege der transthorakalen Echokardiographie.
a Apikaler Zugang für den Vier-Kammer-Blick.
b Parasternaler Zugang für den Kurz- oder Längsachsenschnitt.
c Subcostaler Zugang für den Kurz- oder Längsachsenschnitt.
d Suprasternaler Zugang für die Darstellung des Aortenbogens.

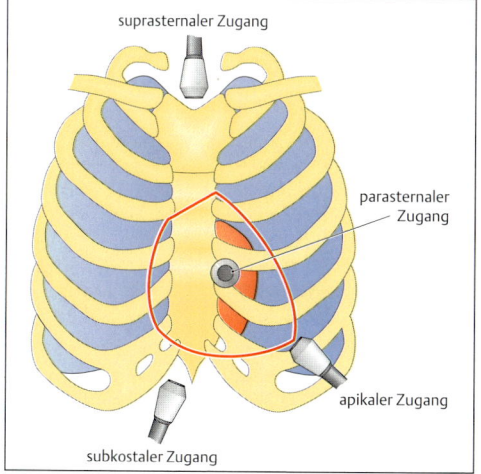

suprasternaler Zugang

parasternaler
Zugang

apikaler Zugang

subkostaler Zugang

Abb. 1.**11** Übersicht der transthorakalen Schallfenster.

1

direkte visuelle Überwachung der Herzaktion in ihrer Komplexität und zeigt nahezu alle anatomischen Schnittebenen des Herzens und seiner näheren Umgebung. Dadurch können Abweichungen von der normalen Morphologie, z. B. ischämische Myokardareale, die eine Kontraktionsminderung hervorrufen, und Klappenvegetationen, die eine Insuffizienz verursachen, diagnostiziert werden. Neben der pulmonalarteriellen Katheterisierung, die unter dem Aspekt der Kreislaufüberwachung in erster Linie der Beurteilung der systemischen Hämodynamik unter besonderer Berücksichtigung des Herzzeitvolumens dient, ist die TEE ein Verfahren, das speziell die kardiale Pumpfunktion zu analysieren und Ursachen für deren Einschränkung zu diagnostizieren hilft. Insofern ist sie eine sinnvolle Ergänzung in vielen Fällen, bei denen ein Pulmonalarterienkatheter bereits eingesetzt ist, und eine wichtige Methode, mit der in anderen Fällen vorab geklärt werden kann, welchen Nutzen eine pulmonalerterielle Katheterisierung wohl hätte.

Transpulmonale Indikatortechnik. Mit der transpulmonalen Doppel-Indikatortechnik („Indozyangrün" und „Kälte") lassen sich neben dem extravasalen Lungewasser auch das pulmonale, intrathorakale und das totale Blutvolumen bestimmen. Die Methode ist wenig invasiv und bedarf eines in der Regel über die A. femoralis in der Aorta inguinalis platzierten Fiberoptik-Thermistor-Katheters sowie der zentralvenösen Injektion eines gekühlten Farbstoffs. Das intrathorakale Blutvolumen stellt besonders in Phasen einer inkonstanten myokardialen Compliance und weitgehend unabhängig von der Beatmung des Patienten einen präziseren Vorlastparameter als der pulmonalarterielle Okklusionsdruck dar, ist der echokardiographischen Schätzung des linksventrikulären Volumens aber nicht überlegen. Dagegen ist die Bestimmung des extravasalen Lungewassers hilfreich bei der Differentialdiagnostik einer respiratorischen Insuffizienz bei Lungenödem oder beginnender Fibrosierung etwa in der Spätphase eines ARDS. Im Vergleich mit der TEE als einem bildgebenden Verfahren eignen sich die transpulmonalen Indikatortechniken mehr für die kontinuierliche Überwachung der kardialen Funktion über mehrere Tage, ebenso für die pulmonale Diagnostik.

Pulskonturanalyse. Das Herzzeitvolumen und die intrathorakalen Volumina können auch mittels der Pulskonturanalyse bestimmt werden, für die ein spezieller, mit einem Thermistor versehener Katheter in die A. femoralis eingeführt werden muss. Unter der Annahme, dass die Fläche unter dem systolischen Anteil der arteriellen Druckkurve proportional dem kardialen Schlagvolumen ist, liefert die Pulskonturanalyse kontinuierlich Werte für das Herzzeitvolumen und die respirationsbedingte Schlagvolumenvariation. Zur Kalibrierung des Systems wird die oben beschriebene transpulmonale Indikatortechnik mit zentralvenöser Injektion eines Kältebolus benutzt. Die Methode ist elegant und wenig aufwändig und eignet sich für eine kontinuierliche Überwachung des Herzkreislaufsystems im Sinne eines Monitorings.

Mehrere Untersuchungen belegen mittlerweile den hohen Wert der Pulskonturanalyse für eine so genannte funktionelle Vorlastüberwachung. Bei dieser Indikation wird die kardiale Füllung online anhand der Schlagvolumenvariation überwacht und im Falle eines Volumenmangels mit dem Ziel einer Variationsminderung durch Infusionen optimiert. Ein interessanter ähnlicher Ansatz wurde auch mit der TEE verfolgt, indem die respirationsbedingte Variation der transösophageal gemessenen aortalen Blutflussgeschwindigkeit mit dem aktuellen Volumenstatus verglichen wurde. Inwieweit dieses Verfahren der Pulskonturanalyse oder der Interpretation der systolischen Blutdruckvariation klinisch ebenbürtig und ähnlich pragmatisch ist, lässt sich derzeit noch nicht abschätzen.

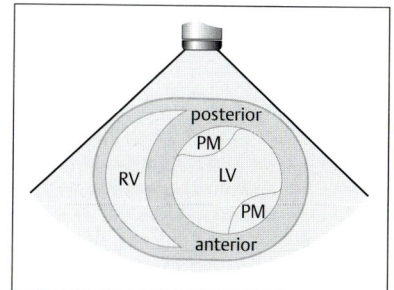

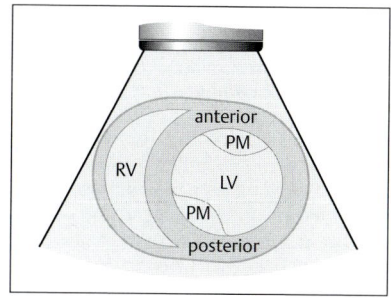

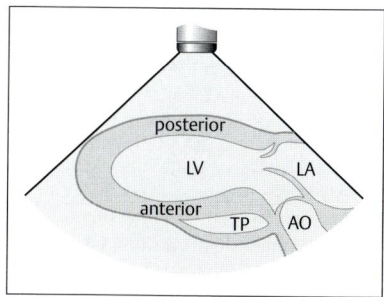

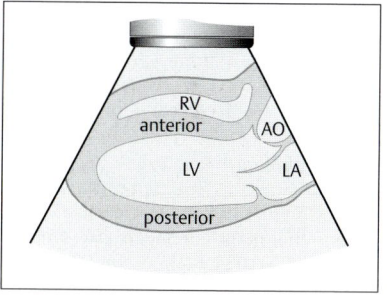

Abb. 1.**12 a–d** Durch den anderen Blickwinkel der transosophagealen Echokardiographie (TEE) gegenüber der transthorakalen Echokardiographie (TTE) werden die kardialen Strukturen in der kurzen und in der langen Achse seitenvertauscht abgebildet.

a Transgastraler Kurzachsenblick (TEE)
b Parasternaler Längsachsenblick (TTE)
c Transgastraler Längsachsenblick (TEE)
d Parasternaler Längsachsenblick (TTE)

LV = linker Ventrikel
RV = rechter Ventrikel
PM = Papillarmuskel
LA = linker Vorhof
AO = Aorta ascendens
TP = Truncus pulmonalis

2 Physikalische Grundlagen der TEE

2.1 Schallphänomene

Prinzip der Ultraschallverfahren. Der Ursprung der bildgebenden Ultraschallverfahren liegt in dem so genannten SONAR-System (*Sound Navigation and Ranging*), das für die U-Boot-Navigation im 1. Weltkrieg entwickelt wurde. Medizinische Untersuchungsverfahren wie die Echokardiographie, die transkranielle Doppler-Sonographie und die abdominelle Sonographie basieren alle auf dem gleichen Anwendungsprinzip des Ultraschalls. Der Schall wird von so genannten piezoelektrischen Kristallen erzeugt, die in einem Schallkopf angeordnet sind und von dort aus das umliegende Gewebe mit einer bestimmten Frequenz zu mechanischen Schwingungen anregen. Die Schwingungen breiten sich wellenförmig aus, werden als Schallwellen an akustischen Grenzflächen *absorbiert, reflektiert, gebrochen* oder *gestreut* und kehren teilweise zum Schallkopf zurück. Im Schallkopf wird die Energie der zurückgekehrten Schallwellen in elektrische Signale umgewandelt, der Informationsverarbeitung im Echokardiographiesystem zugeführt und für den Aufbau von Bildpunkten genutzt.

Formen des Schalls. Zur sonographischen Darstellung des Herzens und der benachbarten Strukturen werden Schallwellen im Frequenzbereich zwischen etwa 2,5 und 7,5 MHz (1 MHz = 10^6 Hz) verwendet. Diese Frequenzen liegen weit oberhalb des für den Menschen hörbaren Bereichs, der mit 20 Hz bis 16 kHz (= 16 000 Hz) angegeben wird. Diejenigen Schallwellen, deren Frequenzen oberhalb 16 kHz liegen, werden als *Ultraschall* bezeichnet. In der Tierwelt dient Ultraschall mit einer Frequenz von etwa 40–90 kHz beispielsweise den Fledermäusen zur Orientierung (Abb. 2.**1**). Dagegen bezeichnet *Infraschall* die Schallwellen, deren Frequenzen unterhalb 16 Hz liegen und die z. B. von Erdbeben generiert werden (Abb. 2.**2**). Ebenso wenig für den Menschen hörbar wie Ultraschall oder Infraschall ist auch der nur technisch erzeugbare *Hyperschall*, dessen Frequenzen bei 10^9 Hz liegen.

Schallerzeugung. Bei den meisten sonographischen Verfahren werden zur Erzeugung des Schalls so genannte *piezoelektrische Kristalle* (z. B. Quarz) verwendet, die sowohl Ultraschallwellen erzeugen als auch empfangen und in elektrische Energie umwandeln können (Abb. 2.**3**). Die Umwandlung der Schallenergie in elektrische Signale erfolgt in den Kristallen. Diese haben polare Achsen, an deren Enden es unter Einwirkung von Ultraschall zur Konzentration elektrischer Ladungen kommt. Dadurch werden die Kristalle zum Schwingen angeregt. Durch die Oszillationen der polaren Achsen erzeugen die Kristalle eine elektrische Spannung, die bei Einbringen der Kristalle in einen Stromkreis in elektrische Signale umgewandelt wird. Dieses von *Pierre Curie* 1881 entdeckte Phänomen wurde von ihm *piezoelektrischer Effekt* genannt und existiert genialerweise auch in umgekehrter Form. Das bedeutet, dass die Kristalle sich unter der Einwirkung eines elektrischen Wechselfeldes ebenfalls verformen oder dehnen wie unter Einwirkung von ULtraschall. In diesem Fall regen die Kristalle die Umgebung zu Schwingungen an und *erzeugen* Ultraschallwellen. Somit verhalten die Kristalle sich bei Anlage einer elektrischen Wechselspannung ähnlich einem Lautsprecher und senden akustische Signale in Form von hochfrequentem Ultraschall aus (reziproker piezoelektrischer Effekt), können im Ruhezustand jedoch durch Ultraschallwellen selbst angeregt werden und erzeugen dann elektromagnetische Schwingungen bzw. Roh- oder Radiofrequenzsignale (piezo-

2

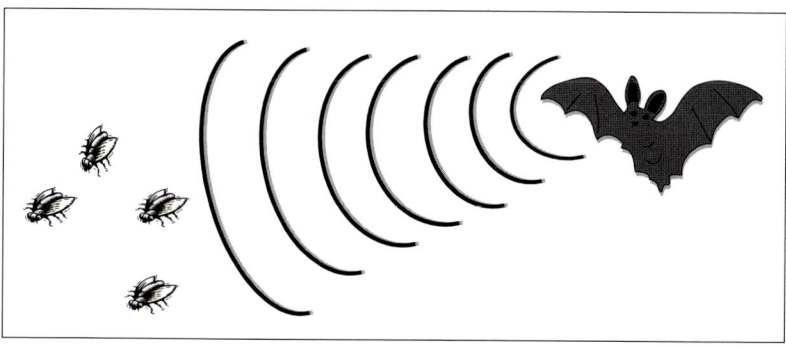

Abb. 2.**1** Fledermäuse nutzen Schall mit Frequenzen um 40 000 Hz zur Orientierung.

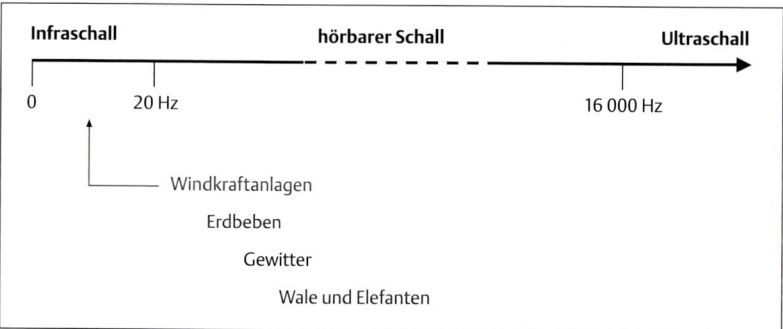

Abb. 2.**2** Hörbarer und nicht-hörbarer Schall.

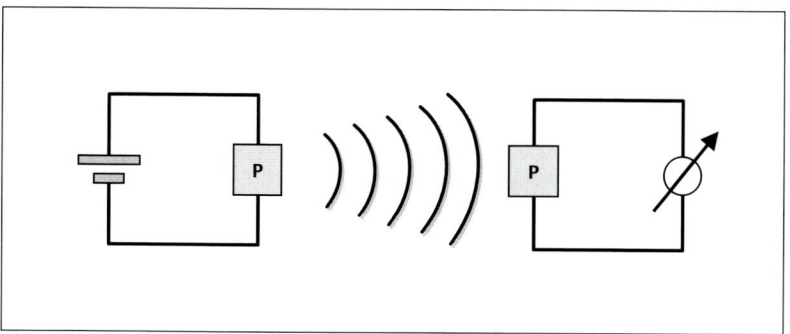

Abb. 2.**3** Schallerzeugung und Schallaufnahme durch piezoelektrische Elemente.

2

elektrischer Effekt). Auf diesen beiden Effekten beruhen alle sonographischen Verfahren.

Schallwellen. Schallwellen können sich in Festkörpern, Flüssigkeiten und Gasen ausbreiten und bewirken dort regionale Dichte- und Druckschwankungen. Die angeregten Teilchen des Mediums oszillieren in Flüssigkeiten und Gasen *entlang der Ausbreitungsrichtung* und lassen eine *Longitudinalwelle* entstehen (Abb. 2.**4**), während sie in Festkörpern durch zusätzliche Schwingungen *senkrecht zur Ausbreitungsrichtung* auch eine *Transversalwelle* erzeugen. Biologisches Gewebe wie das Herz und die benachbarten Blutgefäße kann zum einfacheren Verständnis der Sonographie wie eine zähe Flüssigkeit betrachtet werden, in der sich der Schall fast nur in Longitudinalwellen ausbreitet.

Impuls und Frequenz. Zur Erzeugung von Ultraschallwellen werden die piezoelektrischen Kristalle bei der Echokardiographie zunächst als Sender betrieben, die einen kurzen Ultraschallwellenzug, den *Impuls*, in einer bestimmten Richtung abgeben. Ein Impuls besteht aus etwa 2–3 Schallwellen (Abb. 2.**5**). Sofort nach der Abgabe des Impulses arbeitet der Kristall im Empfangsbetrieb und nimmt die zurückkehrenden *Echoimpulse* auf. Die Frequenz, mit der die Impulse abgegeben und die Echoimpulse empfangen werden, wird *Puls-Repetitions-Rate* (Pulse Repetition Frequency, PRF) genannt, und beträgt bei TEE-Sonden ca. 1000/s. Diese *Impulsfrequenz* ist zu unterscheiden von der *Schallwellenfrequenz*, also derjenigen Frequenz, mit der die Wellen eines einzelnen Impulses ausgesendet werden und die bei TEE-Schallköpfen bei 5 MHz liegt.

Schallkopf. In einem Schallkopf, auch *Ultraschallwandler* genannt, sind die piezoelektrischen Kristalle nach einem bestimmten Muster angeordnet, das von dem Zeitpunkt und der Richtung der Schallwellenemission und des Empfangs abhängt. In den meisten TEE-Sonden sind die piezoelektrischen Kristalle linear nebeneinander angeordnet und werden sequentiell zur Emission von Schallwellen angeregt (Linear phased Array). Sie arbeiten alternierend im Sender- und Empfangsbetrieb. Zunächst sendet ein Kristall etwa 2–3 Schallwellen als *Impuls* aus; hierfür wird etwa *1 Mikrosekunde* (10^{-6} s) aufgewendet. Nach Abgabe des Impulses empfangen die Kristalle die reflektierten Schallwellen über einen Zeitraum von ca. 250 Mikrosekunden, um anschließend für ca. 750 Mikrosekunden zu pausieren. Nach Ablauf von insgesamt etwa 1 Millisekunde (10^{-3} s) wird erneut ein Impuls erzeugt.

Die von den piezoelektrischen Kristallen erzeugten Schallwellen regen das umliegende Medium, bei der TEE also die Ösophagus- oder Magenschleimhaut, zu mechanischen Schwingungen im Sinne von Longitudinalwellen an. Diese werden bis hinab in die Tiefe des umliegenden Gewebes weitergeleitet, gleichzeitig aber auch *reflektiert, gebrochen, gestreut* und *absorbiert*. Von den im Gewebe reflektierten Schallwellen kehrt ein bestimmter Anteil zum Ultraschallwandler zurück und erzeugt gemäß dem piezoelektrischen Effekt kleine Spannungsänderungen im angelegten Stromkreis. Das löst Signale aus, die weitergeleitet und über zahlreiche Prozesse verstärkt werden und aus denen das sonographische Bild berechnet wird.

Wellengleichung. Schallwellen sind durch ihre Wellenlänge, Frequenz und Geschwindigkeit charakterisiert. Die *Wellenlänge* ist definiert als der Abstand zwischen zwei benachbarten Teilchen, die innerhalb der Welle unter gleichem Druck mit gleicher Intensität in derselben Richtung oszillieren. Die *Geschwindigkeit* wird durch die Zeit bestimmt, mit der ein Wellenlängenabschnitt einen Punkt im Gewebe passiert hat. An jedem dieser Punkte werden die Teilchen des Mediums periodisch angeregt und oszillieren um

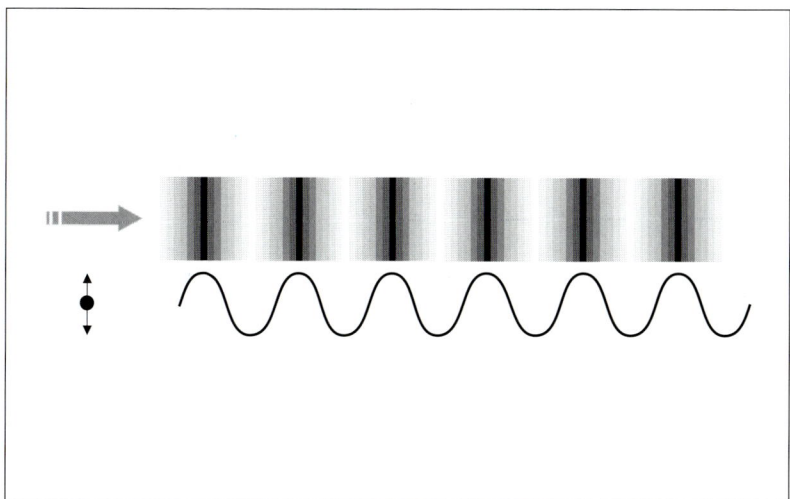

Abb. 2.**4** Schallwellen bestehen aus Materieverdichtungen, die um ihre Ruhelage oszillieren und sich entlang der Ausbreitungsrichtung der Welle fortbewegen (Longitudinalwelle).

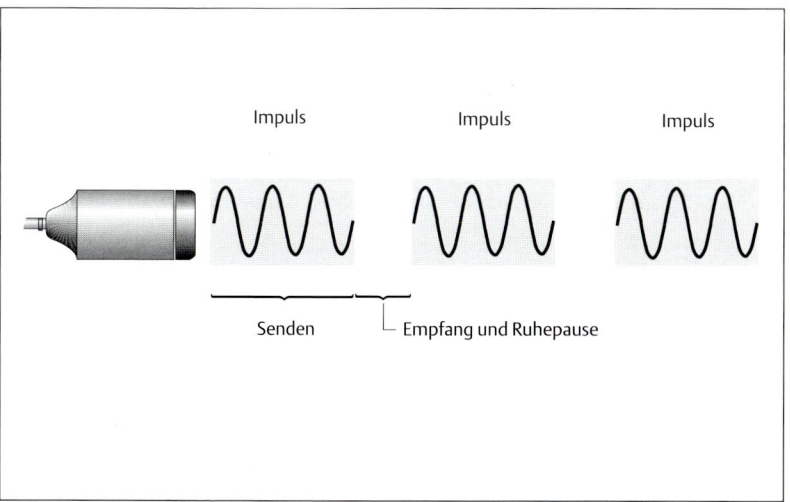

Abb. 2.**5** Ein Impuls besteht aus mehreren Wellen und wird vom Schallwandler mit einer Frequenz von ca. 1000/sec generiert.

ihre Ruhelage. Die Anzahl der Oszillationen pro Sekunde wird als *Schallwellenfrequenz* bezeichnet. Der Zusammenhang zwischen Wellenlänge (λ), Geschwindigkeit (υ) und Frequenz (f) wird in der *Wellengleichung* beschrieben:

$$\upsilon = f \times \lambda$$

Ausbreitung. Die Fortleitung der Schallwellen in Form von Teilchenschwingungen setzt Kräfte voraus, die die periodisch angeregten Teilchen des Mediums immer wieder in ihre Ruhelage zurückbringen. Die Größe dieser Wechselwirkungskräfte wird durch die elastischen Eigenschaften des Mediums bestimmt. Je geringer die Elastizität ist, desto kleiner sind die Rückstellkräfte, desto niedriger ist die Geschwindigkeit. So bewegen die Ultraschallwellen sich im Myokard wegen der vergleichsweise geringeren Moleküldichte mit *ca. 1500 m/s* etwa 1000 m/s langsamer als in Knochen, aber fast fünfmal so schnell wie in Luft.

Der in der Wellengleichung beschriebene Zusammenhang zwischen Wellenlänge, Geschwindigkeit und Frequenz erklärt viele Beobachtungen. Beispielsweise bewirkt eine Zunahme der Schallfrequenz wegen der konstanten Geschwindigkeit des Schalls in einem bestimmten Gewebe entsprechend der Wellengleichung eine Verkürzung der Wellenlänge (Abb. 2.**6**). *Höhere Frequenzen* produzieren deshalb in der Sonographie eine *bessere Bildauflösung* der angeschallten Objekte im Gewebe, zugleich aber eine *geringere Eindringtiefe* und eine stärkere Streuung der Schallwellen, sodass die bessere Auflösung nur für die schallkopfnahe Geweberegion relevant ist. Dasselbe gilt im umgekehrten Sinn für Schallwellen niedrigerer Frequenzen, die mit einer schlechteren Bildauflösung, dieser dafür aber in größerer Gewebetiefe, einhergehen (Abb. 2.**7**).

Energieverlust. Die vom Schallkopf ausgesendeten Schallwellen verlieren im Gewebe durch *Absorption* an Energie. Ausschlaggebend hierfür ist neben den speziellen Absorptionseigenschaften des Gewebes die Frequenz der Schallwellen. Mit steigender Frequenz nehmen die Wellenlänge ab und der Absorptionsgrad zu. Schallkopfnahe Strukturen können deshalb gut mit Schallwellen höherer Frequenzen dargestellt werden. Bei der Untersuchung der Mitralklappe mit der TEE ist diese nur wenige Zentimeter vom ösophageal liegenden Schallkopf entfernt, sodass die TEE-Sonden mit Schallwellenfrequenzen zwischen 5 und 7,5 MHz eine sehr gute Auflösung erzielen. Bei der transthorakalen Anschallung der Mitralklappe von der Herzspitze ausgehend müssen die Schallwellen dagegen eine Strecke von über 10 cm zurücklegen, weshalb die hierfür eingesetzten Schallköpfe mit Frequenzen von etwa 2 MHz ausgestattet sind.

Reflektion. Schallwellen eignen sich zur Ortung von bewegten und unbewegten Partikeln, sofern diese die Schallwellen reflektieren und ein Echo erzeugen. Diese Eigenschaft nutzen Fledermäuse mit ihrem Sonarapparat, ebenso U-Boot-Navigatoren mit dem Echolot. Unter „Echo" sind in diesem Fall diejenigen Schallwellen zu verstehen, die vom angeloteten Objekt *reflektiert* werden und zum Ort ihres Entstehens zurückkehren. Nicht alle Schallwellen erzeugen einen Echoimpuls, denn sie können in der Tiefe des Raums auch *absorbiert*, *gebrochen* oder *gestreut* werden (Abb. 2.**8**). Wenn die Schallwellen dagegen wie von einem Spiegel reflektiert als *gerichtetes Echo* direkt zum Empfänger am Ort ihres Entstehen zurückkehren, produzieren sie auf dem Monitor des Echokardiographiegerätes eine weiße Linie oder Punkte, die das Echo kennzeichnen.

Empfang von Ultraschallsignalen. Außer den direkt reflektierten Schallwellen gelangen auch einige der übrigen Schallwellen nach kürzeren oder längeren Umwegen zu ih-

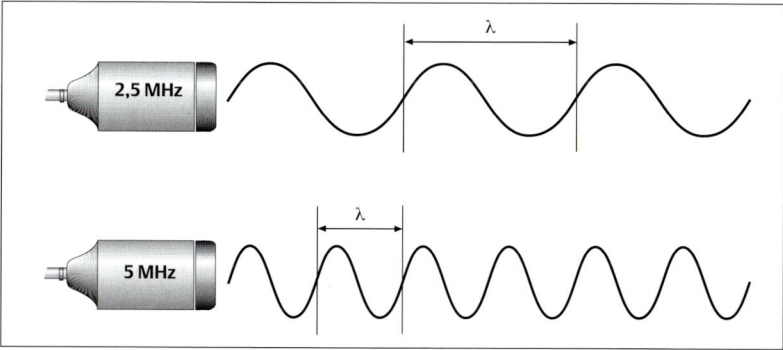

Abb. 2.**6**   Schallwandler höherer Frequenz erzeugen Schall kürzerer Wellenlänge.

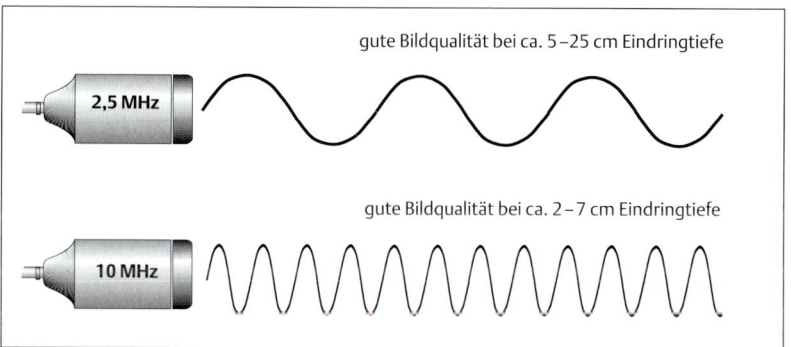

Abb. 2.**7**   Hohe Frequenzen für schallkopfnahe Objekte, niedrige Frequenzen für schallkopfferne Strukturen.

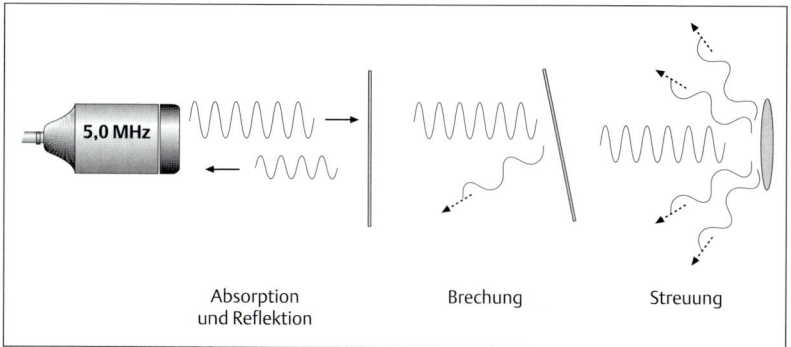

Abb. 2.**8**   Energieverlust des ausgesendeten Signals und Schwächung des Echos.

2

rem Ausgangsort zurück, werden dort vom Ultraschallwandler empfangen und ebenso wie das *gerichtete Echo* zu Roh- bzw. *Radiofrequenzsignalen* umgewandelt. Dieses so genannte *Streuecho* stammt häufig aus Grenzbereichen zwischen Gewebearten unterschiedlicher Echogenität, in denen die Schallwellen den physikalischen Gesetzen folgend abgelenkt und teilweise absorbiert werden, und ist Ursache dafür, dass Gewebegrenzen im sonographischen Bild oft nur bedingt scharf abgebildet werden. Die Amplituden aller durch das Echo erzeugten Radiofrequenzsignale repräsentieren einen so genannten dynamischen Schallbereich (dynamic range) von ca. 120 dB, der weit mehr Graustufen abbilden könnte als das menschliche Auge wahrzunehmen vermag. Aus diesem Grund wird der dynamische Schallbereich durch eine so genannte logarithmische Kompression auf eine Dezibel-Zahl (dB) von 30 komprimiert, was der Anzahl an Graustufen entspricht, die optisch differenziert werden kann.

Punkte und Helligkeitswert. Am Ende des Verarbeitungsprozesses eines Echoimpulses entsteht auf dem Monitor eine *Ultraschallbildzeile* (Abb. 2.**9**). Die Tiefenposition eines Echoimpulses und der zugehörige Bildpunkt auf dem Monitor werden aus der Zeitdifferenz ermittelt, die zwischen dem Aussenden des Impulses und dem Empfang des Echoimpulses verstreicht. Viele Ultraschallbildzeilen können so zu einem Ultraschallbild angeordnet werden, dass sie die Gewebestrukturen wie in einem anatomischen Schnitt abbilden. Echogene Strukturen werden konventionsgemäß hellgrau bis weiß, echoarme Regionen dagegen dunkelgrau bis schwarz dargestellt. Der *Helligkeitswert* eines einzelnen Bildpunktes errechnet sich aus der *Intensität* der Echoimpulse bzw. der Amplitude der Schallwellen, d. h. einem Impuls mit hoher Wellenamplitude wird ein hoher Helligkeitswert bzw. ein nahezu weißer Bildpunkt zugeordnet.

2.2   Doppler-Effekt

Prinzip der Frequenzverschiebung. Der so genannte Doppler-Effekt ist aus dem alltäglichen Leben gut bekannt. Bewegt eine Klangquelle (Polizeisirene) sich auf einen Zuhörer (Passanten) zu, nimmt dieser den Klang in einer Tonhöhe wahr, die oberhalb der originalen Tonhöhe liegt. Entfernt die Klangquelle sich, hört er Klänge niedrigerer Tonhöhe. Ähnliche Verhältnisse herrschen, wenn der Zuhörer sich relativ zu einer ruhenden Klangquelle bewegt. Dieser Effekt entspricht dem von *J. C. Doppler* im Jahr 1842 beschriebenen Prinzip, demzufolge das von blau über weiß bis rot variierende Licht mancher Himmelskörper von dessen Bewegung relativ zur Erde abhängt. Tatsächlich ändert sich die Wellenlänge des von einem Stern ausgehenden Lichtstrahls abhängig von der Geschwindigkeit des Sterns relativ zur Erde, sodass gemäß der Wellengleichung bei konstanter Lichtgeschwindigkeit auch die Frequenz des Lichts eine Änderung erfährt. Diese *Frequenzverschiebung* wird nach ihrem Erstbeschreiber als *Doppler-Shift*, das zugrunde liegende Prinzip als *Doppler-Effekt* bezeichnet. Beide finden sich auch in der Lehre vom Schall und liegen im oben genannten Beispiel der Änderung der Tonhöhe zugrunde. Sie können zur Bestimmung der Geschwindigkeit eines bewegten Objekts relativ zum Beobachter genutzt werden und sind nicht nur Grundlage für viele Navigationssysteme, sondern auch für die diagnostischen Ultraschallanwendungen in der Medizin.

Anwendung. In der Echokardiographie wird der Doppler-Effekt dazu genutzt, Informationen über die Richtung, Geschwindigkeit und die Beschleunigung des intrakardialen Blutflusses zu gewinnen. Intrakardiale und intravasale Blutströmungen lassen sich mit-

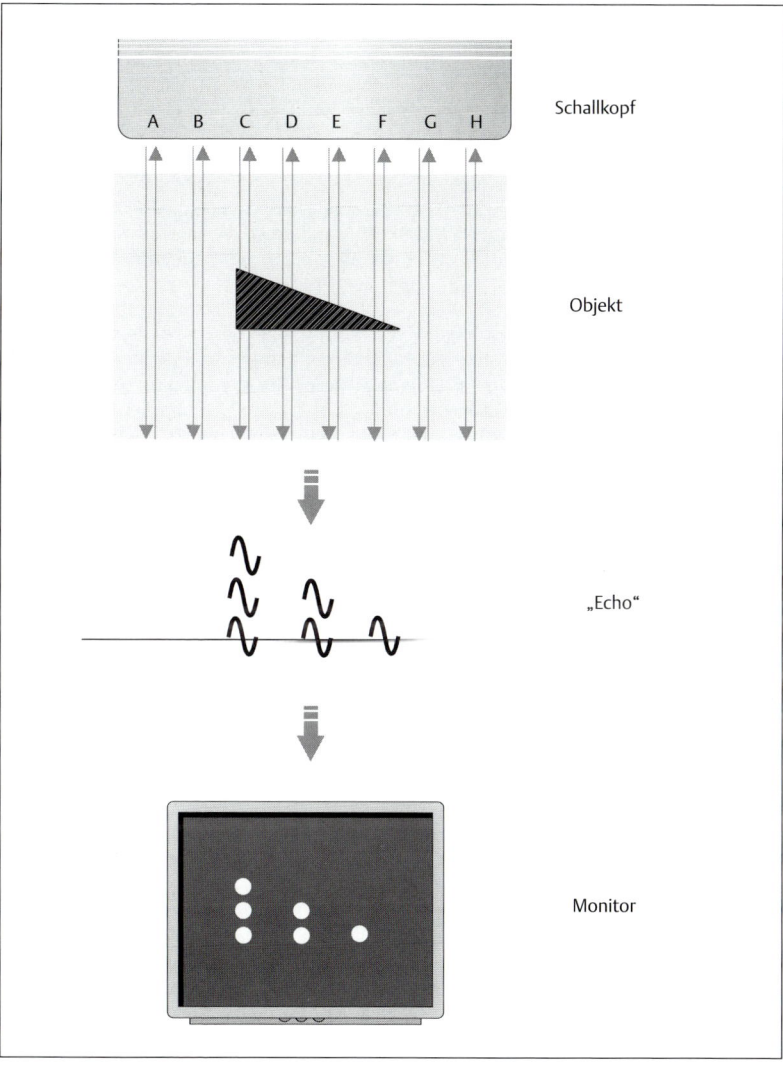

Abb. 2.9 Entstehung eines sonographischen Schnittbildes aus einzelnen Bildpunkten, die sich zu Ultraschallbildzeilen zusammensetzen. In dieser Darstellung arbeiten die Schallelemente A bis H zeitlich alternierend als Sender und Empfänger. Das keilförmige Objekt reflektiert die eintreffenden Schallwellen, deren Echos von den Schallelementen aufgefangen und zu elektrischen Einzelsignalen weiterverarbeitet werden. Jedem Signal wird wie bei einem Fernseher ein Bildpunkt zugewiesen. Die Gesamtheit der Bildpunkte erzeugt auf dem Monitor eine keilförmige Abbildung des Objekts.

tels eines Doppler-Messsystems als *hörbare Rauschsignale*, in *Geschwindigkeits-Zeit-Kurven* oder in *Farbdarstellungen* nachweisen. Hierfür senden die Kristalle im Schallkopf bzw. Ultraschallwandler in hochfrequenter Abfolge mehrere Millionen Schallwellen in Richtung der Blutbahn, wo die Wellen von den dahinströmenden Erythrozyten reflektiert werden. Wegen der Bewegung der Erythrozyten relativ zum Schallsender ändert sich die *Wellenlänge* und wegen der Konstanz der Schallgeschwindigkeit im Gewebe auch die *Frequenz*, mit der die Schallwellen zum Schallkopf zurückkehren (Abb. 2.**10**). Aus der Differenz (Frequenzverschiebung) zwischen der ursprünglichen Ultraschallfrequenz und der Frequenz des reflektierten Ultraschalls lassen sich die *Richtung*, die *Geschwindigkeit* und die *Beschleunigung* des Blutflusses bestimmen und sowohl akustisch (Abb. 2.**11**) als auch visuell in Form von Kurven oder Farben unterschiedlicher Farbe und Intensität anzeigen.

Doppler-Gleichung. Das Doppler-Messsystem kann jedoch nur zwei Bewegungsrichtungen eines Objekts unterscheiden: diejenige direkt auf den Schallkopf zu und diejenige, in der sich das Objekt parallel zum Schallwellengang vom Schallkopf entfernt. Auch ein Objekt, das sich in einem bestimmten Winkel ω schräg zu den Schallwellen bewegt, weist in abgeschwächter Form eine dieser beiden Bewegungsrichtungen auf. In die *Doppler-Gleichung* zur Berechnung der Geschwindigkeit, mit der das Objekt sich bewegt, geht dieser Winkel deshalb mit ein:

> **Formel für die Doppler-Shift $f_x = f_0/c(2\,v \times \cos\omega)$**
>
> f_x =   **Frequenzänderung**
> f_0 =   **Schallkopffrequenz**
> v =   **Objekt- bzw. Flussgeschwindigkeit**
> ω =   **Winkel zwischen Schallstrahl und Strömungsrichtung**
> c =   **Schallgeschwindigkeit im Gewebe**

Aus der Formel geht hervor, dass der spitze Winkel ω zwischen der Richtung der Blutströmung und der Schallrichtung eine Fehlerquelle für die Messung von Flussgeschwindigkeiten ist. Je größer er wird, desto kleiner wird der Cosinus. Entsprechend nimmt die Frequenzänderung bei unveränderter Flussgeschwindigkeit ab. Da aber das Doppler-Messsystem die Frequenzänderung nutzt, um die vermeintliche Geschwindigkeit zu berechnen, ergibt sich nun ein Messfehler aus der Differenz der berechneten zur tatsächlichen Geschwindigkeit der Blutströmung. Je mehr der Doppler-Messstrahl und die Strömungsrichtung divergieren, desto stärker unterschätzt die Messung die tatsächliche Geschwindigkeit. Bis zu einer Richtungsdivergenz von etwa 30° steigt der winkelbedingte Messfehler auf 13 % an, darüber ist der Doppler-Effekt nur noch bedingt nützlich für die Geschwindigkeitsmessung (Abb. 2.**12**).

Nyquist-Effekt. Eine weitere Beschränkung zeigt sich bei hohen Flussgeschwindigkeiten durch das Nyquist-Limit und betrifft alle gepulsten Doppler-Systeme. Bei der gepulsten Technik werden die einzelnen repetitiv gesendeten Impulse unter Beachtung der Rücklaufzeit hinsichtlich der mit dem Doppler-Effekt begründeten Frequenzänderung analysiert. Zu diesem Zweck schalten die Ultraschallwandler mit einer bestimmten Frequenz (ca. 1000-mal pro Sekunde entsprechend 1 KHz) zwischen Sendung und Empfang hin und her. Die Empfangsfrequenz des Ultraschallwandlers – sie entspricht der Puls-Repetitions-

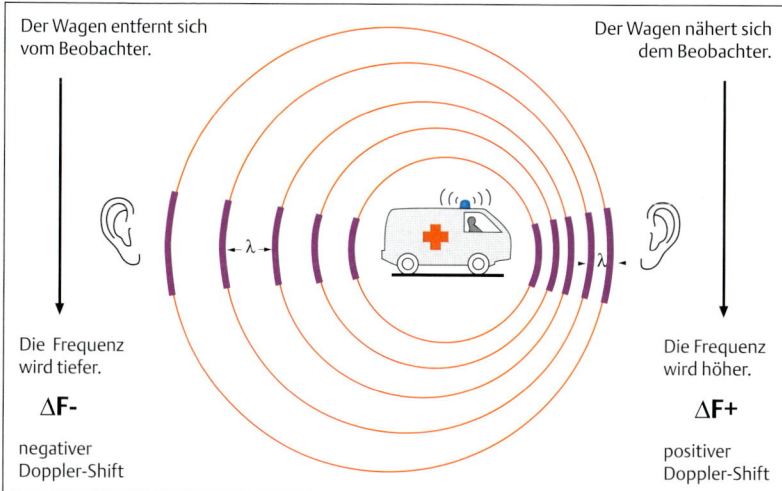

Abb. 2.**10**   Nähert sich das schallgebende Objekt dem Empfänger, kommt es zu einer Erhöhung der Schallfrequenz, bei Entfernung des Objekts vom Empfänger zu einer Frequenzabnahme oder Auswirkungen des Doppler-Effekts auf die Schallfrequenz (aus Moltzahn S, Zeydabadinejad M. Doppler-Echokardiographie. 2. Aufl. Thieme, Stuttgart 2000).

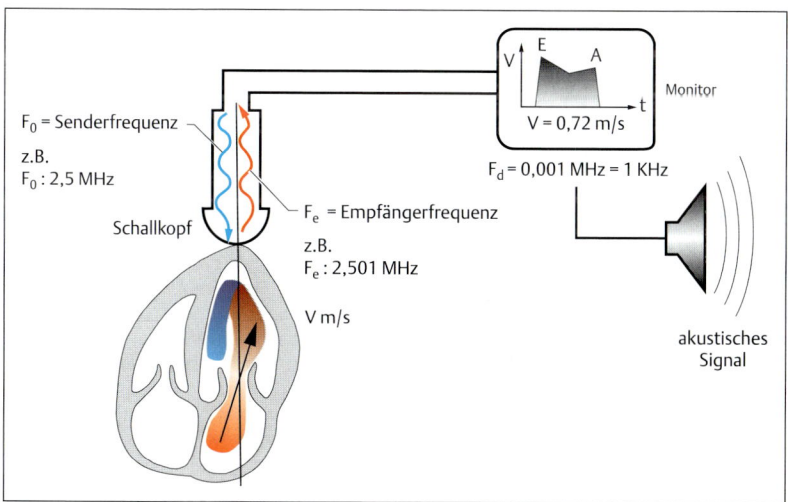

Abb. 2.**11**   Umwandlung der Blutströmungsgeschwindigkeiten in akustische Signale mittels des Dopplereffekts; dargestellt ist die positive Doppler-Shift während der ventrikulären Diastole (aus Moltzahn S, Zeydabadinejad M. Doppler-Echokardiographie. 2. Aufl. Thieme, Stuttgart 2000).

Rate – und die Höhe der Frequenzänderung liegen jedoch in der gleichen Größenordnung, sodass die Doppler-Shift dann nicht mehr korrekt abgebildet werden kann, wenn beide Frequenzen sich im Falle hoher Flussgeschwindigkeiten noch weiter nähern *(Nyquist-Effekt)*. In diesem Fall kommt es zu fehlerhaften Darstellungen in den Geschwindigkeits-Zeit-Kurven und den Farbdarstellungen. Als Grundregel gilt, dass die Höhe der Frequenzänderung die Hälfte der Empfangsfrequenz, also 0,5 KHz nicht überschreiten darf. Ansonsten entstehen Abbildungsartefakte, die mit dem Begriff *Aliasing* umschrieben werden.

Aliasing. Am Beispiel eines Planwagens, der in einem klassischen Film über den Wilden Westen durch die Prärie rollt, lässt sich das Aliasing als *Abbildungsartefakt* der Kameraaufnahme illustrieren (Abb. 2.**13**). Bei normaler Geschwindigkeit rotieren die Speichen der Wagenräder in der korrekten Richtung, während mit zunehmender Geschwindigkeit irgendwann ein Umschlagspunkt erreicht wird, bei dem die Speichen kurzfristig zu stehen scheinen (Nyquist-Limit) und dann in der umgekehrten Richtung rotieren. Diese vermeintlich reale Umkehrung tritt ein, weil die Bildaufnahmefrequenz der Kamera bei hoher Geschwindigkeit des Planwagens zu niedrig ist, um die Bewegung der Speichen korrekt abzubilden. Ein solches Abbildungsartefakt tritt nur bei den gepulsten Sonographie-Verfahren auf. In der Echokardiographie sieht man das Aliasing beispielsweise mit dem gepulsten (PW-) Doppler-Verfahren bei Messungen im aortalen Ausflusstrakt oder in der Aorta. Die Spitzengeschwindigkeiten werden in diesem Fall im Flussprofil nicht mehr korrekt angezeigt. Auch in der Farb-Doppler-Echokardiographie, einem flächenhaft gepulsten Doppler-Verfahren, kann man das Aliasing beobachten. Hier werden bei Geschwindigkeiten der Blutströmung oberhalb des Nyquist-Limits farbige Mosaikmuster erzeugt, die beispielsweise zur Abklärung einer Mitralklappeninsuffizienz diagnostisch wegweisend sind.

2.3   Ultraschallverfahren

2.3.1   Darstellung im M-Mode
Das M-Mode-Verfahren ist ein *eindimensionales Ultraschallverfahren* und liefert Informationen zur Bewegung der in einer definierten Richtung angeloteten Herzregion („motion mode", M-Mode). Die Bildgebung wird mit einer chronologischen Aneinanderreihung von einzelnen Ultraschallbildzeilen erzielt, die wie auf einer Schriftrolle aufgezeichnet werden. Das jeweilige Bild auf dem Monitor entspricht einem Auszug aus der Schriftrolle, der nach wenigen Sekunden aktualisiert wird, und stellt den kardialen Bewegungsablauf als Funktion der Zeit dar (Abb. 2.**14**). Die Helligkeit der einzelnen Bildpunkte entspricht der Intensität der reflektierten Signale (Abb. 2.**15**). Pro Sekunde werden etwa 1000–5000 Bildzeilen generiert. Anhand des synchron aufgenommenen EKG lassen sich einzelne Bildzeilen exakt den verschiedenen Phasen des Herzzyklus zuordnen. Das Verfahren eignet sich z. B. zur Vermessung des endsystolischen und enddiastolischen linksventrikulären Innendurchmessers und daraus zur Herleitung der systolischen Verkürzungsfraktion, eines Parameters für die Ejektionsfraktion.

2.3.2   Bildgebung im 2D-Verfahren
Das fächerförmige oder parallele Aussenden von Ultraschallimpulsen ist die Grundlage für die Abbildung einer kardialen Schnittebene im *zweidimensionalen (2D-)Verfahren*, auch „brightness mode" bzw. „B-Mode" genannt. Ein solches *Echokardiogramm* setzt sich aus Millionen von Bildpunkten unterschiedlicher Helligkeit („brightness") zusam-

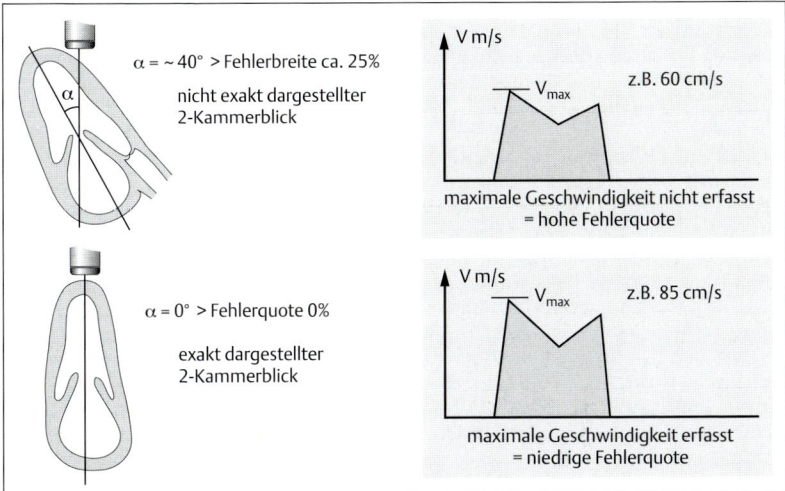

Abb. 2.**12** Der Winkel zwischen Schallrichtung und Flussrichtung beeinflusst die Geschwindigkeitsmesswerte (Winkelfehler bis ca. 30° < 13 %) (aus Moltzahn S, Zeydabadinejad M. Doppler-Echokardiographie. 2. Aufl. Thieme, Stuttgart 2000).

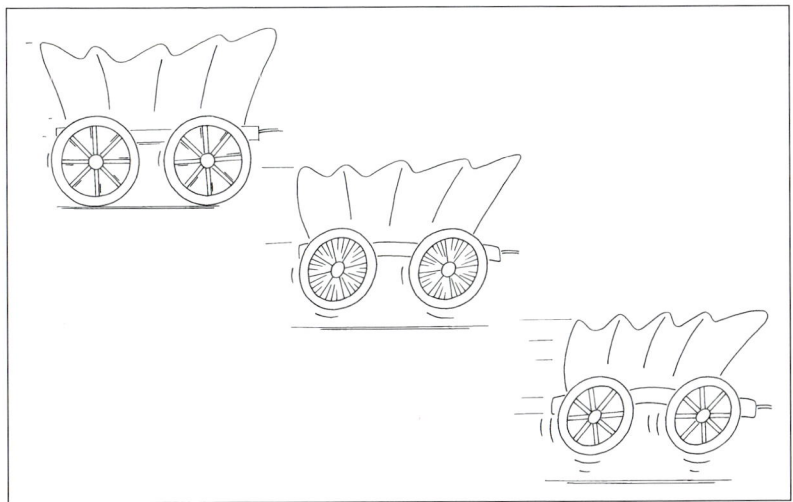

Abb. 2.**13** Prinzip des Aliasing am Beispiel eines Planwagens, der in einem klassischen „Western" durch die Prärie rollt und von Indianern verfolgt wird (aus Böhmeke Th. Checkliste Echokardiographie. 3. Aufl. Thieme, Stuttgart 2001).

2

men, ähnelt einem anatomischen Schnittbild und ist leichter zu interpretieren als die eindimensionalen M-Mode-Darstellungen. Der entscheidende technische Unterschied zum M-Mode besteht bei der TEE darin, dass die Ultraschallimpulse im 2D-Mode radiär ausgesendet werden und einen Sektor abgreifen. So können die kardialen Kontraktionen und die Klappenfunktion im *Echtzeit-Verfahren* zweidimensional in einer Ebene beurteilt werden.

Die meisten Echokardiographiegeräte zeigen auf ihrem Monitor zeitlich aktualisierte Momentaufnahmen eines 90°-Sektors, der einem Quadranten gleichkommt. Wegen der radiären Aussendung sind die Schallwellen und die Echoimpulse beim 2D-Mode in unmittelbarer Schallkopfnähe dicht gebündelt, während die Impulsdichte und die Intensität mit wachsender Entfernung abnehmen. Je breiter der Sektor und je größer die Sektortiefe durch den Untersucher gewählt werden, desto größer ist die Schallwellendivergenz und desto geringer die Detailinformation. Das kann durch die Erhöhung der *Puls-Repetitions-Rate* (s. o.) oder durch die Anzahl der generierten Ultraschallzeilen kompensiert werden. Damit erhöht sich aber auch der Anteil der gestreuten Echoimpulse und verschlechtert die Bildqualität insbesondere in Schallkopfnähe. Um die Darstellung ohne diesen Nachteil zu optimieren, kommen einige technische Tricks zum Einsatz. So werden beispielsweise einzelne Bildzeilen auf dem Monitor doppelt dargestellt oder zusätzliche Bildzeilen durch Mittelung zweier benachbarter Originalbildzeilen synthetisiert. Das verbessert den Eindruck des Untersuchers vom *bewegten Bild,* weil die Bildlücken künstlich gefüllt werden, liefert objektiv aber nicht mehr Information. Anschaulich wird diese Art der Bildoptimierung, wenn man eine Echokardiographiesequenz stoppt und das *Standbild* betrachtet, dessen Auflösung erheblich schlechter als die des bewegten Bildes ist.

2.3.3 Farb-Doppler-Methode

In der Echokardiographie wird der oben beschriebene Doppler-Effekt beispielsweise zur Funktionsdiagnostik der Mitralklappe, zur Messung eines Druckgradienten an einer stenosierten Aortenklappe oder zur Bestimmung des Herzzeitvolumens genutzt. Die Änderung der Schallfrequenzen können bei einer Bewegung des Schallobjekts relativ zum Schallkopf (Frequenzverschiebung) entweder akustisch in Form von Rauschsignalen wechselnder Tonhöhe und Lautstärke, graphisch in Form der bereits beschriebenen Geschwindigkeitskurven oder durch *Farbkodierungen* dargestellt werden. In der perioperativen Akutdiagnostik mit der TEE kommt vorrangig die *Farb-Doppler-Echokardiographie* zum Einsatz, weil sie vergleichsweise einfach zu interpretieren ist und beispielsweise innerhalb weniger Sekunden unerkannt gebliebene Klappenfehler aufdeckt.

Anwendungsgrundlage. Die Farb-Doppler-Methode entspricht einer *flächenhaften gepulsten Doppler-Analyse* mit Tausenden von Messpunkten, die auf einen in Größe und Form vorwählbaren Ausschnitt des Sektorbildes, den Messbereich, verteilt sind. Innerhalb des Messbereichs werden diejenigen Messpunkte mit Farben dargestellt, an denen eine Bewegung verzeichnet wird, in der Regel also der Blutfluss. So entsteht auf dem Monitor zusammen mit den unterschiedlichen Graustufen für das Myokard bzw. die übrigen Gewebestrukturen eine farbkodierte „Landkarte", auf der das Myokard und die Blut führenden Gefäße bzw. einzelne Areale der Herzkammern differenziert werden können.

Informationsgewinn. Jeder Farbton entspricht einer bestimmten Richtung, einer Geschwindigkeit und einer Beschleunigung. Die Farben im Monitorbild bestehen wie bei

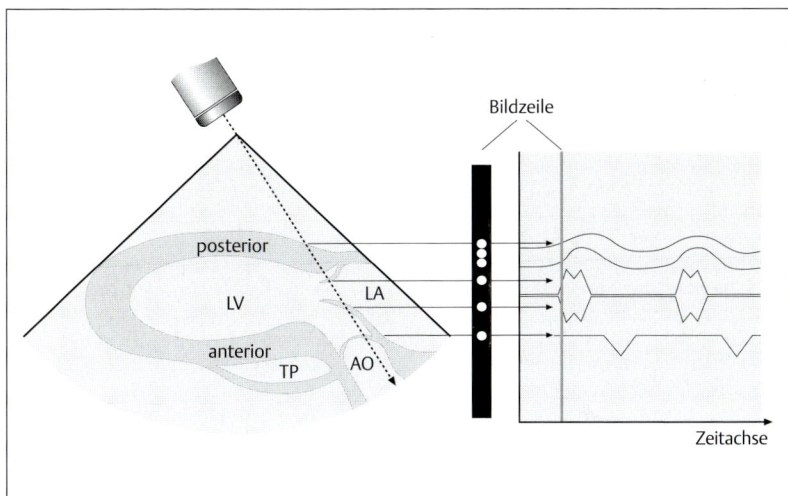

Abb. 2.**14** Beim M-Mode werden einzelne Bildzeilen, die nacheinander im Abstand von jeweils ca. 1/1000 sec entstehen, im zeitlichen Verlauf aneinandergereiht.
LV = Linker Ventrikel
LA = Linker Vorhof
AO = Aorta ascendens
TP = Truncus pulmonalis

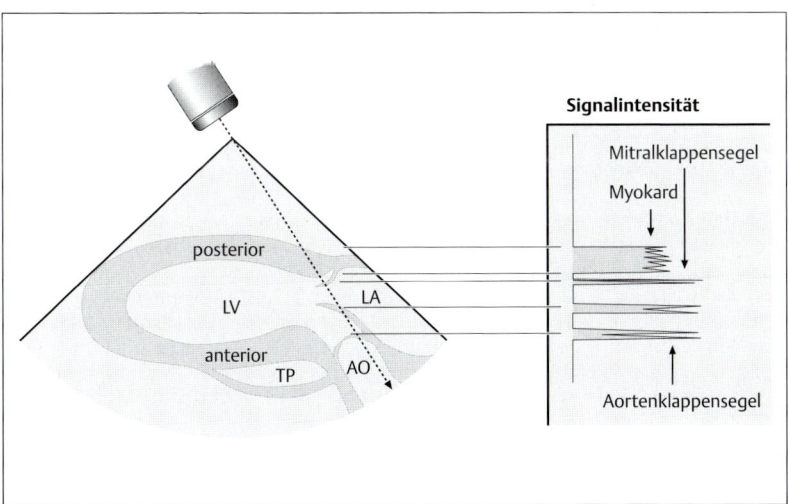

Abb. 2.**15** Die Intensität der reflektierten Signale hängt von der Echogenität des Gewebes ab und ist an den Gewebegrenzen besonders hoch. Abkürzungen wie in Abb. 2.**14**.

2

einem Farbfernseher hauptsächlich aus den Tönen rot, blau und grün. Die im Farbbereich von hellblau bis dunkelblau und hellrot bis dunkelrot unterlegten Bilder bzw. Bildsequenzen veranschaulichen, wo und in welcher Richtung das Blut mit welcher Geschwindigkeit fließt (Abb. 2.**16** u. 2.**17**). Strömungsrichtungen vom Schallkopf weg, z. B. beim transmitralen Einstrom des Blutes in den Ventrikel aus der TEE-Perspektive im 2-Kammerblick, werden konventionsgemäß „blau", solche auf den Schallkopf zu „rot" kodiert (*BART = blue away, red towards*). Die Geschwindigkeit des Blutstroms wird durch die Helligkeit der Farben kodiert. Je heller der Farbton, desto höher ist die Geschwindigkeit (Abb. 2.**16 b**).

Farb-Aliasing. Höhere Geschwindigkeiten der Blutströmung (oberhalb des Nyquist-Limits), die auf der Farbskala nicht kodiert sind, werden durch Mosaikmuster mit gemischten Farben angezeigt, in denen sich auch gelbe, weiße, zyanblaue oder magentarote Töne finden. Dieses Phänomen wird als *Aliasing* bezeichnet und entsteht beispielsweise durch einen Pressstrahl bei einer Mitralklappeninsuffizienz (Abb. 2.**18**). Solche Pressstrahlen werden auch *Jets* genannt. Das Aliasing wird auch beobachtet, wenn die Farbskala nicht auf die tatsächlichen Normalgeschwindigkeiten in der untersuchten Region abgestimmt ist. Wenn beispielsweise einer Farb-Doppler-Untersuchung der Blutströmung an der Pulmonalvene mit Geschwindigkeiten um 10 cm/s eine Untersuchung des transmitralen Blutflusses mit Geschwindigkeiten um 60 cm/s folgt, muss die Farbskala entsprechend adjustiert werden, um nicht fälschlicherweise überall im Messbereich jetförmige Strömungen zu entdecken.

Varianz. Zur Kennzeichnung von Stellen, an denen die Blutströmung eine plötzliche Beschleunigung oder Richtungsänderung erfährt, beispielsweise an Klappenstenosen, wird die Farbe „grün" benutzt. Die Berechnung der mittleren Strömungsgeschwindigkeit würde wegen der vielen unterschiedlich hohen Geschwindigkeiten innerhalb des Messbereichs einen Wert mit einer hohen Standardabweichung ausgeben. Aus diesem Grund wird mit dem Farbton „grün" einerseits die *Varianz* der Doppler-Frequenz-Verschiebung gekennzeichnet, andererseits markiert er Turbulenzen innerhalb einer laminaren Strömung. Die Varianz kann bei einigen Doppler-Systemen optional hinzu- oder ausgeschaltet werden. Die Einstellung lässt sich bei den meisten Geräten an einem Farbbalken ablesen, der auf dem Monitor zu sehen ist, die dargestellten Geschwindigkeiten anzeigt und entweder nur die Farben blau und rot oder zusätzliche Töne skaliert.

Bildqualität. Ein optimales Doppler-Farbbild setzt ein qualitativ gutes zweidimensionales Echokardiogramm voraus, in dem das zu untersuchende Areal dem Schallkopf so nahe wie möglich ist. Die Blutströmung im Messbereich sollte möglichst parallel zur Richtung der Schallwellen verlaufen. Je kleiner der Messbereich ist, desto höher wählt das Doppler-System meist automatisch die Puls-Frequenz-Rate und verbessert die zeitliche und räumliche Informationsdichte. Die Intensität des Doppler-Signals darf nicht zu sehr verstärkt werden, weil das Signal-Rausch-Verhältnis sonst ungünstig wird, und sie darf nicht zu niedrig sein, weil damit ein Verlust der Sensitivität für die Blutströmung einhergeht.

2.3.4 PW-Doppler-Methode

Die *gepulste* („pulsed wave", PW-)Doppler-Methode lässt sich anhand der Radarkontrolle im Straßenverkehr illustrieren. Von einem stehenden Polizeiwagen aus wird ein bestimmter Straßenabschnitt in kurzen Zeitabständen regelmäßig von einem Impuls durchwandert. Ein auf den (natürlich unkenntlichen) Polizeiwagen zufahrendes Auto

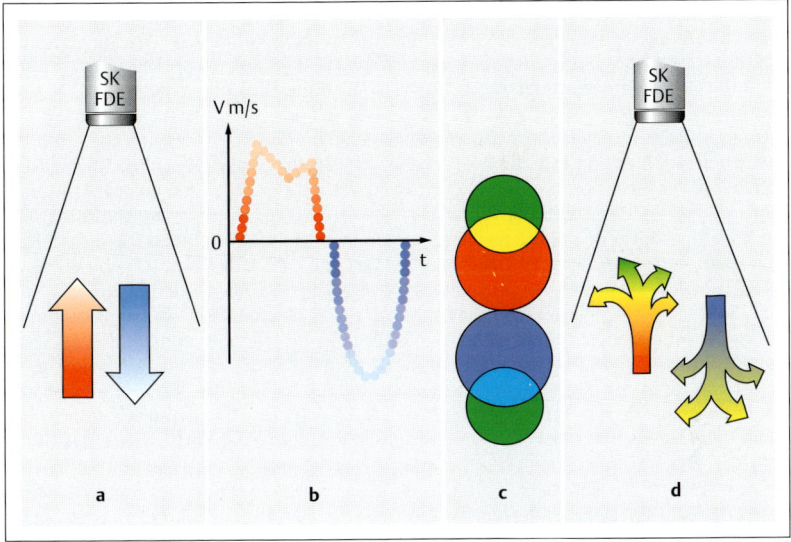

Abb. 2.**16** Qualitative Beurteilung des Blutflusses durch die Farb-Doppler-Echokardiographie (FDE) (nach Moltzahn S, Zeydabadinejad M. Doppler-Echokardiographie. 2. Aufl. Thieme, Stuttgart 2000).

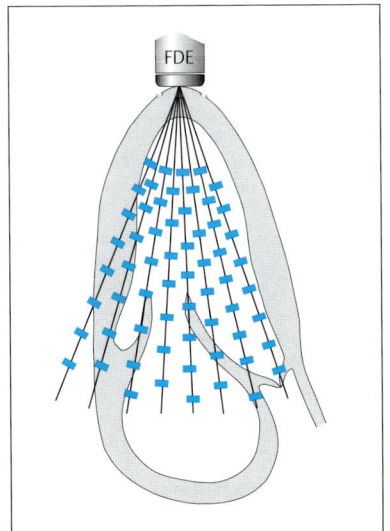

Abb. 2.**17** Farb-Doppler-Echokardiographie mit vielen in der Schallebene gleichmäßig verteilten Messpunkten (aus Moltzahn S, Zeydabadinejad M. Doppler-Echokardiographie. 2. Aufl. Thieme, Stuttgart 2000).

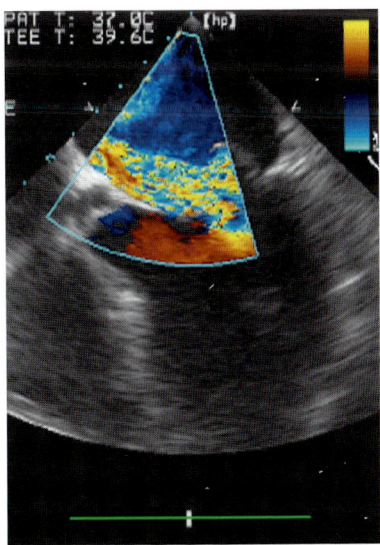

Abb. 2.**18** Farb-Aliasing an einer insuffizienten Mitralklappe.

reflektiert den Impuls, verkürzt wegen der Eigenbewegung aber die Länge und erhöht wegen der konstanten Schallgeschwindigkeit die Frequenz der Schallwellen. Aus dem Frequenzunterschied zwischen dem reflektiertem und dem ausgesendetem Impuls wird die Geschwindigkeit des Autos (und die Höhe des Bußgeldes) berechnet.

Anwendungsgrundlage. Ganz ähnlich (natürlich ohne das Bußgeld!) verhält es sich mit der gepulsten Doppler-Methode in der sonographischen Diagnostik (Abb. 2.**19**). Der vom Schallkopf ausgesendete Impuls benötigt eine bestimmte Zeit (T), um das vom Untersucher entlang des Messstrahls gewählte Messfenster („sample volume", Messvolumen) im Gewebe zu erreichen, und die gleiche Zeit, um in modulierter Form wieder zum Ultraschallwandler zurückzukehren. Die benötigte Gesamtzeit beträgt somit 2T (Abb. 2.**20**). Da die Geschwindigkeiten von Impuls und Echoimpuls im Gewebe gleich und konstant sind (ca. 1540 m/s), lässt sich mittels T die Lokalisation des Messfensters festlegen und umgekehrt. Der Untersucher gibt durch die Positionierung des „sample volume" also die Zeit T vor und bestimmt, welche zurückkehrenden Impulse das Ultraschallgerät weiterverarbeiten soll, nämlich nur diejenigen, die nach der Zeit 2T den Schallkopf wieder erreicht haben. Genaugenommen variiert der Untersucher die Zeit T und legt damit die Position des Messfensters fest. Für diejenigen Echoimpulse, die außerhalb des Messfenster-Bereichs reflektiert und zu früh oder zu spät beim Schallkopf eintreffen, wird das Tor geschlossen („range gating"). Im Unterschied zum kontinuierlichen Doppler-Verfahren wechseln die Kristalle beim PW-Doppler-Verfahren ständig zwischen Sende- und Empfangsbetrieb.

Informationsgewinn. Die beiden wichtigsten Informationen des gepulsten Doppler-Verfahrens betreffen die Richtung und die Geschwindigkeit der Blutströmung im untersuchten Bereich. Zudem lässt sich mit der Methode zeigen, wie die Flussgeschwindigkeit beispielsweise beim Übertritt des Bluts vom linken Vorhof in den linken Ventrikel während der Diastole variiert. Die ursprüngliche und einfachste Methode der Flussdarstellung ist die Wiedergabe der hörbaren Signale. Tiefe Töne repräsentieren in der Regel niedrige Geschwindigkeiten, während hohe Töne hohe Geschwindigkeiten anzeigen. Schwieriger ist die Differenzierung zwischen musisch klingenden laminaren Strömungen und grell sowie hart tönenden Turbulenzen, die sich überlagern. In der Echokardiographie werden deswegen meistens die Geschwindigkeits-Zeit-Kurven interpretiert, die auf dem Monitor dargestellt und im Standbild vermessen werden können.

Aliasing. Eine Grenze erreicht die gepulste Doppler-Methode bei hohen Geschwindigkeiten, weil hier wie bei der Farb-Doppler-Methode das *Aliasing*-Phänomen auftritt. Wie zur Illustration des *Nyquist-Effekts* (s. o.) am Beispiel des Planwagens demonstriert, kommt es bei der Platzierung des Messfensters in einer Strömung mit hoher Geschwindigkeit zu einer scheinbaren Umkehr des Flusses. Obwohl die Strömung in Wirklichkeit auf den Schallkopf zuläuft, erscheint die Geschwindigkeit im Doppler-Flussprofil im oberen Teil gekappt, während auf der dem Schallkopf abgewandten Seite des Profils plötzlich am Rand nicht nachvollziehbare Kurvenverläufe auftreten, die eine Strömung vom Schallkopf weg andeuten. Vermieden werden kann das Aliasing, wenn die Puls-Repetitions-Rate erhöht wird, aber das wiederum limitiert die Zeit für das Aussenden und den Empfang der Impulse und die maximal mögliche Entfernung des Messfensters vom Schallkopf.

HPRF-Doppler. Bei einigen Ultraschallgeräten wird eine Erhöhung der Puls-Repetitions-Rate durch Einbringen eines oder mehrerer zusätzlicher Messfenster erzielt („multiple gated"). Bei dieser Einstellung senden und empfangen die Kristalle im Ultraschallwandler

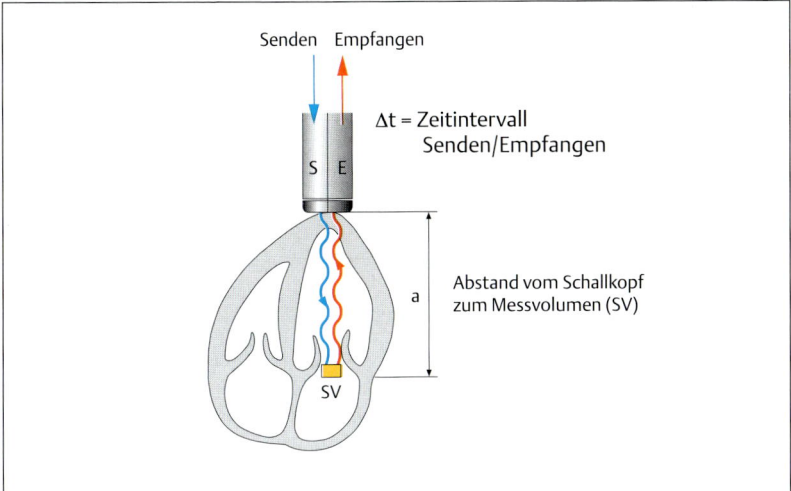

Abb. 2.**19** Beim PW-Doppler-Verfahren wechseln die Schallelemente zwischen Sende- und Empfangsbetrieb. Die Flussanalyse erstreckt sich nur auf Richtung und Geschwindigkeit der Blutströmung innerhalb es Messfensters (sample volume, SV) (aus Moltzahn S, Zeydabadinejad M. Doppler-Echokardiographie. 2. Aufl. Thieme, Stuttgart 2000).

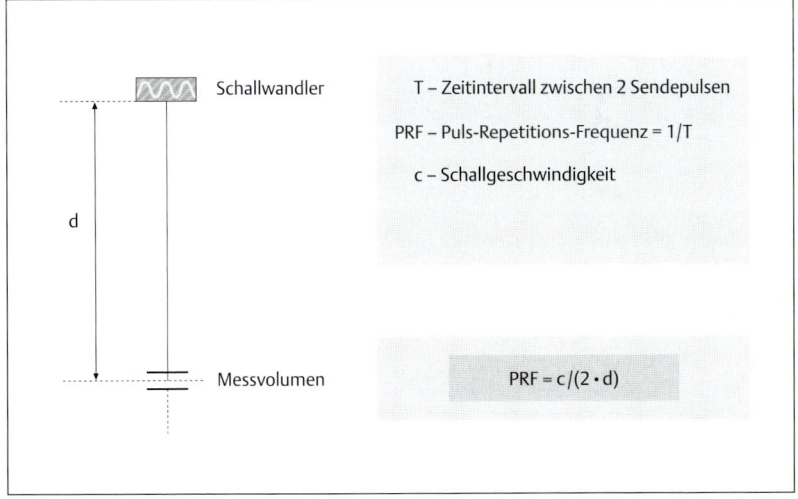

Abb. 2.**20** Die Position des Messvolumens im Echokardiogramm wird mithilfe der PRF bestimmt.

2

nicht gleichzeitig, sondern sind zu Untereinheiten zusammengefasst und „pulsen" den Messfenstern zugeordnet in einer definierten zeitlichen Abfolge, d.h. sie senden und empfangen wie der Farb-Doppler (Abb. 2.**21**) in regelmäßiger Reihenfolge. Mit dieser Methode, dem *High-Pulse-Repetition-Frequency-Doppler* (HPRF-Mode), können höhere Geschwindigkeiten als mit dem einfachen PW-Doppler gemessen werden. Beispielsweise wird durch die Hinzunahme eines zweiten Messfensters auf halber Wegstrecke die maximal messbare Frequenz-Shift verdoppelt. Während die gesendeten Impulse aber eindeutig einer Untereinheit zugeordnet sind, lassen sich die von denselben Untereinheiten empfangenen Echoimpulse hinsichtlich ihrer Herkunft nicht unterscheiden und können somit entweder von einem Messfenster nahe des Ultraschallwandlers oder einem tiefer gelegenen stammen. Die Methode erlaubt also im Vergleich zum einfachen PW-Doppler die Messung höherer Geschwindigkeiten, lässt aber offen, in welchem Messfenster und somit an welchem Ort die gemessene Spitzengeschwindigkeit vorherrscht (Abb. 2.**22**).

2.3.5 CW-Doppler-Methode

Der PW-Doppler und das Farb-Doppler-Verfahren unterliegen wegen der rhythmischen Umschaltung der Schallelemente vom Sende- in den Empfangsbetrieb einer Limitation bei der Erfassung höherer Geschwindigkeiten, die durch das Aliasing bestimmt ist. Dieser Nachteil besteht bei der *kontinuierlichen* („continuous wave", CW-)Doppler-Methode nicht (Abb. 2.**23**).

Anwendungsgrundlage. Im Unterschied zum PW-Doppler werden die Kristalle des Ultraschallwandlers beim CW-Verfahren nicht alternierend von Sendung auf Empfang umgeschaltet, sondern emittieren kontinuierlich Schallimpulse, während andere unmittelbar benachbarte Kristalle ständig auf Empfang geschaltet sind. Somit werden alle Geschwindigkeiten entlang des Messstrahls erfasst, ohne dass jedoch die Echoimpulse hinsichtlich der Entstehungstiefe bzw. der genauen Lokalisation des Reflektionsortes eindeutig zugeordnet werden können. Andererseits werden aber auch hohe Geschwindigkeiten über 2 m/s mit großer Genauigkeit erfasst, weil es nicht zum Aliasing kommt. Die CW-Doppler-Methode eignet sich deshalb für die Richtungsdiskriminierung und die Geschwindigkeitsmessung von so genannten Pressstrahlen oder Jets in der Blutströmung, wie sie beispielsweise bei einer Aortenstenose oder bei angeborenen Herzfehlern beobachtet werden.

Einsatzmöglichkeiten. Aus den im Doppler-Spektrum ermittelten Geschwindigkeiten lassen sich zahlreiche Informationen z.B. über die Höhe von *Druckgradienten* an Klappenstenosen oder über das *Schlagvolumen* gewinnen. Dafür müssen die Flussprofile im Standbild umfahren oder einzelne Punkte innerhalb des Spektrums markiert werden. Grundsätzlich werden hierfür die hellsten Punkte ausgewählt und nicht die Punkte der äußeren Kontur. Die hellsten Punkte repräsentieren die so genannten „modalen" Geschwindigkeiten, die der tatsächlichen mittleren Geschwindigkeit im Messbereich näher kommen als diejenigen Geschwindigkeiten, die durch eine zwar etwas höhere Amplitude, aber insgesamt schwächere Signale gekennzeichnet sind. Mit dem Umfahren der hellsten Linie eines spektralen Doppler-Signals bzw. eines Flussprofils werden dem Echokardiographiesystem z.B. diejenigen Informationen gegeben, die für die Berechnung des so genannten Geschwindigkeits-Zeit-Integrals („velocity time integral", VTI), also der Fläche unterhalb der Punktekurve, erforderlich sind. Das VTI wird in zahlreichen Bestimmungen von Parametern rechnerisch verwendet, z.B. bei der Bestimmung des Herzzeitvolumens oder der Öffnungsfläche bei Klappenstenosen (s. dort).

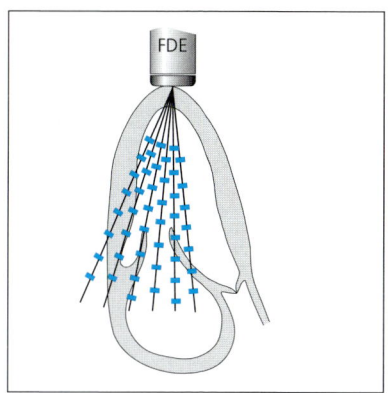

Abb. 2.**21** Die Farb-Doppler-Echokardiographie basiert auf einem flächenhaft gepulsten Doppler-Verfahren (aus Moltzahn S, Zeydabadinejad M. Doppler-Echokardiographie. 2. Aufl. Thieme, Stuttgart 2000).

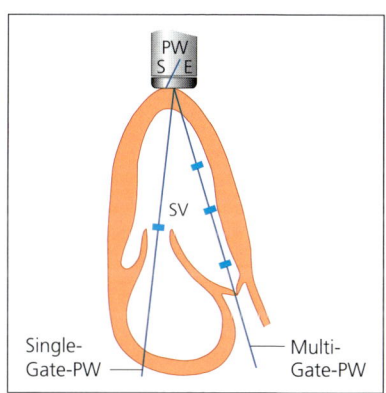

Abb. 2.**22** Das gepulste Doppler-Verfahren (PW) kann mit einem oder mehreren Messfenstern (HPRF-Mode) betrieben werden (aus Moltzahn S, Zeydabadinejad M. Doppler-Echokardiographie. 2. Aufl. Thieme, Stuttgart 2000).

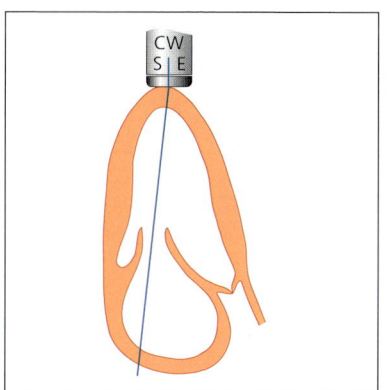

Abb. 2.**23** Beim kontinuierlichen Doppler-Verfahren (CW) senden bestimmte Schallelemente ununterbrochen Impulse aus, während andere dauerhaft auf Empfangsbetrieb stehen (aus Moltzahn S, Zeydabadinejad M. Doppler-Echokardiographie. 2. Aufl. Thieme, Stuttgart 2000).

2

2.3.6 Color-M-Mode

Manche jetförmigen Blutströmungen lassen sich in der Farb-Doppler-Sonographie wegen eines unruhigen Gesamtbildes oder einer Tachykardie nur schwer dem Herzzyklus zuordnen. Mit einem einfachen Trick, der kombinierten Analyse des Blutflusses mit der Farb-Doppler-Sonographie und dem M-Mode, erhält man eine genaue zeitliche Zuordnung der Doppler-Shift. Dazu wird der Ultraschallstrahl des M-Mode im Farb-Doppler-Bild in die Mitte der jetförmigen Strömung gelegt und der M-Mode aktiviert. Im Color-M-Mode erhält man jetzt den zeitlichen Verlauf der farbig markierten Doppler-Shifts und der Bewegung der benachbarten anatomischen Strukturen und kann diese mit dem EKG als Orientierungshilfe genau dem Herzzyklus zuordnen (Abb. 2.**24**). Nicht alle Sonden können jedoch die zweidimensionale Farbdarstellung mit dem M-Mode kombinieren.

2.3.7 Gewebe-Doppler

Mit der Farb-Doppler-Echokardiographie kann auch die Bewegung des Myokards erfasst werden, obwohl die Geschwindigkeiten des Myokards mit 5–20 cm/s wesentlich niedriger sind, als die des intrakardialen Blutflusses. Während die hohen Frequenz-Shifts der intrakardialen Blutströmungen beim konventionellen Farb-Doppler-Verfahren selektiert und weiterverarbeitet werden, unterliegen sie beim *Gewebe-Doppler-Verfahren* (doppler tissue imaging, myocardial doppler imaging) der Elimination. Nur die geringeren Frequenzverschiebungen im Myokard werden prozessiert und farblich kodiert. In der klinischen Praxis wird der myokardiale Gewebe-Doppler beispielsweise auf Höhe des Mitralklappenrings eingesetzt, um die diastolische Funktion des linken Ventrikels zu untersuchen. Neue viel versprechende Verfahren der Geschwindigkeitsmessung im Myokard wie z. B. die Herleitung der so genannten „Strain Rate" zielen auf die Etablierung eines Parameters zur Quantifizierung der regionalen Myokardkontraktion.

2.3.8 Automatische Endokarderkennung

Mit einem industriell entwickelten speziellen Signalverstärkungsverfahren lassen sich Grenzen unterschiedlicher Echodichte wie die Endokardkontur im 2D-Bild farbig markieren (Abb. 2.**25**). Die Bild für Bild automatisch erzeugte Endokardmarkierung wird im linksventrikulären Querschnittsbild dazu genutzt, die umschlossene Kammerfläche mittels Online-Planimetrie zu quantifizieren und die ermittelten Werte im zeitlichen Kurvenverlauf anzuzeigen (akustische Quantifizierung). Aus den jeweiligen Maxima und Minima wird so beispielsweise die *fraktionelle Flächenänderung (FAC)* als Maß für die Ejektionsfraktion hergeleitet, auf dem Monitor angezeigt und ständig aktualisiert. Unter der Vorstellung, dass die Fläche das Kammervolumen widerspiegelt, kann die automatische Endokarddetektion auch für ein kontinuierliches Volumenmonitoring eingesetzt werden. Damit das System die Bildpunkte im Echokardiogramm korrekt als Gewebe- oder Blutsignal identifiziert und die Grenzziehung präzise vornimmt, müssen die Globalverstärkung und die tiefenselektive Verstärkung am Echokardiographiegerät allerdings sorgfältig adjustiert werden. Insbesondere im Bereich der parallel zu den Schallwellen verlaufenden Endokardlinie und bei stärkeren Volumenschwankungen kann es zu Konturabrissen kommen, die eine Fehlmessung der ventrikulären Querschnittsfläche nach sich ziehen und die Nutzbarkeit des Verfahrens im perioperativen Bereich einschränken.

2.3.9 Automatisierte Wandanalyse

Im Rahmen der linksventrikulären Funktionsdiagnostik wird jedes Segment des Myokards im 2D-Bild daraufhin untersucht, wie sich das Ausmaß und die zeitliche Abfolge

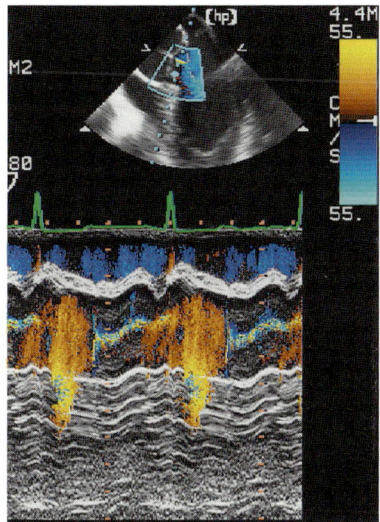

Abb. 2.**24** Color-M-Mode.

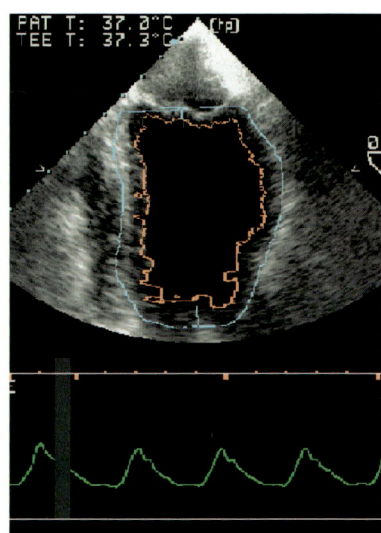

Abb. 2.**25** Automatische Endokarderkennung.

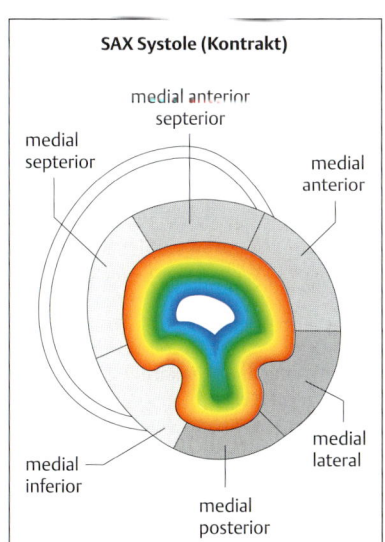

Abb. 2.**26** Color Kinesis in der Systole (transthorakal).

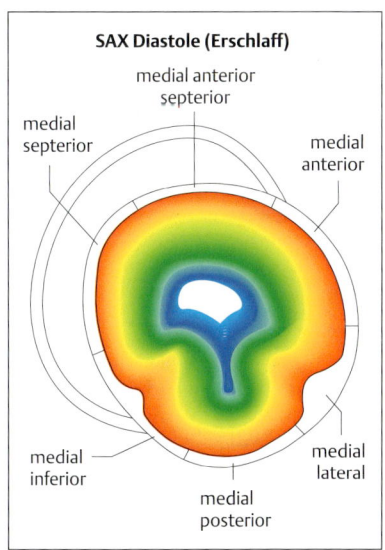

Abb. 2.**27** Color Kinesis in der Diastole (transthorakal).

2

seiner Bewegung zu der Bewegung der anderen Wandsegmente verhalten. Um dem Untersucher die qualitative Beurteilung und das subjektive „Scoring" der Wandbewegung zu erleichtern, werden Exkursion und zeitlicher Verlauf der Wandbewegung bei einem industriell entwickelten Verfahren (Color Kinesis) farbig kodiert (Abb. 2.**26** u. 2.**27**). Die Farbkodierung beruht auf demselben Verfahren wie bei der automatischen Flächenquantifizierung, nur werden hier die Bild für Bild erzeugten Endokardkonturen kumulativ auf dem Bildschirm eingeblendet und farbig unterschiedlich dargestellt. Der während einer Sequenz beobachtete Farbwechsel zeigt die Kontraktion und Erschlaffung der Herzwand in Relation zur Umgebung an. Für den perioperativen Einsatz der Methode gelten dieselben Limitationen wie für die automatische Flächenquantifizierung.

2.4 Schallwandler und Bildgebung

2.4.1 Echtzeitverfahren
Um den gewählten sonographischen Sektor der kardialen Schnittebene ein einziges Mal fächerförmig abzufahren bzw. zu scannen, benötigen die meisten Ultraschallwandler ca. 17 Millisekunden, d. h. pro Sekunde können 60 Bilder mit etwa 1000 Ultraschallbildzeilen generiert werden. Da das menschliche Gehirn bildhafte Informationen mit einer solch hohen Frequenz nicht vollständig verarbeiten kann, verbleibt in technischer Hinsicht viel Zeit, um durch die Bearbeitung der Signale auf dem Weg vom Ultraschallwandler zum Monitor die Einzelbilder vielfältig elektronisch zu modifizieren, ohne dass zwischen der Signalentstehung und deren Wahrnehmung durch den Untersucher eine zeitliche Latenz erkennbar wird. Deshalb wird die Echokardiographie auch als *Echtzeitverfahren* eingestuft.

2.4.2 Aufteilung des Schallfelds
Beim Scannen des Gewebes wird ein Schallfeld aufgebaut, das eine typische Charakteristik vorweist (Abb. 2.**28**). In axialer Richtung bleibt die räumliche Ausdehnung in erster Linie konstant, während die Ultraschallimpulse ihre Breite lateral, d. h. senkrecht zur Ausbreitungsrichtung, deutlich verändern. Nahe dem Ultraschallwandler haben sie noch dessen geometrische Ausdehnung *(Nahfeld),* konzentrieren sich dann auf ein engeres Feld *(Fokusbereich)* und streuen anschließend in die Breite *(Fernzone).* Nahfeld und Fernzone sind wegen des hohen Rauschpegels bzw. der gestreuten Echoimpulse praktisch kaum auswertbar, während die Fokuszone die beste Auflösung und das günstigste Signal-Rausch-Verhältnis aufweist und mit elektronischen und mechanischen Hilfsmitteln noch verstärkt werden kann.

2.4.3 Axiale und laterale Auflösung
Die Auflösung eines Echokardiogramms gibt den minimalen Abstand zweier echogener Gewebepunkte an, der erforderlich ist, um die beiden Punkte noch getrennt darstellen zu können, und ist im Fokusbereich optimal (Abb. 2.**29**). Die *laterale Auflösung* bezeichnet den minimalen Zwei-Punkte-Abstand senkrecht zur Impulsrichtung. Sie hängt wesentlich vom Durchmesser des Schallstrahls ab und beträgt bei der TEE etwa 2–3 mm. Weil die unterschiedlichen Bildpunkte bei der lateralen Auflösung auf benachbarten Ultraschallbildzeilen liegen, ist ihre Diskriminierung in der Regel schlechter als bei der axialen Auflösung. Die *axiale Auflösung* bezieht sich auf den minimalen Abstand zweier benachbarter echogener Punkte entlang der Impulsrichtung, ist umgekehrt proportional der Schallwellenfrequenz, die bei TEE-Sonden um 5 MHz beträgt, und liegt bei ca.

2

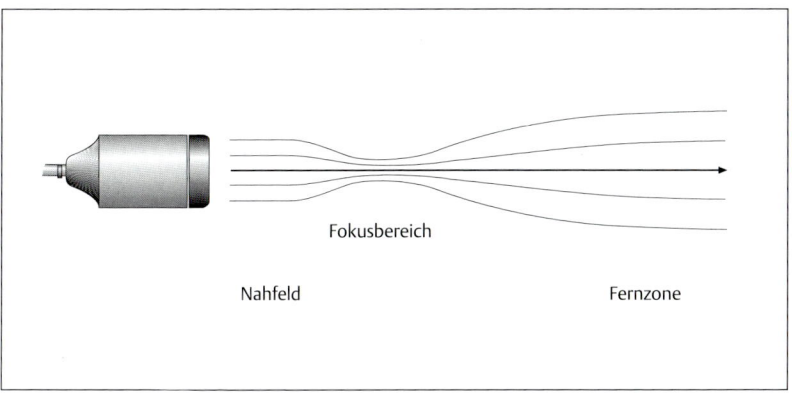

Abb. 2.28 Im Schallfeld konvergieren die Wellen zunächst, erreichen im Fokusbereich ihre höchste Dichte, und divergieren anschließend in der Fernzone.

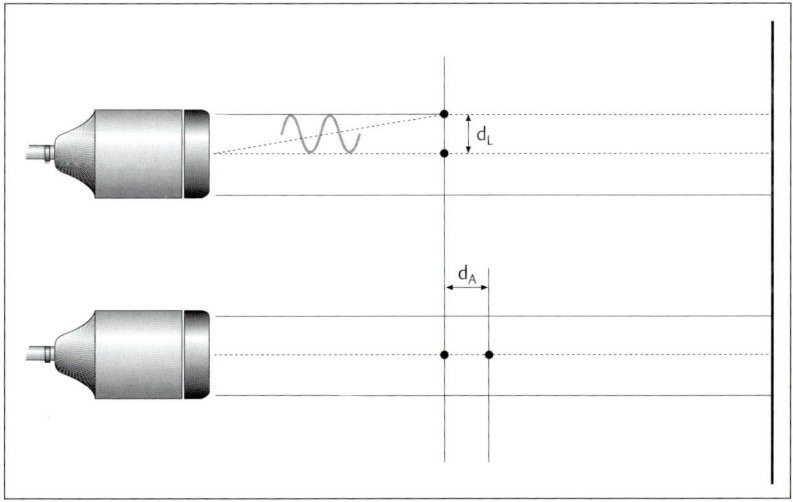

Abb. 2.29 Die laterale Auflösung (dL) zweier Reflektoren hängt von der Breite der Schallwelle, die axiale Auflösung (dA) von den Änderungen der Signalintensität der reflektierten Schallwellen ab.

0,5 mm. Ultraschallwandler mit einer höheren Schallwellenfrequenz erzielen eine bessere axiale Auflösung, sind aber durch die geringere Eindringtiefe der Schallwellen limitiert.

2.4.4 Signalverarbeitung

Im Ultraschallwandler werden die Echoimpulse in *analoge* elektronische Signale umgewandelt, in der zentralen Geräteeinheit auf vielfältige Art modifiziert und schließlich als *digitalisierte* Daten in einem Speicher abgelegt, aus dem die Echokardiogramme generiert werden. Bis zum Aufbau des Monitorbildes unterliegen die Signale zahlreichen Vorverarbeitungs- und Nachverarbeitungsprozessen. Dazu zählen die Einstellung der Intensität bzw. der Amplitude der Schallwellen sowie die Festlegung des Rauschpegelbereichs *(Dynamikanpassung)*, der vom Untersucher am Gerät durch Einstellung des oberen und unteren Schwellenwertes definiert wird. Mit der Tiefenausgleichsregelung („time gain compensation", TCG) werden schallkopfferne intensitätsschwache Signale in der Bilddarstellung gegenüber schallkopfnahen Signalen verstärkt, um für anatomische Strukturen gleicher Echogenität, aber größerer Abbildungstiefe zu kompensieren (Abb. 2.**30**).

2.4.5 Darstellung auf dem Monitor

Nach der Umwandlung der Analog- in Digitalsignale mittels eines A-D-Konverters werden die Daten der verschiedenen Abtastmethoden in das für den Oszillographen des Monitors notwendige karthesische Koordinatensystem übertragen, mit der eine Ausrichtung der Ultraschallbildzeilen auf die Parallelität und den Abstand der Fernsehbildzeilen erzielt wird. Zwischen dem Scankonverter und dem *Monitorbild* findet zudem noch eine *Signalnachverarbeitung* statt, mit der über verschiedene Prozesse eine Änderung der Grauwertzuordnung im Endbild vorgenommen wird. Auf dem Bildschirm werden 128 Spalten und 512 Zeilen mit insgesamt 65 536 Bildelementen bzw. Pixeln abgebildet. Jedem Pixel sind 10 binäre Informationseinheiten (bits) zugeordnet, d. h. ein Bildpunkt kann 2^{10} = 1024 Graustufen speichern. Auf dem Monitor werden pro Pixel allerdings nur 2^6 = 64 Graustufen dargestellt.

2.4.6 TEE-Schallköpfe

Im Schallkopf sind die piezoelektrischen Kristalle untergebracht, die den eigentlichen Ultraschallbildwandler darstellen. Ihre reihenförmige Anordnung bezeichnet man als „array" und unterscheidet sie grundsätzlich weiter nach der Methode des Scannens im „linear array"- oder „convex"- bzw. „curved array"-Modus. Es gibt drei Methoden, mit denen die Objekte in einer vorgewählten Schnittebene von den Impulsen des Ultraschallwandlers erfasst werden können: das *lineare* Scannen, bei dem der Schallstrahl parallel verschoben und emittiert wird, das *konvexe* und das *zirkuläre* Scannen, bei dem der Schallstrahl längs einer konvex oder kreisförmig gebogenen Linie verschoben und emittiert wird, und das *sektorielle Scannen*, bei dem der Schallstrahl nicht verschoben, sondern von einem Punkt ausgehend sequentiell auf einem Kreissektor bewegt wird (Abb. 2.**31**). Zusätzliche elektronisch erzeugte Optionen, wie die fächerförmige Streuung der Sektoren-Scans, werden bereits heute für die dreidimensionale TEE genutzt.

Elektronischer Schallkopf. Das sektorielle Abtasten, wie es durch einen *elektronischen TEE-Schallkopf* erfolgt, wird durch ein so genanntes „linear phased-array" bewirkt, das bedeutet, dass die Ultraschallwandlerelemente linear angeordnet sind und elektronisch phasenverschoben angeregt werden. Ein elektronischer TEE-Schallkopf hat üblicher-

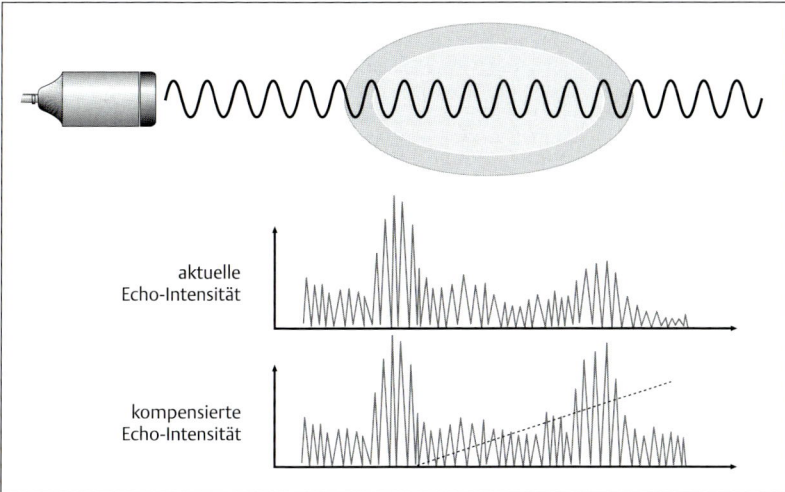

2

Abb. 2.**30** Die wegen des größeren Abstands zum Schallkopf geringere Echo-Intensität der schallkopffernen Anteile der Ringstruktur wird durch die Tiefenausgleichsregelung (TCG) kompensiert.

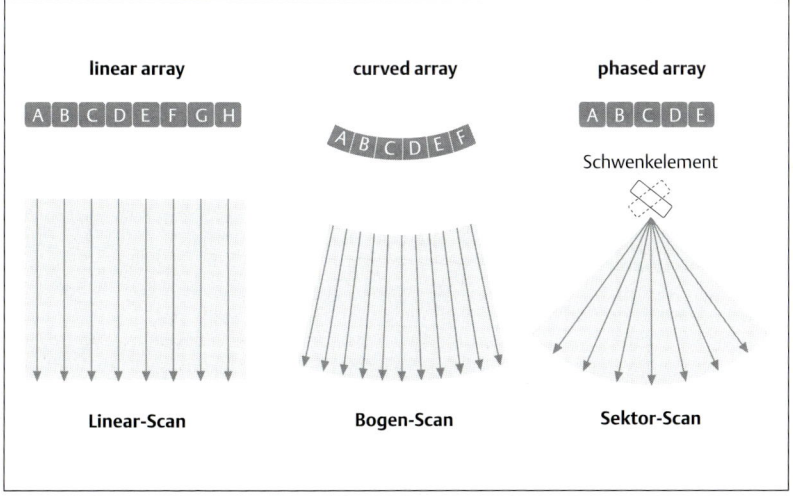

Abb. 2.**31** Verschiedene Schallkopftypen. TEE-Sonden scannen sektoriell mittels eines phasisch angesteuerten linearen oder eines schwenkbar gelagerten Wandlers.

weise bis zu 128 Elemente, deren einzelne Schallwellen sich zu einer ebenen Wellenfront verbinden. Die Emissionsrichtung hängt von der Größe der Zeitverzögerung ab (Abb. 2.**32**). Für den Empfang durch das „phased array" werden die Echoimpulse von den Wandlerelementen ebenso mit entsprechender Zeitverzögerung aufgenommen. Ein bedeutsamer Vorteil der elektronischen „phased array"-Technologie ist die Möglichkeit der simultanen Darstellung von zweidimensionalen Echokardiogrammen und dem M-Mode.

Mechanischer Schallkopf. In *mechanischen TEE-Schallköpfen* sind 3–5 identische Ultraschallwandler in regelmäßigem Abstand kreisförmig auf einem Träger angeordnet, der von einem Motor in Rotation versetzt wird (Abb. 2.**33**). Die einzelnen Ultraschallwandler sind jeweils nur dann aktiv, wenn sie dem vorgesehenen Scansektor zugewandt sind. Der gesamte Wandler ist in eine Vorlaufflüssigkeit eingebettet und durch eine Ankopplungsmembran abgedeckt. Bei anderen Systemen schwingen die Ultraschallwandler ähnlich einem Uhrenpendel um eine feste Achse. Gegenüber den elektronischen Systemen besteht bei den mechanischen Systemen ein günstigeres Preis-Leistungs-Verhältnis, weil der Aufwand beim Signalempfang und der Signalverarbeitung wesentlich geringer ist.

2.5   Sicherheitsaspekte

Gefahrenpotenzial. Die ultraschallbasierte Bildgebung weist neben den speziellen Verfahrensrisiken nur geringe Gefahren durch den Ultraschall selbst auf. Einerseits kann es in unmittelbarer Umgebung des Schallkopfes zu einer starken *Erwärmung* des Gewebes kommen. Aus diesem Grund sind in den meisten TEE-Schallköpfen kleine Sensoren integriert, die die aktuelle Temperatur des Schallkopfes messen und ab einem vorwählbaren Wert eine vorübergehende Deaktivierung des Ultraschallwandlers bewirken. Um dem vorzubeugen, sollten die Sendeintensität und die Puls-Repetitions-Frequenz immer so niedrig wie möglich gehalten werden. Eine andere Gefahr geht theoretisch von den so genannten *Kavitationseffekten* aus. Diese beruhen darauf, dass in der Unterdruckphase der Schallwelle durch Gasbildung kleinste Hohlräume im Gewebe entstehen können. Bei der TEE und den anderen üblichen Ultraschallverfahren ist der Schalldruck allerdings zu gering, um nachweisbare Schäden im Gewebe zu erzeugen.

Mechanical Index. Begünstigt wird die Hohlraumbildung jedoch durch bereits vorbestehende Mikrokavitationen, die sich unter dem Einfluss des Schalldrucks vergrößern. Dieser Effekt scheint beim Einsatz von echogenen Kontrastmitteln eine Rolle zu spielen. Die Echokontrastmittel bestehen aus gas- bzw. luftgefüllten Mikrobläschen bestimmter Größe und Wandbeschaffenheit und können unter der Einwirkung einer höheren Ultraschalldosis zerplatzen. Als Indikator für die Ultraschalldosis wird bei einigen modernen Ultraschallgeräten der *Mechanical-Index* angezeigt, ein dimensionsloser Quotient aus Schalldruck und Trägerfrequenz, der während der Untersuchung nicht über 1,9 liegen sollte.

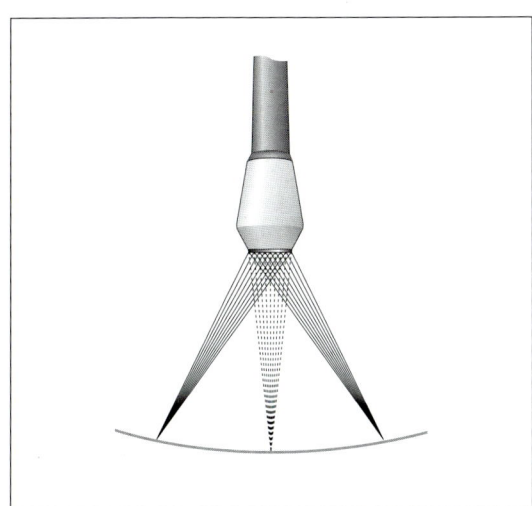

Abb. 2.**32** Elektronischer Schallkopf (nach Clements FM, de Bruijn NP. Transesophageal echocardiography. Little Brown Boston, Mass. 1991).

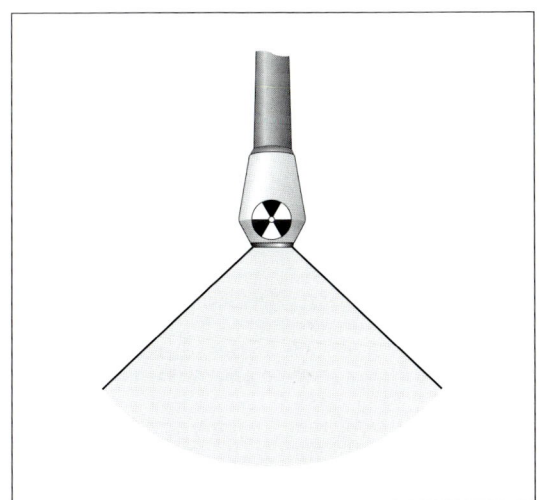

Abb. 2.**33** Mechanischer Schallkopf (nach Clements FM, de Bruijn NP. Transesophageal echocardiography. Little Brown Boston, Mass. 1991).

3 Systematischer Untersuchungsablauf

3.1 Vorbereitung des Patienten

Aufklärung. Der perioperative Einsatz der TEE beim intubierten und beatmeten Patienten ist in vielen Fällen planbar und bedarf der *Aufklärung* über die möglichen Komplikationen und einer *Einverständniserklärung*. Aus juristischer Sicht muss beides in schriftlicher Form dokumentiert werden. Grundlage für die Risikoaufklärung sind z. B. die Richtlinien der DGAI für die Weiterbildung in der TEE (Anästhesiologie & Intensivmedizin 1999; 40:67–71). Vor der Untersuchung müssen der Zahnstatus und eventuelle strukturelle Besonderheiten im Nasenrachenraum, z. B. durch vorhergehende kieferchirurgische Eingriffe, abgeklärt werden. Lockere Zähne können unter Umständen während der Untersuchung luxieren und nach Extubation unbemerkt pulmonal aspiriert werden. Prothetischer Zahnersatz ist, falls möglich, vor der Untersuchung zu entfernen. Vorbestehende Stimmbandschäden sollten nicht nur wegen der geplanten endotrachealen Intubation, sondern auch wegen der TEE-Sondenführung entlang des Hypopharynx dokumentiert werden. Auf die relativen und absoluten *Kontraindikationen* wie Ösophagusdivertikel, frisch operierte Tumoren im Ösophagus oder an der Kardia, ausgeprägte Ösophagusvarizen, Blutungen aus dem oberen Gastrointestinaltrakt, Hiatushernien und andere ist besonders zu achten.

Narkose. Eine *Muskelrelaxation* ist zusätzlich zur adäquaten Narkosetiefe nicht erforderlich, vereinfacht aber in vielen Fällen das Einführen eines Beißrings, dessen Verwendung zum Schutz des Patienten als auch zur Vermeidung von Bissschäden an der TEE-Sonde ratsam ist. Der Beißring sollte unmittelbar vor der transoralen ösophagealen Sondeneinführung erfolgen. Gegebenenfalls muss hierfür die Fixierung des endotrachealen Tubus gelöst und neu angebracht werden. Bei Intensivpatienten muss die Analgosedierung meistens vertieft werden; alternativ ist eine Schleimhautanästhesie mit einem gängigen Lokalanästhetikum oft ausreichend. Die Gleitfähigkeit des Sondenschafts entlang der Mukosa wird durch die Salivation des Patienten erhöht, die deshalb nur in Ausnahmefällen, z. B. durch Gabe von Atropin, unterdrückt werden sollte.

Endokarditisprophylaxe. Auf eine medikamentöse *Endokarditisprophylaxe* kann bei nahezu allen Patienten verzichtet werden. Zu den Ausnahmen zählen Patienten mit vorausgegangener Endokarditis, hochgradigem Verdacht oder Nachweis einer Klappenprothesendysfunktion oder solche mit Immunschwäche. Hier wird von Kardiologen beispielsweise die intravenöse Gabe von 80 mg Gernebcin in Kombination mit 1 g Ampicillin (alternativ bei Ampicillin-Allergie die Gabe von Erythromycin) ca. 15 min vor der Untersuchung empfohlen.

3.2 Apparative Ausstattung

3.2.1 Echokardiographiesystem

Die wichtigsten Komponenten eines Echokardiographiesystems sind der Schallaufnehmer bzw. die Schallsonde (Abb. 3.**1** u. 3.**2**), die elektronischen Bausteine für die Verarbeitung der sonographischen Signale und des Elektrokardiogramms, der Monitor zur bildlichen Darstellung der Informationen, und ein Archivierungssystem sowie ein Drucker.

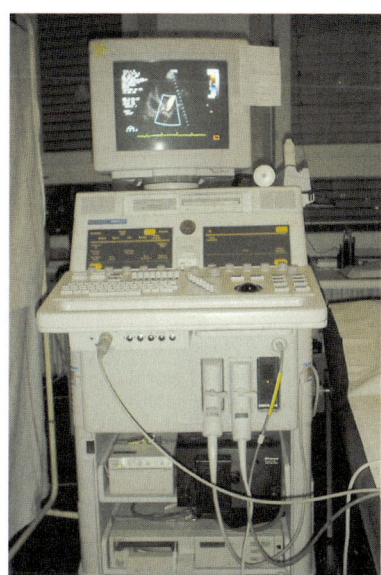

Abb. 3.**1** Echokardiographiesystem mit Monitor, Bedienungspanel und Sonden-schnittstellen (aus Flachskampf FA. Kursbuch Echokardiographie. Thieme, Stuttgart 2001).

3

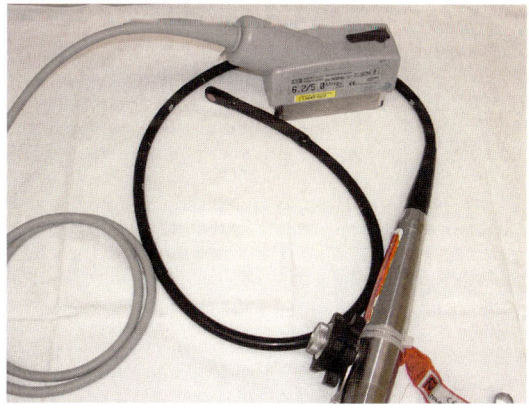

Abb. 3.**2** Ösophageale Echokardiographiesonde.

Um die Informationen zu speichern, besitzen die meisten Geräte einen Oberflächenspeicher, in den die jeweils aktuellen echokardiographischen Sequenzen als *Bildschleifen (Cineloops)* abgelegt werden, sowie ein internes oder extern anschließbares Speichermedium, auf dem mehrere Sequenzen eines Patienten im Verlauf und die wichtigsten Untersuchungssequenzen mehrerer Patienten konserviert werden können. Der Dateicharakter der echokardiographischen Informationen und die Speicheranforderungen erklären, dass die Digitalisierung und die Computertechnologie eine erhebliche Bedeutung für die Echokardiographie haben. In modernen kardiologischen Echokardiographielabors werden die Patientendaten und die zugehörigen Untersuchungen nicht mehr, wie lange üblich, auf Videobändern, sondern in Datenbanken abgelegt, die zentral in einem Server archiviert werden, jederzeit über angeschlossenen Computerarbeitsplatz als Bilddateien oder Schleifen abrufbar und der nachträglichen Auswertung und statistischen Aufarbeitung zugänglich sind. Für die Dokumentation der Echokardiographie in der Anästhesie und Intensivmedizin ist ein solches digitales Archivierungskonzept gegenwärtig nicht obligat. Vorteilhaft gegenüber der Videodokumentation mittels eines geräteintegrierten Rekorders sind aber Speichermedien wie die Magneto-Optical-Disc (MOD), Compact Disc (CD) oder eine interne oder externe Computerfestplatte, von der aus die Dateien für eine spätere Weiterverarbeitung abrufbar sind. Dabei sollten die Dateien möglichst in einem Format abgelegt werden können, das austauschbar und auf allen Rechnern lesbar ist und dem internationalen DICOM-Standard (Digital Imaging and Communication in Medicine) entspricht.

3.2.2 Sonden für die TEE

Die Entwicklung von TEE-Sonden basiert auf dem Konzept des flexiblen Gastroskops. Die meisten Sonden bestehen aus einem etwa 1 m langen, biegbaren Schaft mit einem Durchmesser von ca. 9–12 mm. An dem einen Schaftende sind die meisten Schallköpfe an einem ca. 10 cm langen, besonders flexiblen Zwischenstück befestigt. Die Abmessungen des Schallkopfes einer TEE-Sonde für erwachsene Patienten liegen bei etwa 15 mm × 10 mm × 40 mm.

Mit Hilfe von Stellrädern am Steuerstück der Sonde (Abb. 3.**3**) lässt der Schallkopf sich bei vielen Sondenmodellen über Seilzüge in zwei Ebenen abwinkeln: durch Beugung im Sinne einer *Anteflexion* nach vorne oder bei *Reklination* nach hinten sowie seitlich nach rechts oder nach links. Zusätzlich kann der Schallkopf durch Drehung des Sondenschafts im Uhrzeigersinn *nach rechts* oder gegen den Uhrzeigersinn *nach links* rotiert werden (Abb. 3.**4**). Das Ziehen oder Vorwärtsschieben der Sonde ermöglicht weitere Positionierungen des Schallkopfes. Wegen der Dehnbarkeit von Ösophagus und Magen und der Flexibilität des Zwischenstücks entspricht die vorgewählte Einstellung des Schallkopfes meistens jedoch nicht seiner tatsächlichen Position im Körper. Mit den modernen TEE-Sonden lassen sich alle kardialen Schnittebenen darstellen. Die Aufteilung der TEE-Sonden nach *monoplan, biplan* und *multiplan* bezieht sich auf die Anzahl der darstellbaren Schnittebenen.

Monoplane und biplane Sonden. In den Anfängen der TEE standen lediglich *monoplane* Sonden zur Verfügung. Zum besseren Verständnis kann man sich den Schallsektor wie einen Kaffeefilter vorstellen, der mit seiner Spitze am Schallkopf der TEE-Sonde befestigt ist. Monoplane Sonden können die Schallwellen sektorförmig nur in einer Ebene streuen, die man aber entsprechend der manuellen Steuerung des Schallkopfes durch verschiedene anatomische Schnitte sowohl in der kurzen als auch in der langen Achse des Herzens führen kann. Bei den *biplanen* Sonden finden sich im Schallkopf zwei separate

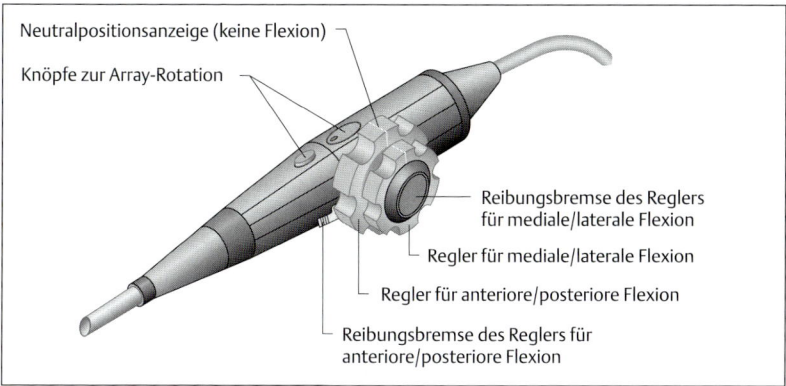

Neutralpositionsanzeige (keine Flexion)

Knöpfe zur Array-Rotation

Reibungsbremse des Reglers
für mediale/laterale Flexion

Regler für mediale/laterale Flexion

Regler für anteriore/posteriore Flexion

Reibungsbremse des Reglers für
anteriore/posteriore Flexion

3

Abb. 3.**3**   Multiplane TEE-Sonde mit Stellrädern und elektronischer Array-Steuerung.

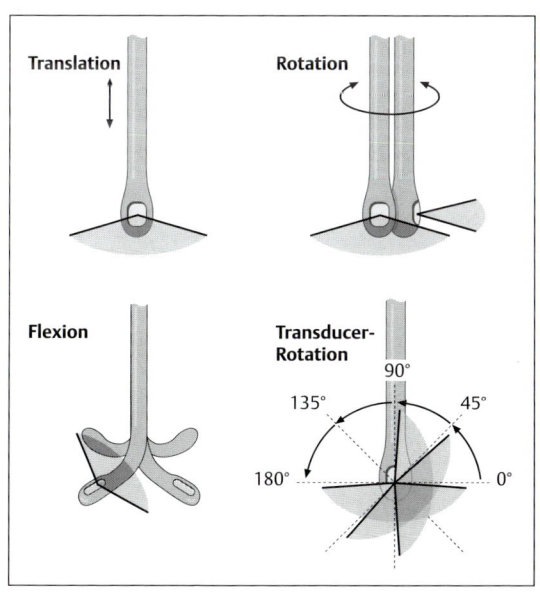

Translation

Rotation

Flexion

Transducer-
Rotation

90°

135°   45°

180°   0°

Abb. 3.**4**   Bewegungs-
ebenen einer TEE-Sonde
(aus Roewer N, Greim
CA. Perioperativer Einsatz
der transösophagealen
Echokardiographie. ains
29:462, 1994).

Ultraschallwandler, deren Untersuchungsebenen im senkrechten Winkel zueinander stehen. Auf diese Weise lassen sich transversale und die senkrecht dazu stehenden sagittalen Schnittebenen von einer Schallkopfposition aus darstellen.

Multiplane Sonden. Mit den *multiplanen* Sonden kann der Schallsektor dagegen aus der transversalen Anlotebene (0°) in kleinen Winkelschritten über viele Zwischenebenen in die Sagittalebene (180°) überführt werden, ohne dass hierfür die Schallkopfposition verändert werden muss. So lassen sich mit der multiplanen TEE-Sonde theoretisch alle ausgehend vom Ösophagus denkbaren Schnittebenen des Herzens einstellen. Der im Schallkopf befindliche Ultraschallwandler wird durch externe mechanische oder elektronische Ansteuerung und Rotation in jede gewünschte Einstellung zwischen der longitudinalen und transversalen Ebene gebracht (Abb. 3.**5**). Die Lage des Schallwandlers wird durch eine optische Anzeige auf dem Monitorbild verdeutlicht. Die multiplanen Sonden zählen preislich zu den teuersten insbesondere dann, wenn die Rotation des Wandlers mittels eines integrierten Elektromotors erfolgt.

3.2.3 Kompatibilität

Zu beachten ist, dass die Austauschbarkeit der TEE-Sonden sehr eingeschränkt ist. Einerseits können die Sonden nicht mit Echokardiographiegeräten unterschiedlicher Hersteller eingesetzt werden, andererseits besteht wegen technischer Innovationen gelegentlich auch innerhalb einer Produktlinie keine Aufwärtskompatibilität der Sonden.

3.2.4 Perspektiven

Die rasante Entwicklung in der Technologie führt zu einer ständigen Produkterweiterung im Ultraschallbereich. Neue kleine und portable Sonographiegeräte verfügen über eine Basisausstattung für die so genannte „hand-held"-Echokardiographie, in die die TEE grundsätzlich integrierbar ist. Angeboten werden auch biplane oder multiplane pädiatrische TEE-Sonden, die eine exakte echokardiographische Darstellung bestimmter kongenitaler Vitien ermöglichen, wie sie mit der transthorakalen Echokardiographie nicht durchführbar ist. Weitere Entwicklungen befassen sich mit der transösophagealen Datenquisition für die dreidimensionale Echokardiographie.

3.3 Systemeinstellungen

Verstärkung und Empfangsbereich. Die meisten Echokardiographiegeräte bieten über die
- Verstärkung,
- Einstellung eines Mindestrauschpegels bzw. des Empfangsbereichs,
- Tiefenausgleichsregelung und
- Kompression

mindestens vier Möglichkeiten, um die Qualität der Echokardiogramme zu optimieren. Mit dem Verstärkungsregler wird die Amplitude des emittierten Signals eingestellt, während mit dem Mindestrauschpegel die Schwelle für den Empfang von intensitätsschwachen Signalen und somit die Breite des Empfangsbereichs festgelegt wird.

Tiefenausgleichsregelung. Die vom Gewebe aus der Tiefe des Sektorscans reflektierten Impulse haben bei Eintreffen am Schallkopf wegen der längeren Wegstrecke einen hö-

3

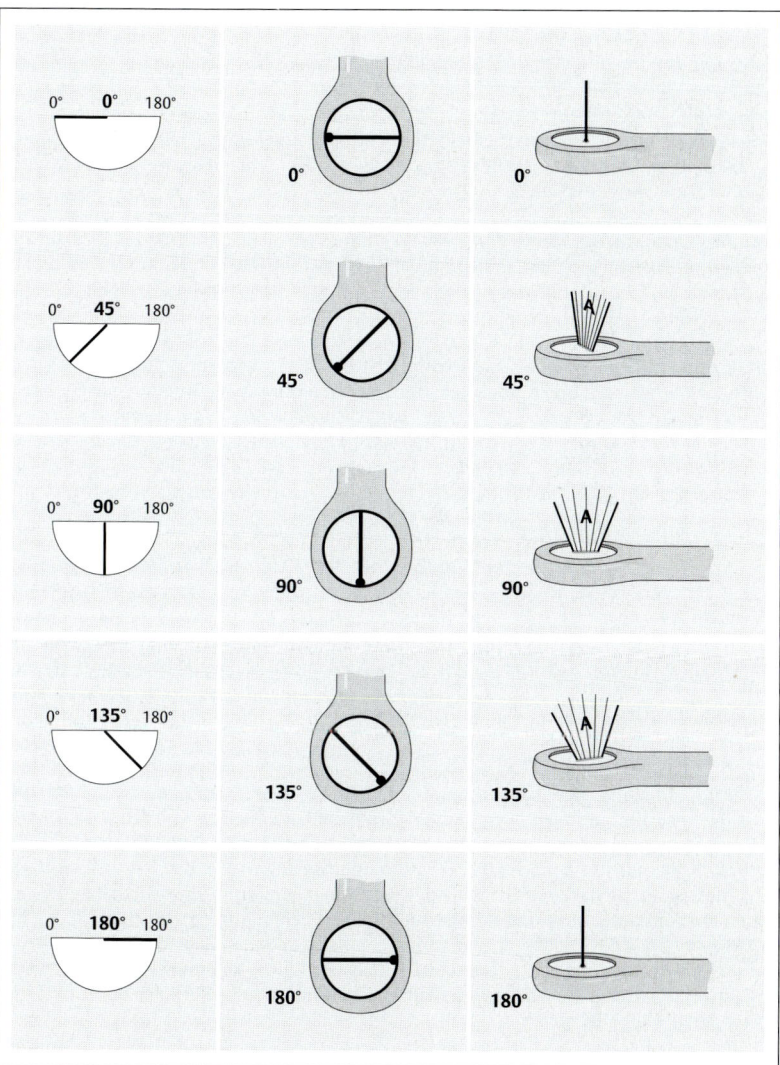

Abb. 3.**5** Rotation der Wandlerelemente eines multiplanen TEE-Schallkopfes.

heren Energieverlust erlitten als die vom gleichen Gewebe unmittelbar in der Nähe zum Schallkopf reflektierten Signale. Um die dadurch entstehenden Qualitätsunterschiede in der Abbildung zu kompensieren, werden die Signale aus der Tiefe anhand ihres zeitlich verzögerten Eintreffens am Schallkopf identifiziert und können vom Untersucher mit Reglern künstlich verstärkt werden (Tiefenausgleichsregelung, TCG, siehe S. 43). Die TCG-Regler sind den einzelnen Schichten in der Tiefe zugeordnet (Abb. 3.6–3.9). Manche Echokardiographiesysteme verfügen zusätzlich über sektorielle Verstärkungsregler („lateral gain compensation").

3

Kompression. Mit der Verstellung der Amplitudenskalierung wird der Bildkontrast durch eine Verschiebung der Grauzonenbereiche nachbearbeitet. Dadurch werden Signale niedriger Intensität besser differenziert, während hochamplitude Signale komprimiert werden.

Schallfrequenz. Je höher die Schallfrequenz ist, desto besser ist die Auflösung der schallkopfnahen Strukturen und desto schlechter die Abbildungsqualität der in der Tiefe gelegenen Objekte (Abb. 3.10 u. 3.11). In der Längsachsendarstellung des linken Ventrikels ausgehend vom Ösophagus (Zweikammerblick) wird beispielsweise ein schallkopfnahes Objekt wie die Mitralklappe mit *höheren* Frequenzen besser abgebildet, während die tiefer gelegene Herzspitze bei *niedrigeren* Frequenzen deutlicher dargestellt wird.

Eindringtiefe. Die Tiefe wird so eingestellt, dass das mit spezieller Fragestellung „angeschallte" Objekt in der Mitte des Monitorbildes liegt. Dann wird die Fokuszone auf das Objekt gezogen. Bei Änderungen der Eindringtiefe sollte die Tiefenausgleichsregelung adjustiert werden.

Farb-Doppler-Sektor. Der Farb-Doppler-Sektor kann in Größe und Position verstellt werden. Je kleiner der Sektor und je näher er der Schallkopfposition ist, desto höher ist die Schwelle für das Aliasing und desto besser lassen sich dann Insuffizienzjets von normalen Turbulenzen unterscheiden.

Harmonic Imaging. Die harmonische Bildgebung basiert auf der Entstehung von Schallwellen, die durch das angelotete Gewebe selbst generiert werden. Das Gewebe entwickelt unter der Einwirkung des Ultraschalls mechanische Oszillationen bzw. eine Resonanz, die auf das benachbarte Gewebe übertragen wird und Schallwellen produziert, die genau die *doppelte Frequenz* der vom Schallkopf emittierten Schallwellen aufweist. Ein Teil dieser so genannten harmonischen Schwingungen erreicht als Echo den Schallkopf bzw. den Empfänger und kann bei entsprechenden Echokardiographiesystemen selektiv weiterverarbeitet werden. Die harmonische Bildgebung eignet sich besonders zur Darstellung von echogenen Grenzflächen und wird z. B. in der Kontrast-Echokardiographie eingesetzt.

3.4 Einführen der Sonde

Vorbereitung. Die absoluten und relativen Kontraindikationen für die TEE wie Strikturen, Divertikel, Tumoren, Entzündungen oder Varizen des Ösophagus oder weniger als drei Monate zurückliegende Operationen am Ösophagus oder am Magen müssen abgeklärt sein. Unmittelbar vor dem Einführen der TEE-Sonde empfiehlt sich eine kurze In-

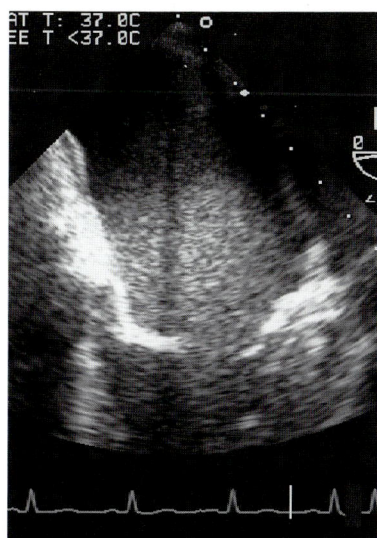

Abb. 3.**6** Linker Vorhof und Mitralklappe bei selektiver TCG-Verstärkung.

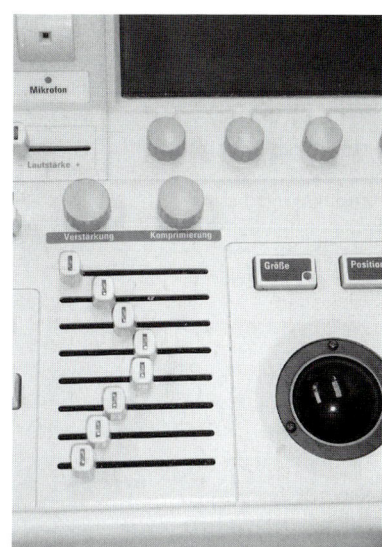

Abb. 3.**7** TCG-Reglerstellung zu Abb. 3.**6**.

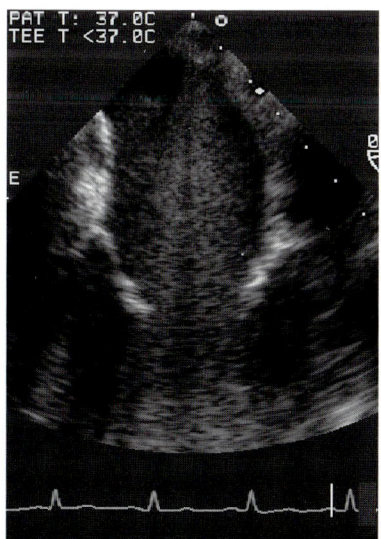

Abb. 3.**8** Linker Vorhof und Mitralklappe bei ausgegeglichener Tiefenkompensation.

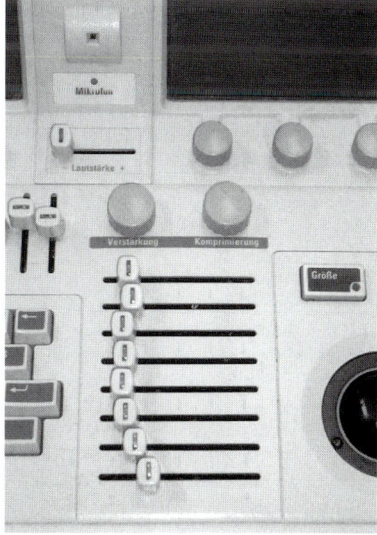

Abb. 3.**9** TCG-Reglerstellung zu Abb. 3.**8**.

spektion des Mundrachenraums durch den Untersucher. Eine Magensonde ist möglichst unter intermittierender Aspiration zu entfernen, um Interferenzen mit der Einstellung der Schnittebenen und eventuelle Impressionsschäden an der Fenstermembran des Schallkopfs zu vermeiden. Eventuelle Blutbeimengungen zum Aspirat weisen unter Umständen auf eine sehr vulnerable Schleimhaut hin und mahnen zu erhöhter Vorsicht bei der endoösophagealen Sondenführung.

Handhabung. Für die Einführung der TEE-Sonde in den Ösophagus empfehlen wir eine Methode, bei der folgende Grundregeln beachtet werden:

- Prüfen Sie die Sonde vor der Untersuchung auf irgendwelche Schäden am Schaft oder am Schallkopf. Stellen Sie sicher, dass die Sonde entarretiert ist. Schließen Sie die Sonde am Ultraschallsystem an und warten Sie bis ggf. zum Ende der Kalibrierung. Krümmen Sie während der gesamten Untersuchung den Sondenschaft so wenig wie möglich.
- Entfernen Sie die Magensonde des Patienten und führen Sie den Beißring zum Schutz des Patienten *und* zum Schutz der Sonde ein.
- Bestreichen Sie den Schallkopf und den distalen Schaftanteil der Sonde mit wenig Ultraschall-Gel.
- Prüfen Sie die Funktion der Stellräder bzw. des mechanischen und elektronischen Steuerstücks.
- Halten Sie als Rechtshänder das Steuerstück der TEE-Sonde in der linken Hand und den distalen Schaft ca. 20 cm oberhalb des Schallkopfes in der rechten Hand. Mit der linken Hand können Sie die Stellräder der Sonde bedienen und die Sonde durch Drehung des Steuerstücks in der Achse des Schafts beliebig drehen bzw. den Schallkopf in der Schaftachse rotieren. Mit der rechten Hand halten Sie den Sondenschaft wie einen Füllfederhalter, unterstützen die Rotationsbewegungen und führen die Sonde später entlang des Ösophagus.
- Greifen Sie den Sondenschaft beim Einführen der Sonde durch den Mund mit der rechten Hand etwas oberhalb des flexiblen Segments und behalten die Hand mit dem Schaft immer nahe am Mund bzw. am Endotrachealtubus des Patienten, auch nachdem Sie die Sonde eingeführt haben. So vermeiden Sie eine akzidentelle Extubation des Patienten beim Zurückziehen der Sonde.

Die Sonde wird zunächst durch den Beißring einige Zentimeter gerade in den Rachen vorgeschoben und dann durch linkshändiges Bedienen des entsprechenden Stellrads leicht anteflektiert, um den Schallkopf über die Kurvatur des weichen Gaumens an die Rachenhinterwand und in den Hypopharynx zu führen (Abb. 3.**12** u. 3.**13**). Jetzt sollte der vordere flexible Teil der Sonde wieder leicht retroflektiert werden, um den Schallkopf entlang der Rachenhinterwand an den oberen Ösophagussphinkter zu lenken. Achten Sie darauf, dass Sie die Sonde locker in beiden Händen halten, entlang des Sondenschafts nicht übermäßig biegen oder krümmen und beim Vorschieben keine übermäßige Kraft aufwenden. Sobald Sie beim Vorschieben der Sonde in den Hypopharynx einen Widerstand verspüren, versuchen Sie diesen durch Rotation der Sonde (mit der linken Hand am Steuerstück) und erneutes leichtes Vorschieben zu umgehen. Meistens ist der Endotrachealtubus das Hindernis, an dem Sie die Sonde vorbeiführen müssen, insbesondere bei nasal intubierten Patienten. Der Schallkopf kann aber auch in einer epiglottischen Tasche (Recessus piriformis) zu liegen kommen, aus der er durch Schaftrotation herausgeführt wird. In seltenen Fällen, vor allem bei Verwendung pädiatischer Sonden bei Erwachsenen, kann der Schallkopf akzidentell in die Trachea gleiten. Erkennbar ist dies unter an-

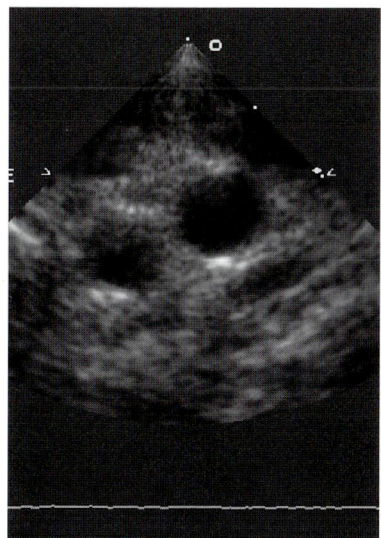

Abb. 3.**10** Mäßige, aber homogene Bildqualität eines 2,5 MHz-Schallkopfes bei geringer Eindringtiefe (4 cm).

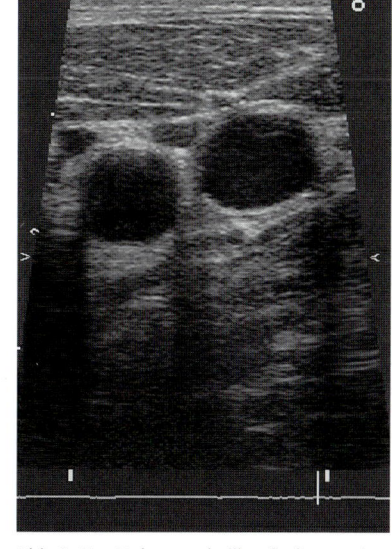

Abb. 3.**11** Hohe schallkopfnahe, aber schlechte schallkopfferne Bildqualität eines 11 MHz-Schallkopfes bei gleicher Eindringtiefe wie in Abb. 3.**10**.

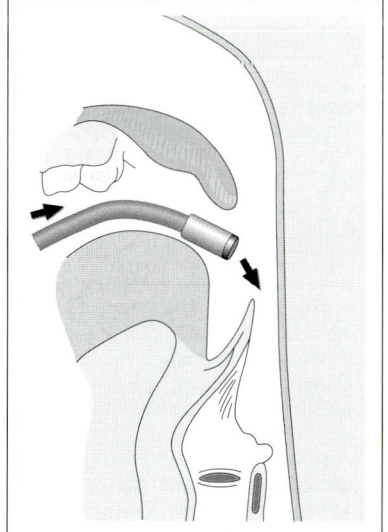

Abb. 3.**12** Anteriore Flexion des Schallkopfes zur Einführung in den Pharynx.

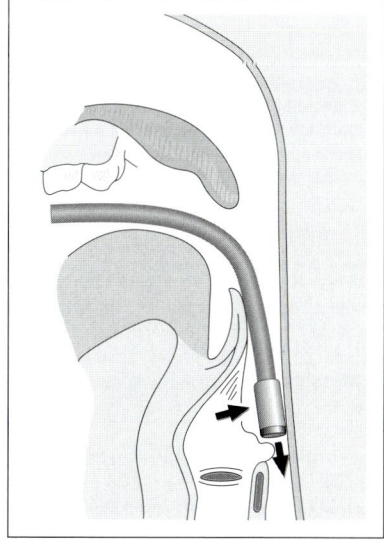

Abb. 3.**13** Posteriore Flexion bzw. Reklination zur Einführung in den Ösophagus.

derem an der deutlichen Tubusbewegung, der Leckage im Atemwegssystem und an den ungewohnten Schnittebenen. Erleichtert wird eine schwierige endoösophageale Platzierung des Schallkopfes durch eine Laryngoskopie und Vorschieben der Sonde unter Sicht.

Prinzip der Untersuchung. Die Sonde wird in diejenige Position im Magen oder im Ösophagus gebracht, von der aus die erwünschte Schnittebene durch Manipulation des Schallkopfes eingestellt werden kann. Der Untersucher tastet sich an das gesuchte Schnittbild unter Beobachtung der Echokardiogramme und Verstellen des Schallkopfes *in kleinen Schritten* eher heran, als dass er sich auf die Tiefenmarkierungen am Sondenschaft oder die Winkeleinstellungen bei multiplanen Sonden verlässt. Die *Schallfrequenz, Verstärkung, TCG, Kompression* und die *Eindringtiefe* müssen so adjustiert werden, dass die interessierende Struktur auf dem Monitorbild zentriert und mit gutem Echokontrast erscheint. Dazu werden die Regler so eingestellt, dass das Blut in der Kammer fast schwarz erscheint und sich von den Tönen der Grauskala deutlich unterscheidet. Die Tiefenausgleichsregelung sorgt für ein gleichmäßig echogen erscheinendes Bild. Bei Doppler-Untersuchungen muss die Verstärkung soweit heruntergeregelt werden, bis das Hintergrundrauschen nahezu verschwunden ist.

Untersuchungsgang. Der anschließende Untersuchungsgang kann auf vielfältige und je nach Fragestellung unterschiedliche Weise durchgeführt werden. Wenn beispielsweise eine Akutdiagnostik zur Abklärung einer Kreislaufdekompensation gefordert ist, werden im Vordergrund der Untersuchung die linksventrikuläre Funktion und der Volumenstatus stehen, welche mit wenigen Schnittebenen zu beurteilen sind. Der im Folgenden beschriebene Untersuchungsgang ist in diesem Fall von untergeordneter Bedeutung, sollte aber grundsätzlich immer vollständig von bestimmten *Ausgangspositionen* des Schallkopfes erfolgen. Diese liegen im Magen, im unteren bis mittleren Ösophagus in Höhe des linken Vorhofs sowie etwas oberhalb im mittleren Ösophagus auf Höhe der Herzbasis und des Stamms der Aorta. In der letztgenannten Position wird der Schallkopf über lateral nach posterior gerichtet und im Ösophagus entlang des Verlaufs der Aorta vom Aortenbogen zum Zwerchfell geführt. Über die *Chronologie* bei der Einstellung der Schnittebenen entscheidet im Einzelfall der individuelle Untersucher. Jedoch sollte innerhalb einer Abteilung eine nachvollziehbare *Systematik* festgelegt sein, um die Vollständigkeit der Untersuchung zu gewährleisten.

3.5 Ausgangspositionen der Sonde

Untersuchung in Rückenlage. Die beschriebenen Positionen des Schallkopfes und die daran geknüpfte Darstellung der Schnittebenen beziehen sich auf die Untersuchung des Patienten in Rückenlage. Etwaige Abweichungen von Darstellungen in kardiologischen Fachbüchern beruhen darauf, dass die Patienten bei einer kardiologischen Untersuchung in der Regel nicht beatmet werden, sondern meistens wach oder allenfalls sediert sind und in der Regel (in Analogie zur Gastroskopie) auf der linken Körperseite liegen.

Magenfundus. Nach erfolgreichem Einführen des Schallkopfs in den Ösophagus wird die Sonde langsam in den Magen vorgeschoben. Der Abstand des Schallkopfes von den Zahnreihen beträgt in dieser Schallkopfposition etwa 40–45 cm. Die anterograde Passage der Kardia erfolgt meist gegen einen kleinen Widerstand; außer der muskulären Enge können aber auch unerwartete Passagehindernisse wie nicht bekannte Divertikel

3

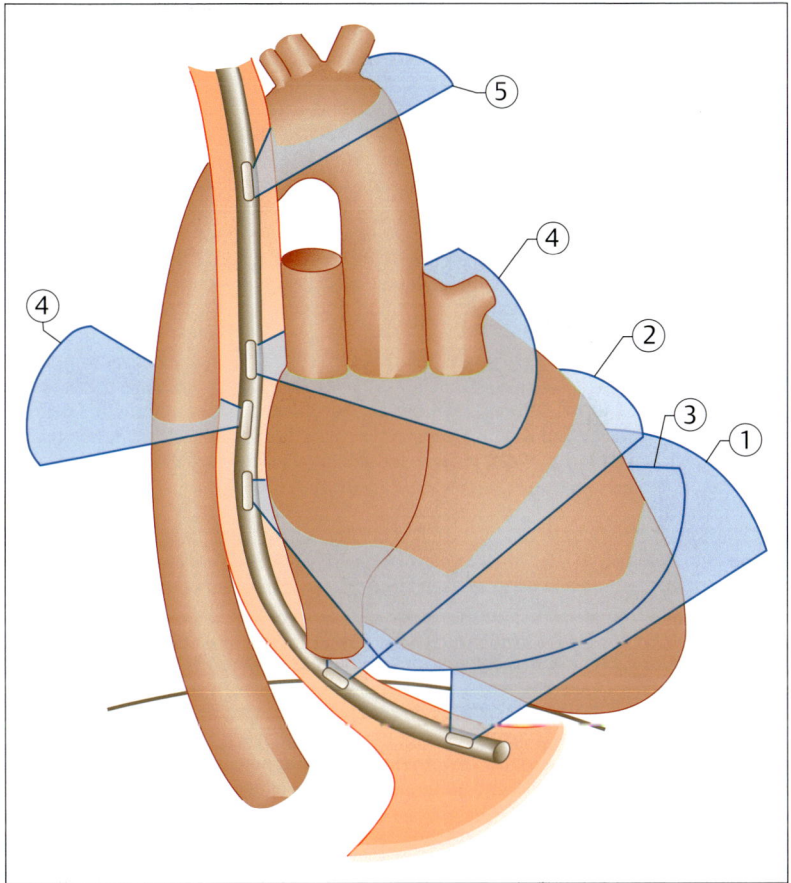

Abb. 3.**14** Schematische Darstellung der transösophagealen echokardiographischen Schnitt-ebenen bei den wichtigsten Positionen des Schallkopfes (aus Flachskampf FA [Hrsg.]. Praxis der Echokardiographie. Thieme, Stuttgart 2002):
① Magenfundus,
② ösophagogastraler Übergang,
③ mittlerer Ösophagus,
④ Übergang vom mittleren zum oberen Ösophagus,
⑤ oberer Ösophagus.

oder Hernien ursächlich sein, sodass alle Sondenbewegungen mit großer Vorsicht und entsprechend hoher Sensibilität seitens des Untersuchers durchgeführt werden müssen (cave: Widerstand). Bei leichter Anteflektion des Schallkopfes nahe der Kardia kommt meistens der linke Leberlappen ins Blickfeld. Durch vorsichtiges leichtes Rotieren der Sonde und bei stärkerer Anteflektion lassen sich der linke und der rechte Ventrikel meistens in der kurzen Herzachse darstellen. Von dieser Position aus kann durch Änderung der Anlotebene um 90° (longitudinale Schnittebene) der linke Ventrikel auch in der Längsachse beurteilt werden. Bei weiterem Vorschieben der Sonde in die Tiefe des Magens gelingt bei starker Anteflektion und ggf. leichter Lateralbewegung des Schallkopfes in etwa 70 % der Patienten die tiefe transgastrale Darstellung des linken Ventrikels ausgehend von der Herzspitze. Beobachtet werden können in dieser Schnittebene neben der ventrikulären Pumpaktion unter anderem die Mitralklappe, der linksventrikuläre Ausflusstrakt und die Aortenklappe.

Ösophagogastraler Übergang. Durch Zurückziehen der Sonde um wenige Zentimeter gelangt der Schallkopf in den Übergangsbereich zwischen Kardia und unterem Ösophagus. In der entarretierten Ausgangsstellung des Schallkopfes sieht man häufig Anteile der Mitralklappe im oberen Kurzachsenblick auf den linken Ventrikel sowie die rechte Herzseite mit Längsanschnitt des rechten Ventrikels und des rechten Vorhofs, oft zusammen mit der Einmündung des Koronarvenensinus (Abb. 3.**15**).

Mittlerer bis oberer Ösophagus. Bei weiterem Zurückziehen der Sonde um wenige Zentimeter und Reklination des Schallkopfes erschließt sich der so genannte Vierkammerblick, der beide Vorhöfe und Ventrikel zeigt und sich für eine erste Untersuchung der Mitralklappe eignet (Abb. 3.**16**). Bei inkompletter Reklination sieht man den längs angeschnittenen linken Vorhof und linken Ventrikel zusammen mit der linksventrikulären Ausflussbahn. In dieser Einstellung werden mit multiplanen Sonden durch Schwenken der Kristalle aus der Transversalebene um etwa 70° der linke Vorhof, die Mitralklappe und der linke Ventrikel im Zweikammerblick zentriert. Geringes weiteres Zurückziehen bringt den Schallkopf in eine Position, von der aus sich durch Nutzung der verschiedenen Bewegungsgrade des Schallkopfes sowohl die Aortenklappe als auch alle wesentlichen Strukturen des linken Vorhofs und seines engeren Umfeldes, wie z. B. Vorhofseptum, rechte und linke obere Lungenvenen, linkes Herzohr, Mitralklappenhalteapparat, aber auch der rechte Vorhof mit den Einmündungen der beiden Hohlvenen einsehen lassen.

Insbesondere der Kurzachsenblick bzw. die orthogonale Schnittebene der Aortenklappe ist auch für den Anfänger leicht einstellbar und bei Verlust der Orientierung schnell wieder aufzufinden, weil die geschlossene Aortenklappe in dieser Darstellung wie ein dreizackiger Stern imponiert und dem Mercedes-Benz-Logo ähnelt (Abb. 3.**27**). In dieser Schallkopfposition können je nach Anlotung die Aorta ascendens, der Hauptstamm der Koronarien, die Ein- und Ausflussbahn des rechten Ventrikels, die Pulmonalklappe, der Truncus pulmonalis und der Stamm beider Pulmonalarterien sowie mehrere Strukturen im Umfeld des linken Vorhofs beurteilt werden.

Führung entlang des Ösophagus. Von der Herzbasis ausgehend kann durch sagittale Anlotung der Stamm und bis auf wenige Zentimeter der gesamte Verlauf der Aorta ascendens bei der TEE dargestellt werden. Dazu wird die Sonde nochmals zurückgezogen. Der Übergang der Aorta ascendens zum Aortenbogen und der Abgang des Truncus brachiocephalicus sind wegen der Bronchusinterposition zwischen dem oberen Ösophagus und der Aorta ascendens allerdings nicht zugänglich. Durch die Rotation der Sonde im

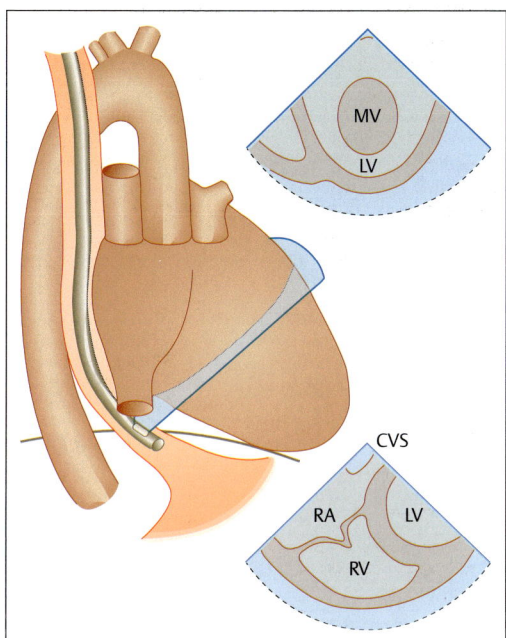

Abb. 3.**15** Schnittführung aus dem ösophagogastralen Übergang (aus Flachskampf FA [Hrsg.]. Praxis der Echokardiographie. Thieme, Stuttgart 2002).
RA = rechter Vorhof
RV = rechter Ventrikel
LV = linker Ventrikel
CVS = Koronarvenensinus
MV = Mitralklappe

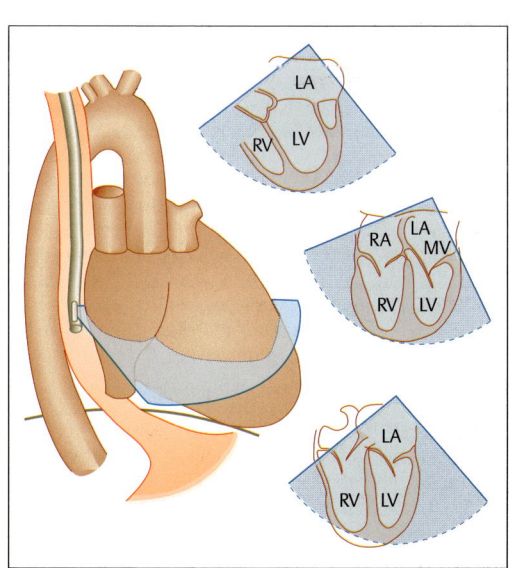

Abb. 3.**16** Schnittführung aus dem mittleren Ösophagus (aus Flachskampf FA [Hrsg.]. Praxis der Echokardiographie. Thieme, Stuttgart 2002). Abkürzungen wie in Abb. 3.**15**.

3

Uhrzeigersinn wird der horizontale Teil des Aortenbogens tangential angeschnitten und kann im Verlauf nunmehr durch weiteres geringes Rotieren und Vorschieben der Sonde im Übergang zur Aorta descendens beurteilt werden. Mit multiplanen Sonden können am Übergang vom Aortenbogen zur Aorta descendens auch die Abgänge der A. carotis communis und der A. subclavia zur Darstellung gebracht werden. Durch weiteres Vorschieben der Sonde bis auf die Höhe der Kardia lässt sich in der transversalen, jetzt nach posterior ausgerichteten Schallebene die gesamte thorakale Aorta in transversalen und sagittalen Schnittebenen darstellen.

3.6 Kompletter Untersuchungsgang

Referenz. Der hier geschilderte Untersuchungsgang orientiert sich an den von der *International Anesthesia Research Society* veröffentlichten Leitlinien (Anesth Analg 1999; 89:870–884). Die Schnittebenen und die Eckpunkte der dargestellten Strukturen sind schematisch im Anhang zu diesem Kapitel zusammengefasst.

Begriffsbestimmungen. Die Bezeichnung der Schnittebenen richtet sich nach folgenden Kriterien:
- Lokalisation des Schallkopfes (transgastrisch, tief transgastrisch, hoch transösophageal etc.),
- Beschreibung der Schallrichtung entlang einer Hauptachse des angeschallten Objekts (kurze Achse, lange Achse),
- Objekt selbst (Ventrikel, Aortenklappe etc.).

Die Begriffe *transversal* und *longitudinal* (auch: *sagittal*) beziehen sich auf das Verhältnis der Schallebene zur Achse des Sondenschafts. Die transversale Schallebene liegt orthogonal zur Sondenachse, die Longitudinalebene steht senkrecht zur Transversalebene und verläuft längs der Achse. Bei multiplanen Sonden lässt sich der Schallsektors ausgehend von der Transversalebene (0°) durch Drehung um einen virtuelle Achse über die Longitudinalebene (90°) in die inverse Transversalebene (180°) überführen. Mit monoplanen Sonden lässt sich dagegen nur die Transversalebene, mit biplanen zusätzlich auch die Longitudinalebene darstellen.

Standardschnitte. Die folgenden 20 Schnittebenen dienen als Leitpfad für einen kompletten Untersuchungsgang, können vollständig jedoch nur mit multiplanen TEE-Sonden abgebildet werden. Die Winkelangaben beziehen sich auf das Schwenken des Schallsektors aus seiner transversalen Ausgangsposition. Die Angaben zur Positionierung des Schallkopfes und zur Winkeleinstellung des Sektors bei multiplanen Sonden dienen lediglich als Inhalt und unterliegen einer individuellen Streuung. Die Einstellungen sind von 1–20 durchnummeriert, um im weiteren Text einen Bezug zur jeweiligen Schnittebene zu ermöglichen (s. Abb. 3.**37**).

1. Die Sonde wird in den Magenfundus eingeführt, angewinkelt und dann vorsichtig zurückgezogen, bis die apikalen Ventrikelanteile in Höhe der Papillarmuskeln zur Darstellung kommen. Durch weiteres Zurückziehen um wenige Millimeter wird der *mittpapilläre linksventrikuläre Kurzachsenblick* eingestellt (Abb. 3.**17**). Er zeigt den nahezu kreisrunden Querschnitt des in seiner kurzen Achse angeschnittenen dickwandigen linken Ventrikels mit den posteromedialen und anterolateralen Papillarmuskeln. Die Endokardlinie verläuft wegen des Trabekelwerks teilweise gefiedert.

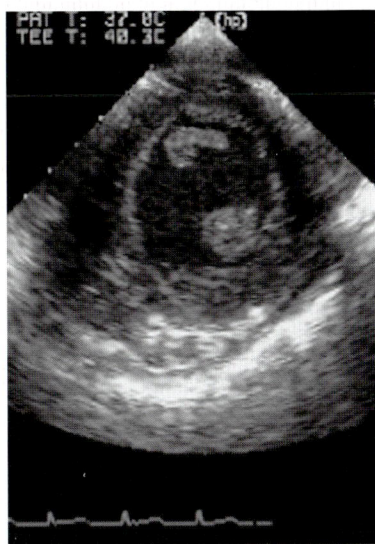

Abb. 3.**17** Mittpapillärer linksventrikulärer Kurzachsenblick.

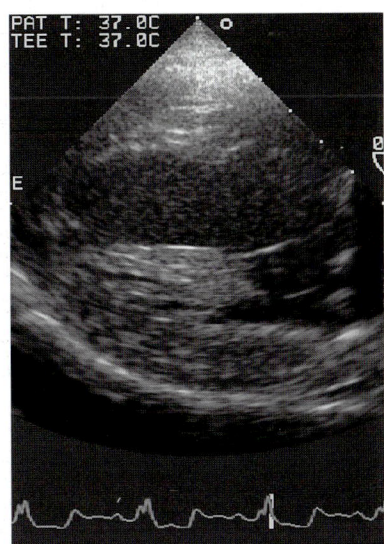

Abb. 3.**18** Transgastraler Zwei-Kammer-Blick.

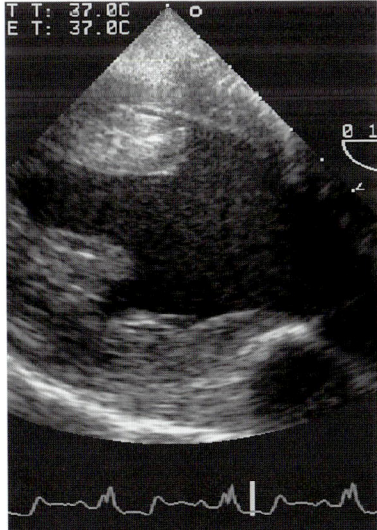

Abb. 3.**19** Aortenklappe im transgastralen Längsachsenblick.

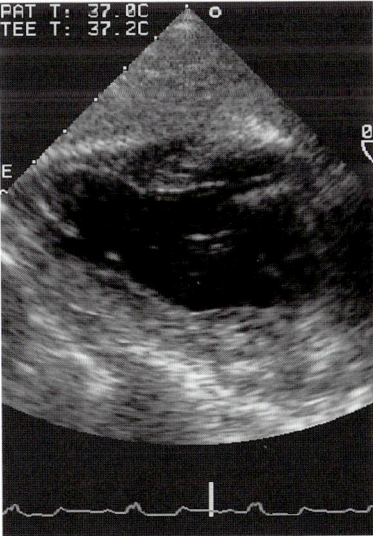

Abb. 3.**20** Rechtsventrikuläre Einflussbahn in der Längsachse.

3

3

An das interventrikuläre Septum grenzt jenseits des linken Ventrikels der sichelförmig angeschnittene muskelschwächere rechte Ventrikel.

2. Durch Umschalten auf die Longitudinalebene (biplane Sonde) bzw. Schwenken des Sektors um 90° (multiplane Sonde) wird der Ventrikel in seiner Längsachse im *transgastralen Zwei-Kammer-Blick* dargestellt (Abb. 3.**18**). Am linken Bildrand kommt der apikale Anteil, am rechten Bildrand der basale, klappennahe Abschnitt des Ventrikels zu liegen.

3. Weiteres Schwenken des Sektors auf 120° des Schallkopfes bringt den linksventrikulären Ausflusstrakt und die Seitenansicht der *Aortenklappe im transgastralen Längsachsenblick* ins Bild (Abb. 3.**19**).

4. Aus der Einstellung 3 heraus führt eine leichte Rotation der Sonde im Uhrzeigersinn zur Ansicht der *rechtsventrikulären Einflussbahn in der Längsachse* (Abb. 3.**20**). Diese Einstellung gelingt nicht immer.

5. Das Zurückführen des Schallsektors auf 0° und das Vorschieben der entarretierten Sonde um einige Zentimeter, dann erneutes starkes Anwinkeln und ggf. eine leichte Lateralbewegung des Schallkopfes ermöglichen bei etwa 70 % der Patienten die Darstellung des *tief transgastralen Vier-Kammer-Blicks bzw. Fünf-Kammer-Blicks*, der etwa der transthorakalen Einstellung entspricht. Neben der schallkopfnahen Untersuchung des Apex ist in dieser Einstellung an der Aortenklappe die Messung des Herzzeitvolumens oder eines Druckgradienten bei valvulärer Stenose und Insuffizienz möglich (Abb. 3.**21**). Die Einstellung des tief transgastralen Vier-Kammer-Blicks beansprucht die Sondenmechanik allerdings stark und sollte nicht routinemäßig durchgeführt werden.

6. Nach Entarretierung des Schallkopfes und Rückzug der leicht angewinkelten Sonde kommen erst wieder der mittpapilläre Kurzachsenblick und kurz darauf der *obere transgastrale Kurzachsenblick auf den linken Ventrikel* zur Darstellung (Abb. 3.**22**). In dieser Einstellung sind in den von 0–180° eingestellten Schnittebenen hauptsächlich der linke Ventrikel in seiner kurzen Achse einschließlich der sich fischmaulförmig öffnenden Mitraklappen und bei leichtem weiteren Zurückziehen auch der rechte Ventrikel mit der längs getroffenen Trikuspidalklappe zu erkennen. Hier wird meist auch die Einmündung des *Koronarvenensinus* in den rechten Vorhof sichtbar. Die Drehung der Sonde gegen den Uhrzeigersinn führt ausgehend von dieser Position oft zum Anschnitt des linken Herzohrs.

7. Etwa 3 cm oberhalb kommen vom unteren bis mittleren Ösophagus aus dem so genannten Fünf-Kammer-Blick zur Darstellung. Als fünfte Kammer wird neben den Vorhöfen und den Ventrikeln die linksventrikuläre Ausflussbahn bezeichnet; sind rechter Vorhof und Ventrikel kaum einsehbar, spricht man auch vom Dreikammerblick. Die Reklination des Schallkopfes an dieser Stelle führt über in den *mittösophagealen Vier-Kammer-Blick* (Abb. 3.**23**).

8. Im Fokus der drei folgenden Einstellungen, die in kleinen Winkelschritten angesteuert werden, liegt die jeweilige Seitenansicht der Mitralklappe im sequentiell wechselnden Zwei-Kammer-Blick. Die Rotation des Sektors in die 60°-Position führt bei immer noch rekliniertem Schallkopf aus dem Vier-Kammer-Blick in den so genannten kommissuralen Zwei-Kammer-Blick auf den linken Ventrikel und den Vorhof. In der Mitte des Schallsektors werden hierbei das anteriore Mitralklappensegel und zu dessen beiden Seiten jeweils Anteile des posterioren Segels sichtbar (Abb. 3.**24**).

9. Durch Winkelführung des Sektors auf 80–90° werden weitere Myokardsegmente und Anteile der Mitralklappe sichtbar. Diese Perspektive entspricht dem klassischen Zwei-Kammer-Blick, wie er mit einer biplanen Sonde durch den Wechsel von

3

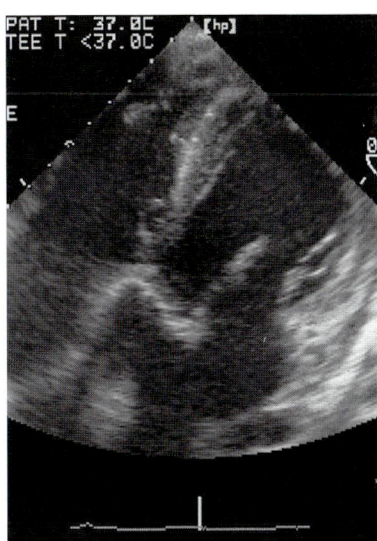

Abb. 3.**21** Tief transgastraler Vier-Kammer-Blick.

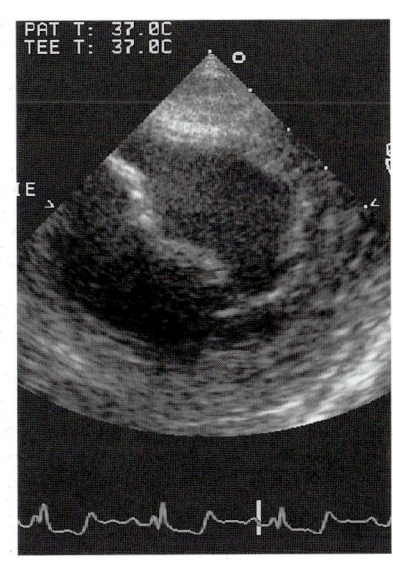

Abb. 3.**22** Oberer transgastraler linksventrikulärer Kurzachsenblick.

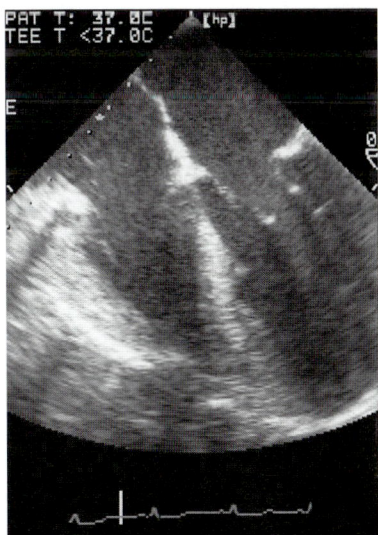

Abb. 3.**23** Mittösophagealer Vier-Kammer-Blick.

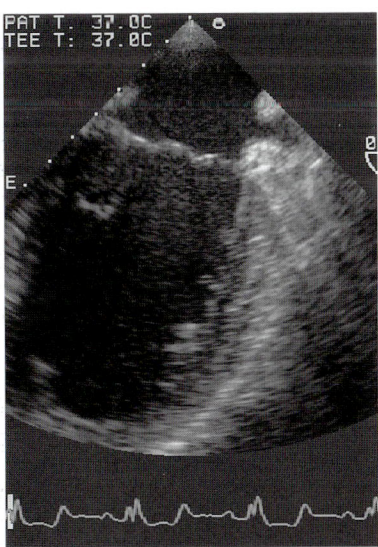

Abb. 3.**24** Kommissuraler Zwei-Kammer-Blick

3

der Transversalebene in die Longitudinalebene einstellbar ist. Den kommissuralen Zwei-Kammer-Blick erhält man dagegen meistens nur mit einer multiplanen Sonde. Häufig zeigen sich in dieser Einstellung zusätzlich zur Mitralklappe das linke Herzohr und die linke obere Pulmonalvene abgebildet (Abb. 3.**25**).

10. Das weitere fächerförmige Drehen des Sektors auf etwa 130° führt über in den *mittösophagealen Längsachsenanschnitt des linken Ventrikels*, bei dem die Kammern im Vergleich zum mittösophagealen Vier-Kammer-Blick seitenverkehrt dargestellt sind. Bei diesem *invertierten* Zwei-Kammer-Blick treten jetzt die linksventrikuläre Ausflussbahn und die Aortenklappe rechts ins Bild (Abb. 3.**26**).

11. Für den *mittösophagealen Kurzachsenblick auf die Aortenklappe*, wird der Sektor wieder zurück in die 0°-Stellung gebracht und die Reklination der Sonde aufgehoben. Die Eindringtiefe sollte bei etwa 10 cm liegen. Nach leichtem Zurückziehen der Sonde zeigt sich jetzt zwischen der Transversal- und der Longitudinalebene bei etwa 30° die sich rhythmisch öffnende und schließende Aortenklappe im Aufblick. Im Schallsektor grenzt die Aortenklappe zum Schallkopf hin an den linken Vorhof, links im Bild wird sie vom rechten Vorhof und der rechtsventrikulären Einflussbahn, unten im Bild vom rechten Ventrikel und rechts im Bild von der rechtsventrikulären Ausflussbahn mit der Pulmonalklappe umgeben (Abb. 3.**27**).

12. Durch Schwenken des Schallsektors auf 120–130° kommt mit dem *mittösophagealen Längsachsenblick auf die Aortenklappe* deren seitliche Ansicht in die Mitte des Bildes (Abb. 3.**28**). In dieser Ansicht kann die aszendierende Aorta mehrere Zentimeter weit eingesehen und kann beispielsweise das Ausmaß einer proximalen Aortendissektion beurteilt werden.

13. Das leichte Zurückziehen der Sonde und Schwenken des Sektors auf 50° führt zu einer Ebene kurz oberhalb der Aortenklappeninsertion, in der die *Trikuspidalklappe mit dem rechtsventrikulären Einstrom* und die *rechtsventrikuläre Ausflussbahn* angeschnitten sind (Abb. 3.**29**).

14. Weiteres Schwenken des Sektors auf 100° führt zur *bikavalen Ansicht der Vorhöfe* mit dem Vorhofseptum, das nahezu orthogonal zur Schallrichtung zu liegen kommt (Abb. 3.**30**). Von kranial kommend mündet die obere Hohlvene vom rechten Bildrand aus in den Vorhof, vom linken oberen Bildrand aus die untere Hohlvene.

15. Das Zurückschwenken auf 0–30° und ein leichtes Vorwärtsschieben der Sonde führt den Schallsektor wieder durch die Aortenwurzel und die Taschenklappen. Wenn die Sonde aus dieser Position langsam und kontinuierlich um einige Zentimeter zurückgezogen wird, kommen zunächst Querschnitte der Aorta ascendens zur Darstellung, die bald aber wegen der schlechter werdenden Qualität des Echokardiograms nicht mehr erkennbar sind. Die Darstellung verschlechtert sich, da auf dieser Höhe der linke Hauptbronchus zwischen dem Ösophagus und der Aorta verläuft und seine Luft- bzw. Gasfüllung die Fortleitung der Schallwellen und reflektierten Impulse massiv beeinträchtigt. Das weitere Zurückziehen der Sonde führt den Schallkopf hinter dem Bronchus vorbei und bringt den Sektor in den *mittösophagealen Kurzachsenblick auf die aszendierende Aorta* mit Längsachsenanschnitt der rechten Pulmonalarterie, die neben der quer getroffenen Aorta aus dem Hauptstamm hervorgeht. Bei geringer Rotation der Sonde im Uhrzeigersinn kommen weiter distal gelegene Abschnitte der rechten Pulmonalarterie ins Bild, bei Rotation gegen den Uhrzeigersinn wird auch die linke Pulmonalarterie angeschnitten (Abb. 3.**31**). In unmittelbarer Nähe zum proximalen Verlauf der rechten Pulmonalarterie liegen die rechte obere Pulmonalvene und der linke Vorhof, deren Anschnitte verwechselt werden können.

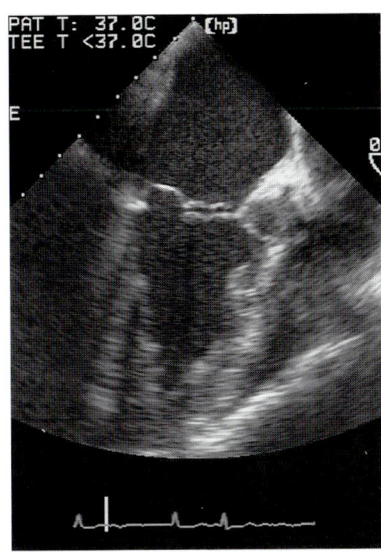

Abb. 3.**25** Klassischer Zwei-Kammer-Blick.

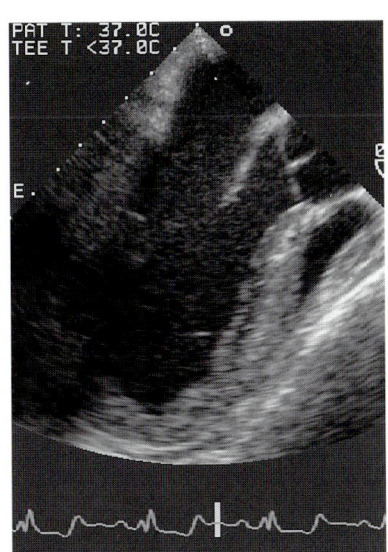

Abb. 3.**26** Inverser Zwei-Kammer-Blick.

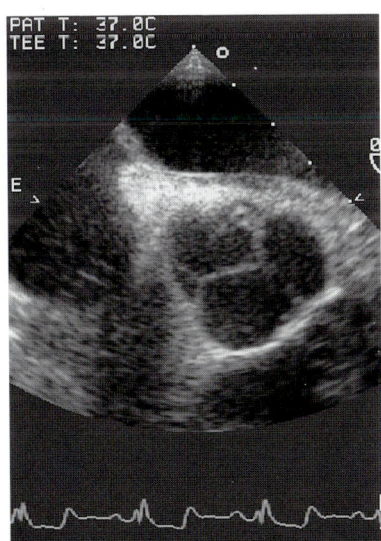

Abb. 3.**27** Mittösophagealer Kurzachsenblick auf die Aortenklappe.

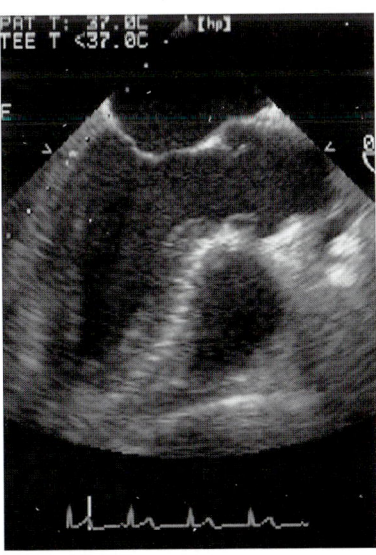

Abb. 3.**28** Mittösophagealer Längsachsenblick auf die Aortenklappe.

3

16. Nach Schwenken der Sonde um 90° auf etwa 110° findet sich die rechte Pulmonalarterie im Sagittalschnitt zwischen dem Schallkopf und der im Blickfeld *längs geschnittenen Aorta ascendens* (Abb. 3.**32**). Durch weiteres Vorschieben und den Wechsel zwischen der Transversal- und der Sagittalebene erhält man weitere Abbildungen der thorakalen Aorta bis hinab zur Passage durch das Diaphragma.

17. Wieder in der 0°-Position, rückt bei leichtem Zurückziehen der Sonde der Übergang der Aorta ascendens zum Aortenbogen ins Blickfeld (Abb. 3.**33**). Durch leichte Rotation der Sonde gegen den Uhrzeigersinn wird der gesamte *Aortenbogen in der Längsachse* im Verlauf bis zum Übergang in die Aorta descendens angeschnitten. Aus dieser Position führt das geringe Vorwärtsschieben der Sonde zur nächsten Einstellung.

18. In dieser Einstellung liegt der nahezu kreisrunde Querschnitt der *proximalen Aorta descendens in der kurzen Achse* in unmittelbarer Nähe zum Schallkopf (Abb. 3.**34**).

19. Das Schwenken des Sektors um 90° überführt die Kurzachsendarstellung in den *Längsachsenblick auf die Aorta descendens* (Abb. 3.**35**).

20. Wenn die Sonde abschließend mit etwa 70° Ausrichtung des Sektors in den oberen Ösophagus zurückgezogen wird, kommt der *Abgang der linken A. subclavia* im distalen Aortenbogen ins Bild (Abb. 3.**36**). Dieser *obere ösophageale Kurzachsenblick auf den Aortenbogen* erfasst häufig auch die *Pulmonalklappe*.

Die beschriebenen Standardschnitte sind bei nahezu allen Patienten in unterschiedlicher Bildqualität einzustellen. Allerdings erfordern beispielsweise Lageänderungen der Herzachse durch eine inverse druckkontrollierte Beatmung mit hohem PEEP, durch Oberbauchprozesse mit Zwerchfellhochstand oder durch eine ausgeprägte Ventrikeldilatation in vielen Fällen eine von der Beschreibung abweichende *Winkeleinstellung* des Sektors. Die Reihenfolge der Untersuchung muss in der vorgegebenen Form keinesfalls eingehalten werden; entscheidend ist die Vollständigkeit der Untersuchung.

3.7 Verkürzter Untersuchungsgang

Hintergrund. Im Rahmen der Akutdiagnostik wird in der Anästhesie und Intensivmedizin aus Zeitgründen häufig auf den kompletten Untersuchungsgang verzichtet. Eine limitierte Anzahl von Schnittebenen reicht unter Verwendung des 2D-Modes und des Farb-Doppler-Verfahrens oft aus, um wesentliche Aussagen zur kardialen Struktur und Funktion zu treffen und die für die Akutsituation relevanten pathologischen Veränderungen zu erkennen.

Basisuntersuchung. Bereits mit 8 der oben beschriebenen insgesamt 20 Schnitte lassen sich ausgeprägte globale und segmentale ventrikuläre Wandbewegungsstörungen, Klappenfehler, intrakardiale Raumforderungen und Thromben, Perikardergüsse sowie pathologische Befunde an den großen herznahen Gefäßen diagnostizieren. Mit der entsprechenden Systematik werden für einen solchen verkürzten Untersuchungsgang nur etwa 5–10 min benötigt. Folgende Reihenfolge mit Referenz zu den oben beschriebenen Einstellungen des kompletten Untersuchungsgangs ist praktikabel:

- Transgastrischer mittpapillärer linksventrikulärer Kurzachsenblick (Einstellung 1, Abb. 3.**17**),
- mittösophagealer Vier-Kammer-Blick (Einstellung 7, Abb. 3.**23**), ergänzt durch Farb-Doppler über der Mitralklappe, dann über der Trikuspidalklappe,
- mittösophagealer klassischer Zwei-Kammer-Blick (Einstellung 9, Abb. 3.**25**),

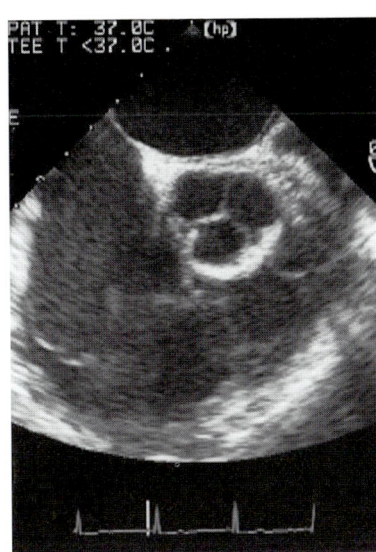

Abb. 3.**29** Rechtsventrikuläre Ein- und Ausstrombahn.

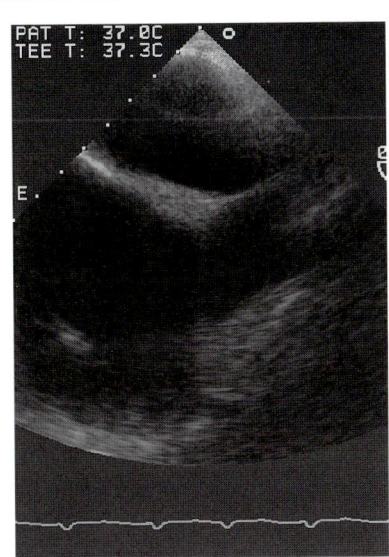

Abb. 3.**30** Bikavale Ansicht der Vorhöfe.

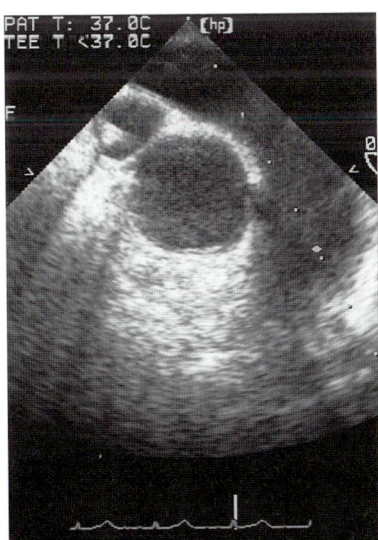

Abb. 3.**31** Mittösophagealer Kurzachsenblick auf die aszendierende Aorta.

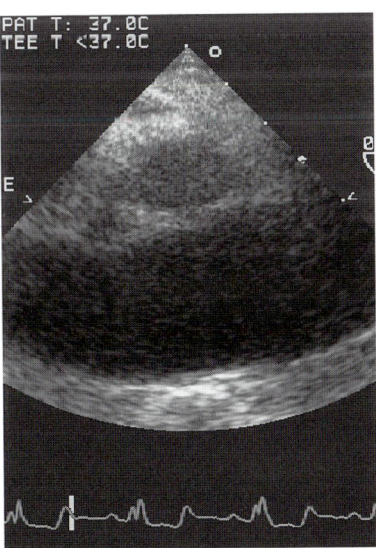

Abb. 3.**32** Mittösophagealer Längsachsenschnitt der Aorta ascendens.

- mittösophagealer invertierter Zwei-Kammer-Blick (Einstellung 10, Abb. 3.**26**),
- mittösophagealer Kurzachsenblick auf die Aortenklappe (Einstellung 11, Abb. 3.**27**),
- mittösophagealer Längsachsenblick auf die Aortenklappe (Einstellung 12, Abb. 3.**28**), ergänzt durch Farb-Doppler über der Aortenklappe,
- mittösophagealer Blick auf die Trikuspidalklappe mit rechtsventrikulärer Einstrom- und Ausflussbahn (Einstellung 13, Abb. 3.**29**), ergänzt durch Farb-Doppler über der Pulmonalklappe, und
- mittösophagealer bikavaler Blick auf die Vorhöfe (Einstellung 14, Abb. 3.**30**).

Bei diesem verkürzten Untersuchungsgang wird auf die genaue linksventrikuläre Wandbewegungsanalyse, eine exakte Mitralklappendiagnostik und die Untersuchung der thorakalen Aorta verzichtet.

3.8 Dokumentation

Archivierung. Für die *temporäre Speicherung* von Bildsequenzen wird während der laufenden Untersuchung bei vielen Geräten automatisch immer eine bestimmte Anzahl vorangehender Sequenzen bis zur aktuellen Bildsequenz abgelegt, sodass der Untersucher bei Bedarf gerade stattgehabte Ereignisse rückverfolgen kann („cine memory"). Als konventionelles Medium für die *dauerhafte Speicherung* dient oft noch das herkömmliche Videoband, dessen Nutzung aber immer mit einem Informationsverlust einhergeht. Die meisten Geräte verfügen jedoch auch über zentrale Speicher, in denen während der Untersuchung so genannte digitale Bildschleifen („loops") abgelegt werden können. Diese Bildschleifen können später als Dateien beispielsweise auf Festplatten oder magneto-optischen Medien gespeichert werden. Die Übertragung dieser Dateien in Formate, die eine Weiterverarbeitung auf einem PC bzw. Laptop ermöglichen, ist bislang nur bei wenigen Geräten zufrieden stellend gewährleistet.

Protokoll. Derzeit fehlt es an einem verbindlichen Protokoll, auf dem die Untersuchungsbefunde schriftlich fixiert sind.

3.9 Reinigung und Desinfektion

Sonden. Möglichst unmittelbar nach der Untersuchung sollten die TEE-Sonden z. B. mit einem Papiertuch vom Ultraschall-Gel gereinigt und der distale Teil der Sonde mit Wasser gründlich gespült werden. Für die Reinigung des Steuerstücks und des Schafts eignet sich 70%ige Alkohollösung. Die Hersteller empfehlen für die Desinfektion des Schallkopfes und des distalen Sondenschaftes z. B. die Verwendung von 2% Glutaraldehyd. Keinesfalls dürfen das Steuerstück und dessen Übergang zum Sondenschaft, sondern nur der distale Sondenschaft und der Schallkopf, in solche oder andere Lösungen eingetaucht werden. Die geforderte Desinfektionszeit liegt in der Regel bei ca. 30 min. Zum Zweck der Sterilisation, z. B. nach Gebrauch der Sonde bei einem hepatitiskranken Patienten, muss die Einwirkzeit des Mittels auf bis zu 10 h verlängert werden. Längere und häufig ungewollt lange Desinfektionszeiten, z. B. durch „Vergessen", verkürzen die Lebensdauer der Sonde durch vorzeitige Alterationen des Schaftmaterials. Wegen der Toxizität der meisten Desinfektionsmittel muss die Sonde nach Entfernen aus dem Bad gründlich mit Wasser gespült werden, bevor sie zum Trocknen in dafür vorgesehene Schutzbehälter gehängt wird. Auch das Echokardiographiegerät und Zubehör wie das EKG-Kabel müssen regelmäßig gereinigt und desinfiziert werden.

3

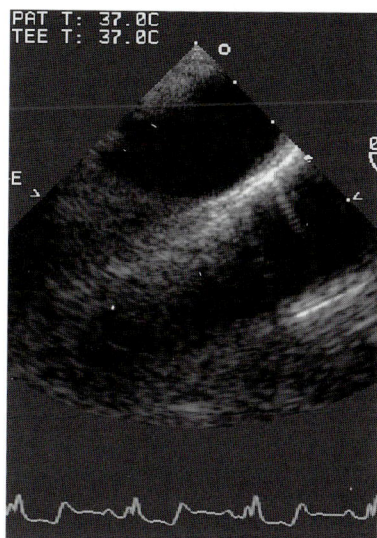

Abb. 3.**33** Aortenbogen in der Längsachse.

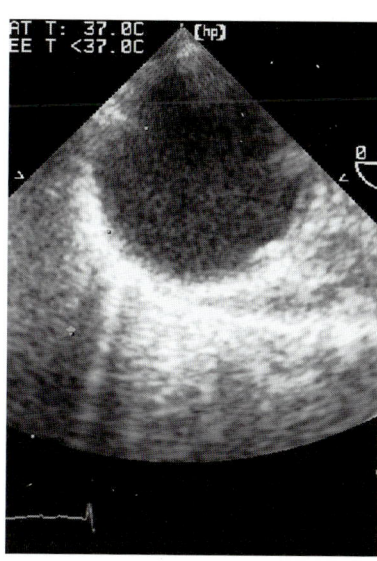

Abb. 3.**34** Proximale Aorta descendens in der kurzen Achse.

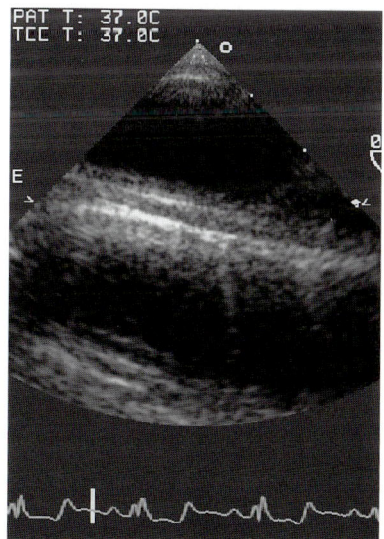

Abb. 3.**35** Längsachsenblick auf die Aorta descendens.

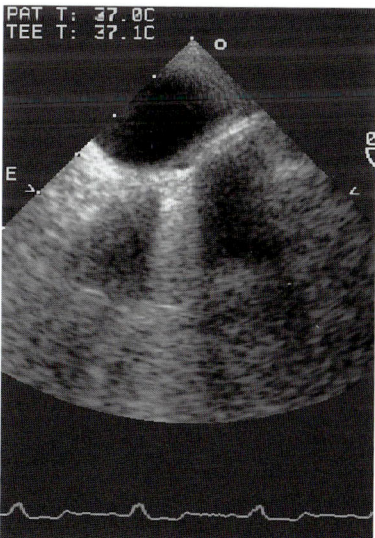

Abb. 3.**36** Obere ösophagealer Kurzachsenblick auf den Aortenbogen.

3

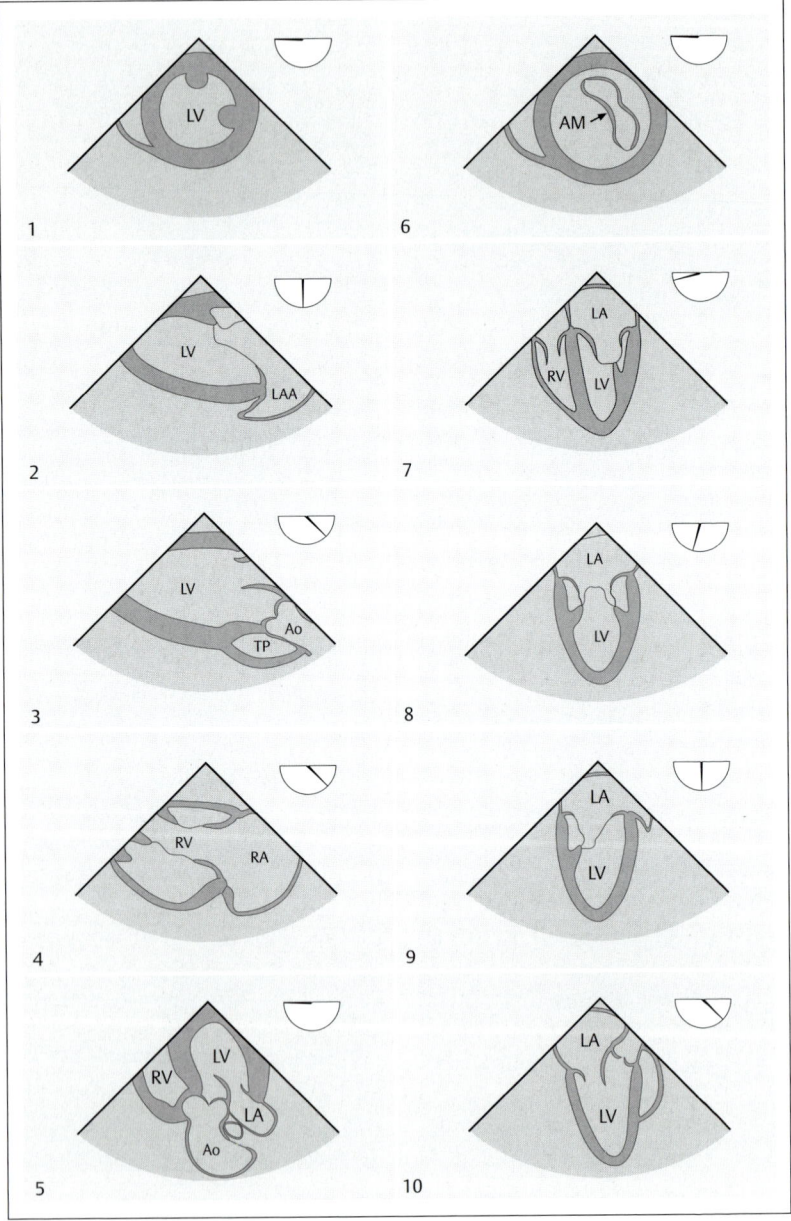

Abb. 3.**37** Systematischer Untersuchungsablauf: Schnittebenen 1–20. LV = linker Ventrikel, AM = vorderes Mitralsegel, LAA = linkes Vorhofohr, LA = linker Vorhof, RV = rechter Ventrikel,

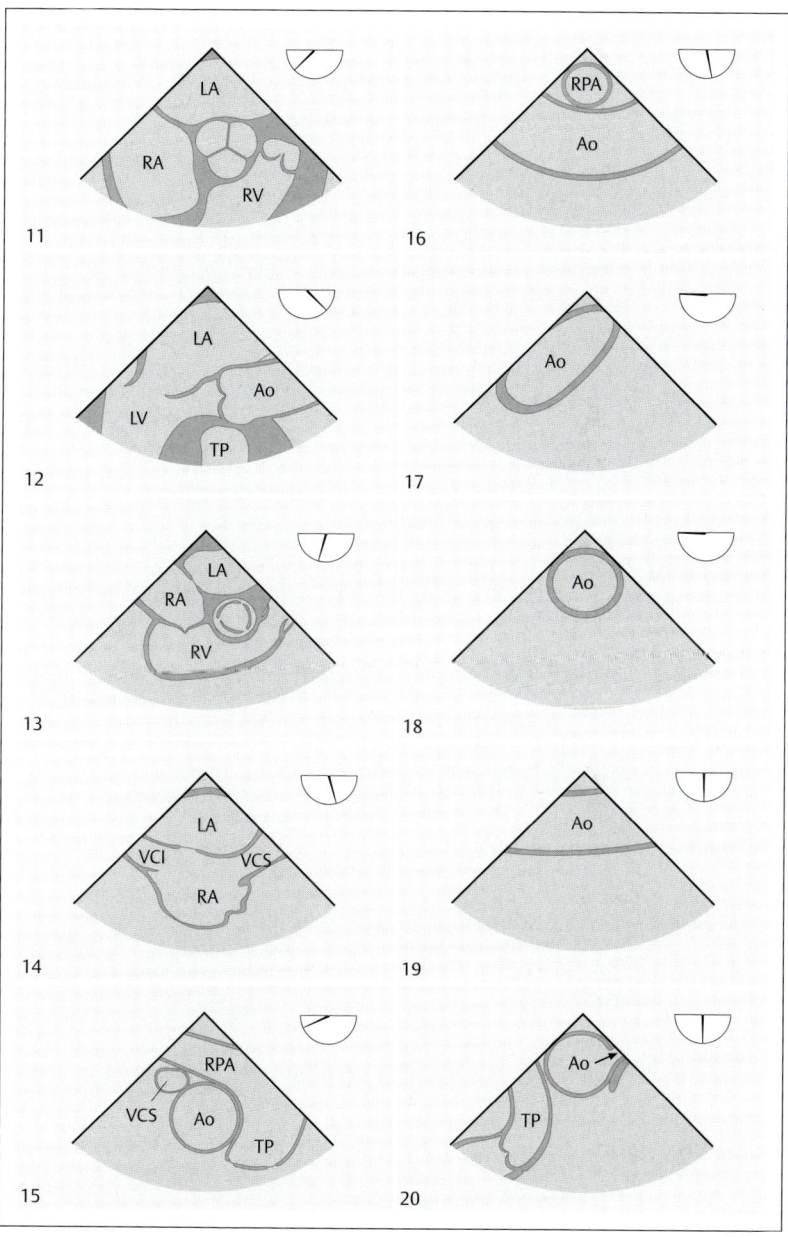

TP = Truncus pulmonalis, Ao = Aorta, RA = rechter Vorhof, RPA = rechte Pulmonalarterie, VCI = Vena cava inferior, VCS = Vena cava superior.

Spezieller Teil

4   Systolische und diastolische Ventrikelfunktion

4.1   Funktionelle Grundlagen

Physiologie. Das Herz, das Gefäßsystem und das Blut sind funktionell eng miteinander verknüpft und kommen den Leistungsanforderungen an das Herz-Kreislauf-System gemeinsam nach. Für die Aufrechterhaltung der Zirkulation sorgt im Wesentlichen das Herz mit seinen Vorhöfen, Klappen und Ventrikeln, während das Gefäßsystem und das Blut hauptsächlich die Bedingungen für die kardiale Funktion schaffen (Abb. 4.1). Der Pumpvorgang resultiert aus einer bestimmten Abfolge von Bewegungen des Myokards und intrakardialen Blutverschiebungen, die durch die Kontraktion und Relaxation des Myokards, das Schließen und Öffnen der Klappenventile und verschiedene Regulationsmechanismen gekennzeichnet ist und die mit der Echokardiographie teilweise sehr detailliert analysiert werden kann.

Die wichtigste Aufgabe des Herzens besteht darin, rhythmisch Blut in die pulmonalarterielle Strombahn und in den Systemkreislauf zu pumpen und sich anschließend wieder zu füllen. Dabei wird das von den Kammern und den Vorhöfen umschlossene Volumen abwechselnd vergrößert und verkleinert, sodass das gesamte intrakardiale Blutvolumen während eines Herzzyklus praktisch unverändert bleibt. Die treibende Kraft für die systolische bzw. diastolische Volumenverlagerung ist der jeweilige Druckgradient, der zwischen den Vorhöfen und den Kammern bzw. den Ein- und Ausflussbahnen herrscht. Er gibt dem Blutstrom einen pulsatilen Charakter, eine Geschwindigkeit und eine Richtung, die durch die Ventilfunktion der Klappen mitbestimmt ist.

Während die Vorhöfe als Reservoir für die Blutfüllung der Ventrikel in der Physiologie eher nebensächlich behandelt werden und deren Kontraktions- und Relaxationseigenschaften wenig Aufmerksamkeit wecken, kommt der Rolle der Ventrikel und der Herzklappen während des Herzzyklus umso mehr Aufmerksamkeit zu. Die komplexe Physiologie der systolischen und diastolischen Ventrikelfunktion lässt sich am Beispiel des linken Ventrikels wegen seiner Symmetrie und Form besser beschreiben als am rechten Ventrikel, trifft für diesen grundsätzlich aber ebenso zu.

Die kardiale Funktion wird meistens anhand der linksventrikulären Druck-Volumen-Relation und des zeitlichen Verlaufs der intrakardialen Drücke illustriert (Abb. 4.2). In der linken unteren Ecke des Druck-Volumen-Diagramms ist zu Beginn der *Diastole* die *isovolumetrische Relaxation* des linken Ventrikels markiert, die von einer *passiven* und einer *aktiven Füllungsphase* gefolgt ist. Mit zunehmender Füllung des Ventrikels kommt es zu einem Druckanstieg, bis die *isovolumetrische Kontraktion* die Systole einleitet und den Mitralklappenschluss herbeiführt. In dieser Phase umschließt der Ventrikel bei normaler Herzfrequenz für etwa 50 ms ein konstantes Volumen, während der intraventrikuläre Druck weiter ansteigt. Wenn der intraventrikuläre Druck den Druck in der aszendierenden Aorta überschreitet, öffnet die Aortenklappe den Weg zur aortalen Ausflussbahn. Das Öffnen der Aortenklappe markiert den Beginn der *systolischen Austreibungsphase*, die bei normaler Herzfrequenz etwa 220 ms dauert. Während der Austreibungsphase steigen der Ventrikeldruck und der aortale Blutdruck gleichzeitig auf etwa 120 mmHg an, weil Kammer und Blutgefäß über die geöffnete Aortenklappe miteinan-

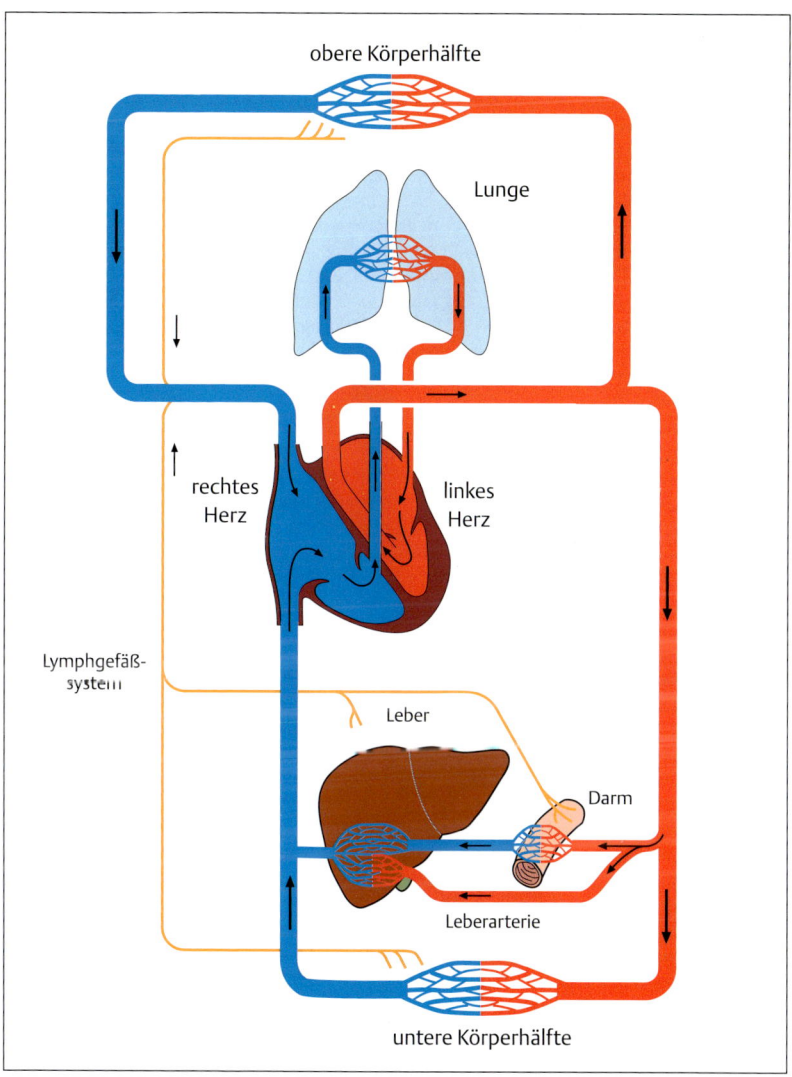

Abb. 4.**1** In der Versorgung der Organsysteme nimmt die kardiale Pumpfunktion eine zentrale Rolle ein. Mit der TEE lassen sich die verschiedenen physiologischen und strukturellen Determinanten der Herzfunktion einschließlich der intrakardialen Blutströmungen untersuchen.

der in Verbindung stehen. Der Ventrikeldruck erreicht in der frühen zweiten Hälfte der Austreibungsphase einen Spitzenwert und sinkt bis zum Aortenklappenschluss wieder leicht ab, bleibt aber noch oberhalb des Öffnungsdrucks zu Beginn der Ejektion. Der Ventrikel leert sich, bis der intraventrikuläre Druck zu sinken beginnt und die Aortenklappe sich wegen des sich jetzt umkehrenden Druckgradienten schließt. Der Aortenklappenschluss markiert das Ende der Systole. In der isovolumetrischen Relaxationsphase entwickeln die Muskelfasern des Myokards zwar weiterhin Spannung, dennoch sinkt der Ventrikeldruck ab, bis er den Vorhofdruck unterschreitet, die Mitralklappe erneut öffnet und der nächste Zyklus eingeleitet wird.

Die kardiale Pumpfunktion wird durch eine Reihe von Determinanten beeinflusst. Abgesehen von der Herzfrequenz bestimmen hauptsächlich das myokardiale Kontraktionsverhalten und das Relaxationsvermögen der Kammern sowie die Lastbedingungen das Produkt der Herzaktion. Daneben spielen die Koronarperfusion sowie die strukturellen Verhältnisse an den Ein- und Ausstrombahnen und an den Ventilen bzw. den Herzklappen eine entscheidende Rolle.

Anatomie. Wegen der speziellen Aufhängung des Herzens sind die Ventrikel bis auf die klappennahen Strukturen frei beweglich und gleiten entlang der perikardialen Ummantelung. Die Architektur des Myokardgerüstes mit seinen sich überkreuzenden Muskelfasern bewirkt, dass das Ventrikelmyokard sich bei der Kontraktion in Richtung des Kammerzentrums verdickt, während es sich in der apikobasalen und zirkulären Ausrichtung verkürzt (Abb. 4.**3**). Es werden deshalb drei Komponenten der Myokardverformung unterschieden: die longitudinale Verkürzung, die radiale Verdickung und die zirkumferentielle Verkürzung. Exakt diesen Kategorien entsprechend kann die Kontraktion des Ventrikels mit der Echokardiographie analysiert werden. So lassen sich in den verschiedenen Kurzachseneinstellungen des linken Ventrikels die radiale Verdickung (= systolische Wanddickenzunahme) und die zirkumferentielle Verkürzung (= Abnahme des Kammerquerschnittsfläche) sowie in den Längsachseneinstellungen die longitudinale Verkürzung (= Längsachsenverkürzung) der Wandsegmente analysieren und zu einer Bewertung der systolischen Ventrikelfunktion zusammenführen.

Die Form des linken Ventrikels entspricht am ehesten der eines Zylinders und ist verglichen mit der des rechten Ventrikels einfach zu modellieren. Dagegen ähnelt der Ausguss eines rechten Ventrikels eher einer asymmetrischen Schale, sodass seine Geometrie und seine Abmessungen auch bei Einstellung verschiedener Schnittebenen nur schwer fassbar sind. Konventionsgemäß werden die geometrischen Abmessungen beider Ventrikel echokardiographisch überwiegend in Längsachseneinstellungen erfasst. Wegen seiner energieaufwändigeren Arbeit ist der linke Ventrikel mit durchschnittlich ca. 1 cm Wanddicke muskelstärker als der rechte, dessen Wanddicke etwa 5 mm beträgt. Die Längsachsen liegen enddiastolisch zwischen 7,0–10,0 cm für den linken und 6,5–9,5 cm für den rechten Ventrikel, die kurzen Achsen zwischen 3,0–6,0 cm bzw. 2,5–4,5 cm. Die Messungen erfolgen in der Längsachse entlang der Verbindungslinien von der Klappenringmitte bis zum Apex und in der kurzen Achse entlang einer senkrecht auf der Längsachse stehenden Linie, die zwischen dem oberen und dem mittleren Drittel die Längsachse kreuzt und das Ventrikelseptum mit der jeweils freien Wand verbindet.

Auch die Struktur und Form der Vorhöfe und insbesondere der Herzklappen ist weitaus komplexer als die des linken Ventrikels. Sie werden in den entsprechenden Kapiteln aus echokardiographischer Perspektive beschrieben.

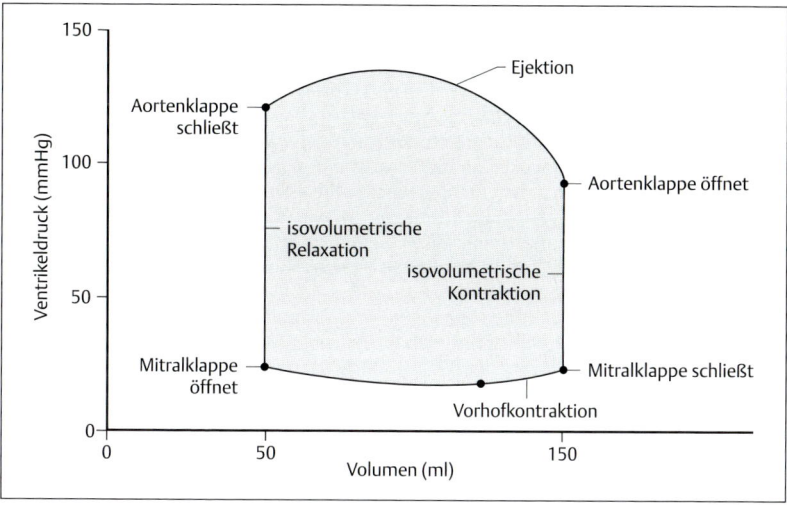

Abb. 4.**2** Arbeitsdiagramm des linken Ventrikels.

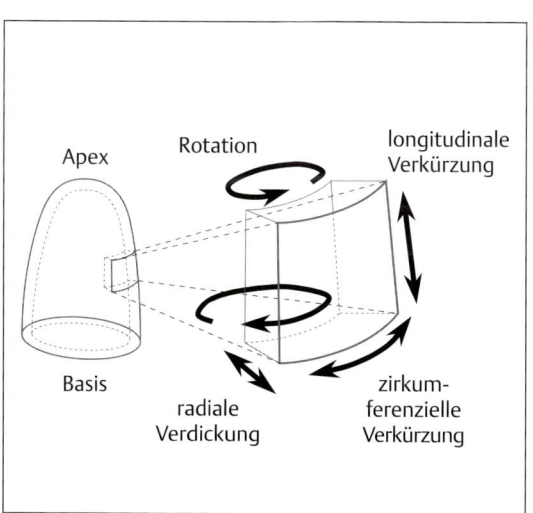

Abb. 4.**3** Verformung des Myokardsegements während der Kontraktion (aus Flachskampf FA [Hrsg.]. Praxis der Echokardiographie. Thieme, Stuttgart 2002).

4.2 Linker Ventrikel

4.2.1 Funktionelle Anatomie

Die komplexe Bewegung des *linken Ventrikels* während einer Herzaktion lässt sich gut beschreiben, weil er verhältnismäßig symmetrisch und wie ein Zylinder geformt ist. Aus der Perspektive des Vorhofs dreht der muskelstarke linke Ventrikel sich bei der Kontraktion mit den klappennahen Anteilen im Uhrzeigersinn, mit den apexnahen Anteilen jedoch gegenläufig um seine lange Achse. Die resultierende Torsion des Ventrikels wird durch eine klappenwärts gerichtete Bewegung des gesamten Zylinders in seiner Längsachse ergänzt. Sie kann echokardiographisch in den Längsachsenschnitten des Herzens nachvollzogen werden, während die Kurzachseneinstellung des linken Ventrikels die konzentrische systolische Einwärtsbewegung des Myokards verdeutlicht. Durch die zwei Papillarmuskeln, die mit den Sehnenfäden zusammen den subvalvulären Halteapparat für die Mitralklappe bilden, unterstützt der linke Ventrikel deren Ventilfunktion und verhindert den Rückstrom von Blut aus dem Ventrikel in den Vorhof.

4.2.2 Standardschnittebenen

Der linke Ventrikel wird in etwa der Hälfte der Standardeinstellungen angeschnitten. Die folgenden *zwei* transgastralen und *vier* mittösophagealen Schnittebenen werden routinemäßig untersucht (die Ziffern in den Klammern beziehen sich auf die Schnittebeneneinstellung):

- Transgastraler mittpapillärer Kurzachsenblick (1),
- transgastraler Zwei-Kammer-Blick (2),
- mittösophagealer Vier-Kammer-Blick (7),
- kommissuraler Zwei-Kammer-Blick (8),
- klassischer Zwei-Kammer-Blick (9), und
- invertierter Zwei-Kammer-Blick (10).

Transgastrale Einstellungen. Mit den transgastralen Einstellungen des linken Ventrikels in der kurzen und der langen Achse (Abb. 4.4 u. 4.5) lässt sich dessen Arbeitszyklus mit der TEE gut verfolgen. Der mittpapilläre Kurzachsenblick wird als Standardeinstellung für eine erste Beurteilung des linksventrikulären *Kontraktionsverhaltens* und der *Volumenfüllung* gewählt. Der tiefe transgastrale Vier-Kammer-Blick (Abb. 4.6) liefert Informationen über den Apex, wird aber wegen der starken Scherkräfte der Sonde im Magen und des geringen Informationsgewinns gegenüber dem transösophagealen Vier-Kammer-Blick zur Ventrikelanalyse nicht routinemäßig eingestellt.

Transösophageale Einstellungen. Der transösophageale Vier-Kammer-Blick (Abb. 4.7) liefert eine gute Übersicht über die kardiale Ejektion und die Füllung *aller Kammern* einschließlich der Vorhöfe und kann entweder von ösophageal oder von tief transgastral eingestellt werden. Auch im Vierkammerblick wirkt der rechte Ventrikel kleiner als der linke Ventrikel, da sein Volumen sich schalenförmig verteilt. Das enddiastolische Größenverhältnis der Flächen des rechten und linken Ventrikels beträgt im Vier-Kammer-Blick normalerweise etwa 1 : 2. Ergänzend zu den Kurzachseneinstellungen wird im Vierkammerblick der linksventrikuläre Apex auf sein Kontraktionsverhalten beurteilt.

4.2.3 Untersuchungsgang

Die echokardiographische Beurteilung der linksventrikulären Funktion ruht im Wesentlichen auf drei Säulen:

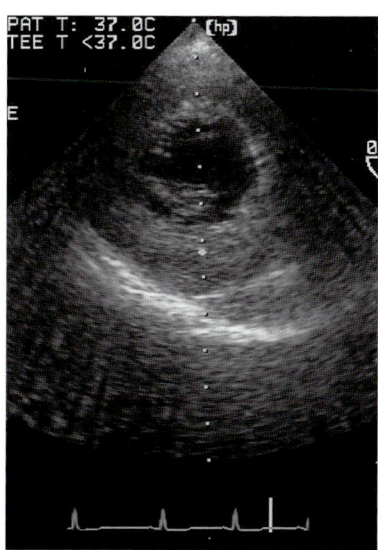

Abb. 4.**4**   Transgastraler Kurzachsenblick.

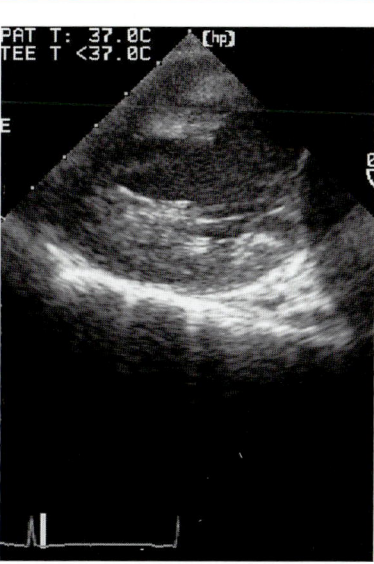

Abb. 4.**5**   Transgastraler Längsachsenblick.

4

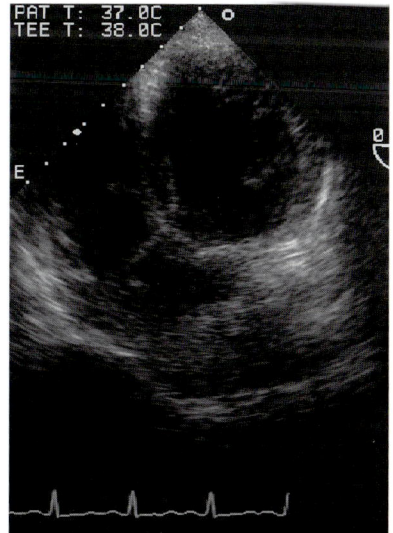

Abb. 4.**6**   Tief transgastraler Vier-Kammer-Blick.

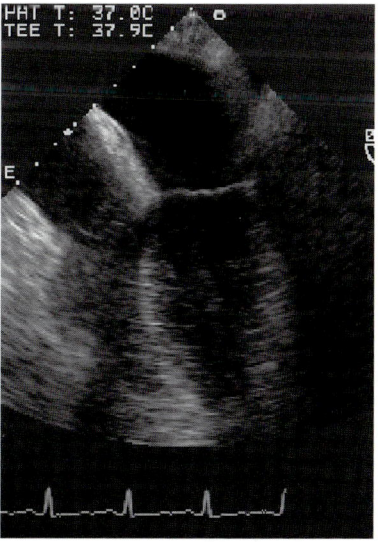

Abb. 4.**7**   Transösophagealer Vier-Kammer-Blick.

- Analyse der myokardialen Wandbewegung,
- Schätzung der Ejektionsfraktion,
- Schätzung des enddiastolischen Volumens.

Die Untersuchung erfolgt in der *apikalen, mittleren* und *basalen* Ebene des Myokards (Abb. 4.**8**). Zur Orientierung wird der transgastrale Kurzachsenblick des linken Ventrikels auf mittlerer Höhe der Papillarmuskeln eingestellt; hierauf aufbauend erfolgt bei Bedarf eine komplette Bewegungsanalyse aller *anterioren, septalen* und *inferioren* Myokardareale unter Einbeziehung der beiden anderen Ebenen sowie der Längsachseneinstellungen. Als Kriterien dienen die globale Wanddickenzunahme und das regionale Verhalten der Segmente während der Systole. Für die grobe Beurteilung der globalen Ventrikelfunktion reicht die mittpapilläre Einstellung häufig aus. Die Myokardabschnitte in der mittpapillären Ebene repräsentieren die proximalen Perfusionsgebiete der drei Hauptkoronarien und reagieren bei einer hämodynamisch relevanten Ischämie meist mit einer Wandbewegungsstörung, die früher auftreten als Änderungen im EKG (Abb. 4.**9**).

Die enddiastolische Kammerquerschnittsfläche und der Innendurchmesser der Kammer in der mittpapillären Einstellung werden für die grobe Schätzung der Volumenfüllung herangezogen. Die prozentuale Abnahme der Kammerquerschnittsfläche während der Kontraktion, die so genannte Flächenänderungsrate („fractional area change", FAC) ist ein Index für die linksventrikuläre Ejektionsfraktion.

Die Verschiebungen des intrakardialen Blutvolumens von den Vorhöfen in die Kammern und von den Kammern in die großen herznahen Blutgefässe erfolgen entlang von Druckgradienten und werden mit den verschiedenen Doppler-echokardiographischen Methoden durch die Darstellung der transvalvulären Blutströmung erfasst.

4.3 Systolische Ventrikelfunktion

4.3.1 Kontraktionsverhalten

Der systolische Arbeitsprozess des Ventrikels lässt sich durch eine echokardiographische Analyse sowohl *qualitativ* als auch *quantitativ* analysieren. Dabei müssen Faktoren wie die komplexe intrathorakale Bewegung des Herzens in der Auswurfphase jedoch berücksichtigt werden. Die Herzbasis, an der die großen venösen und arteriellen Gefäße koppeln, bewegt sich während der Ventrikelkontraktion auf den eher immobilen Apex zu, während der gesamte Herzmuskel leicht rotiert. In der Ebene der kurzen linksventrikulären Achse verschiebt sich der Ventrikel daher während der Kontraktion nicht nur geringgradig in der Horizontalen, sondern auch in der Vertikalen. Das Kammerzentrum bewegt sich deshalb im transgastralen Kurzachsenblick innerhalb des Echokardiographiesektors häufig auf das Ventrikelseptum und den Schallkopf zu. Mit Beginn der myokardialen Kontraktion kommt es in der isovolumetrischen Phase zunächst zu einem intraventrikulären Druckanstieg, infolgedessen ein Druckgradient zum linken Vorhof entsteht und die Mitralklappe sich schließt. Während der Dynamik des Klappenschlusses zu Beginn der isovolumetrischen Kontraktion im Zwei-Kammer-Blick und mit Doppler-Techniken dargestellt werden kann, lässt sich der intraventrikuläre Druckanstieg nicht abbilden. In der Austreibungsphase führt die Verkürzung und Raffung der Muskelfasern wegen der gleich bleibenden Masse dagegen zu einer sichtbaren Verkürzung der Herzachsen und zu einer Zunahme der myokardialen Wanddicke. Da die Myokardmasse während der Systole gleich bleibt und die Dichte sich kaum ändert, bleibt auch die myokardiale Querschnittsfläche nahezu unverändert. Die Zunahme der Wanddicke ist in den

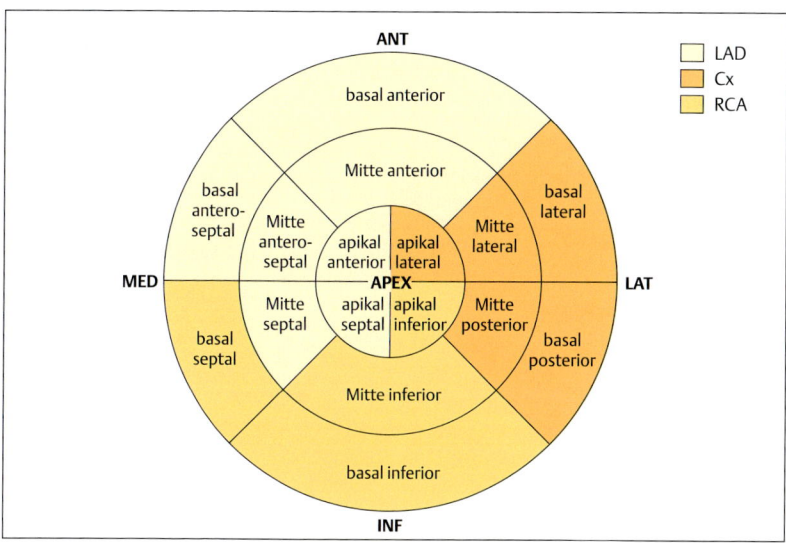

Abb. 4.**8** Das Myokard des linken Ventrikels wird von basal nach apikal in drei Ebenen und insgesamt 16 Segmente unterteilt. Dargestellt ist die transthorakale echokardiographische Perspektive (aus Flachskampf FA. Kursbuch Echokardiographie. Thieme, Stuttgart 2001).

4

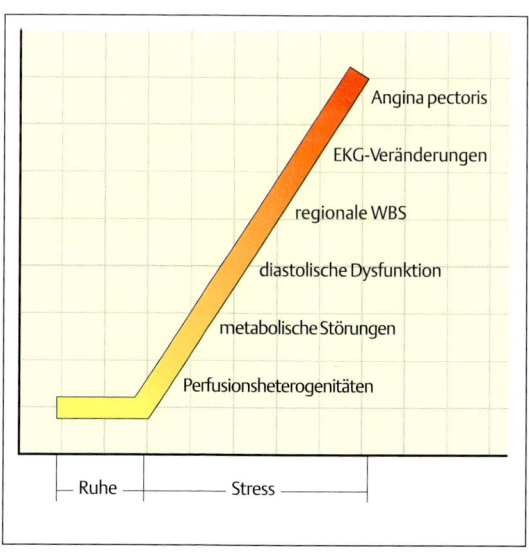

Abb. 4.**9** Ischämiekaskade. Bei einer Stenose einer Koronararterie kommt es unter Belastung (z. B. Stress-Echokardiographie) früher zu Wandbewegungsstörungen als zu EKG-Veränderungen. Theoretisch ist die TEE dem EKG daher bei der Ischämiedetektion überlegen (aus Flachskampf FA [Hrsg.]. Praxis der Echokardiographie. Thieme, Stuttgart 2002).

basalen Abschnitten insbesondere in der Nähe zur Ausflussbahn weniger deutlich ausgeprägt als im mittpapillären und apikalen Bereich.

Mit der TEE werden vorwiegend die Kriterien für eine strukturelle Intaktheit und die Voraussetzungen für ein effizientes Herzzeitvolumen geprüft. Dazu gehören die Beurteilung des *globalen* und *regionalen Kontraktionsverhaltens*, die Bestimmung der *Ejektionsfraktion* und die Einschätzung der *Volumenfüllung*.

4.3.2 Kontraktionsanalyse

Die grobe echokardiographische Beurteilung der Kontraktilität beschränkt sich auf die Standardschnittebene des transgastralen mittpapillären Kurzachsenblicks und wird ggf. zur Darstellung der Kontraktion entlang der Längsachse durch den Vier-Kammer-Blick ergänzt. Der transgastrale Kurzachsenblick ist aus zwei Gründen gut geeignet, sich einen zuverlässigen Eindruck von der linksventrikulären Kontraktion zu verschaffen: Erstens wird der größte Teil des Schlagvolumens (etwa 70 %) in der kurzen Achse des Ventrikels generiert und zweitens repräsentiert das quer angeschnittene Myokard des linken Ventrikels, einschließlich des Ventrikelseptums, die proximalen Perfusionsgebiete der drei Hauptkoronarien.

Die intraoperative Kontraktionsanalyse im transgastrischen Kurzachsenblick zielt u. a. darauf ab, eine bestehende Kontraktionseinschränkung zu überwachen oder eine meist durch Minderperfusion bedingte, neu auftretende regionale Wandbewegungsstörung frühzeitig zu erkennen. Bei der visuellen Beurteilung der myokardialen Wandbewegung wird das Kontraktionsverhalten global nach Normo-, Hypo- und Akinesie sowie Dyskinesie und Hyperkinesie unterschieden, wobei die Beurteilung sich an der *konzentrischen Einwärtsbewegung* aller Segmente und deren *Wanddickenzunahme* orientiert (Abb. **4.10**). Eine globale Hypokinesie wird beispielsweise bei Patienten mit einer lange bestehenden koronaren Herzkrankheit und chronischer Minderperfusion beobachtet. Eine plötzlich auftretende segmentale Hypokinesie kann dagegen durch einen akuten Koronarverschluss, eine Akinesie durch einen Infarkt verursacht sein. Eine Hyperkinesie findet sich z. B. in der hyperdynamen Phase des septischen Schocks, kann aber akut auch z. B. durch die Bolusgabe von Suprarenin ausgelöst werden.

4.3.3 Regionale Wandbewegungsanalyse

Lokal umschriebene Wandbewegungsstörungen bzw. Kontraktionsstörungen treten im Rahmen einer koronararteriellen Minderperfusion im betroffenen Myokardareal früher auf als ST-Streckenänderungen im EKG. Während die regionale bzw. segmentale Wandbewegungsanalyse in der kardiologischen Diagnostik meist Teil einer globalen bzw. umfassenden Wandbewegungsanalyse ist, beschränkt sich die intraoperative Wandbewegungsanalyse aus oben angegebenen Gründen meist auf die Segmente im transgastralen Kurzachsenblick. Grundsätzlich werden diese von den proximalen Anteilen des R. interventricularis (vorderes Ventrikelseptum und Vorderwand) und des R. circumflexus (Seitenwand und laterale Anteile der Hinterwand) der linken Koronararterie sowie der rechten Koronararterie (hinteres Ventrikelseptum und mediale Anteile der Hinterwand) perfundiert. Eine akute regionale Wandbewegungsstörung in diesen Myokardabschnitten kann also bedeuten, dass es in den proximalen bis mittleren Gefäßabschnitten zu einer kritischen Flussminderung gekommen ist.

4.3.4 Globale Wandbewegungsanalyse

Bei der perioperativen TEE ist eine globale bzw. umfassende Wandbewegungsanalyse angesichts des Zeitaufwandes und der erforderlichen Konzentration zur Einstellung und

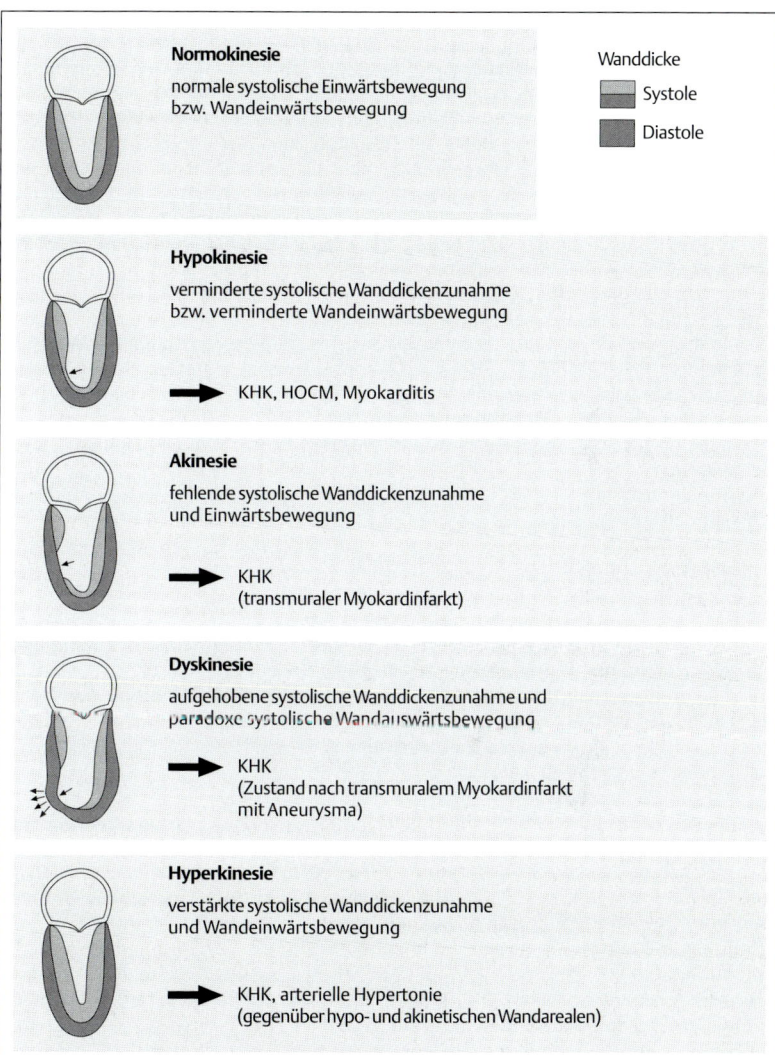

Normokinesie

normale systolische Einwärtsbewegung
bzw. Wandeinwärtsbewegung

Wanddicke

Systole

Diastole

Hypokinesie

verminderte systolische Wanddickenzunahme
bzw. verminderte Wandeinwärtsbewegung

➡ KHK, HOCM, Myokarditis

Akinesie

fehlende systolische Wanddickenzunahme
und Einwärtsbewegung

➡ KHK
(transmuraler Myokardinfarkt)

Dyskinesie

aufgehobene systolische Wanddickenzunahme und
paradoxe systolische Wandauswärtsbewegung

➡ KHK
(Zustand nach transmuralem Myokardinfarkt
mit Aneurysma)

Hyperkinesie

verstärkte systolische Wanddickenzunahme
und Wandeinwärtsbewegung

➡ KHK, arterielle Hypertonie
(gegenüber hypo- und akinetischen Wandarealen)

Abb. 4.**10** Die Einteilung der globalen und regionalen Wandbewegungsstörungen erfolgt nach dem Ausmaß der systolischen Wanddickenzunahme und Wandbewegung. Der linke Ventrikel wird in mehreren Kurz- und Längsachsenschnittebenen beurteilt (s. Text) (aus Flachskampf FA [Hrsg.]. Praxis der Echokardiographie. Thieme, Stuttgart 2002).

präzisen Beurteilung der mindestens 5 erforderlichen echokardiographischen Schnitt-ebenen meist nicht praktikabel (s. o.). Dadurch werden vermutlich zwar etwa 30 % be-reits bestehender regionaler Wandbewegungsstörungen übersehen, doch ist deren Re-levanz für die Narkoseführung fraglich. Die komplette Untersuchung der linksventriku-lären Wandbewegung ist dagegen im Rahmen der TEE, z. B. bei einem stabilen Intensiv-patienten, unbedingt erforderlich. Bei der systematischen Analyse des Myokards wer-den die einzelnen Wandabschnitte des linken Ventrikels daraufhin untersucht, wie sich Ausmaß und Zeitpunkt ihrer Bewegung zu der Bewegung der benachbarten Wandab-schnitte verhalten. Zugrunde gelegt wird der Untersuchung ein Herzmodell, in dem der linke Ventrikel in 16 Segmente unterteilt ist, die von der Klappenebene bis zum Apex auf insgesamt drei Etagen angeordnet sind: basal, mittpapillär und apikal.

Die basale und die mittlere Etage sind jeweils in sechs Segmente, die apikale Etage ist in vier Segmente unterteilt (Abb. 4.**11**–4.**16**).

Zur Identifizierung sind die Segmente nach den Leitlinien der American Society of Echocardiography nummeriert. Segment 1 kennzeichnet den basalen anteroseptalen, Segment 2 den basalen anterioren, Segment 3 den basalen lateralen Wandabschnitt usw. Die Kontraktion des einzelnen Segmentes wird nach dem Grad der Bewegung be-schrieben und zur Berechnung eines Wandbewegungs-Scores (WBS) mit einem Zahlen-wert versehen:

- normokinetisch = 1,
- hypokinetisch = 2,
- akinetisch = 3,
- dyskinetisch = 4 und
- aneurysmatisch = 5.

Der Score errechnet sich nach der Formel: WBS = Summe der Segmentwerte/Summe der beurteilten Segmente. Die Bewegung des Segmentes kann anhand des visuellen Ein-drucks beurteilt werden, lässt sich mit Messungen der Wanddicke aber auch objektivie-ren. Ein präzises Verfahren zur Messung der Wanddicke ist der M-Mode, mit dem aber nur die in Richtung des Schallstrahls kontrahierenden Segmente exakt vermessen wer-den können.

Normokinesie. Ein normokinetisches Myokardareal ist dadurch gekennzeichnet, dass es sich während der Systole auf das Zentrum des Ventrikels zubewegt und seine Wand-dicke gleichzeitig um etwa 30–40 % zunimmt. Die Beurteilung der globalen und segmen-talen Einwärtsbewegung des Myokards ist schwieriger, als es zunächst scheint, denn der visuelle Eindruck unterliegt folgenden Einflüssen:

- Ejektionsfraktion,
- Ventrikelfüllung,
- komplexe Gesamtbewegung des Herzens, bei der die segmentale Einwärtsbewegung von apikal nach basal abnimmt.

Deshalb muss jedes einzelne Segment auf das Kriterium Wanddickenzunahme unter-sucht werden.

Hypokinesie. Wenn die systolische Wanddickenzunahme weniger als 30 % beträgt, liegt definitionsgemäß eine Hypokinesie vor, d. h. eine eingeschränkte Einwärtsbewegung. Beachtet werden muss jedoch, dass die septalen Segmente schon normalerweise nur um 30–35 % an Dicke zunehmen, also um 5–10 % weniger als die frei stehenden, nicht-

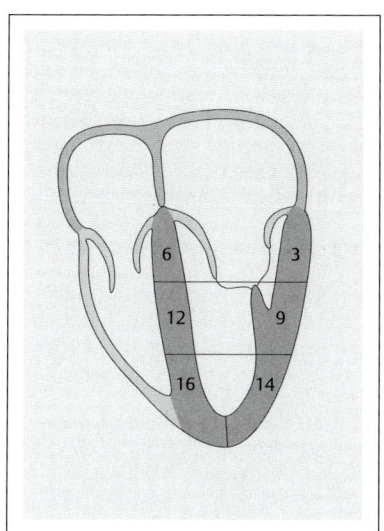

Abb. 4.**11** Transösophagealer Vier-Kammer-Blick.

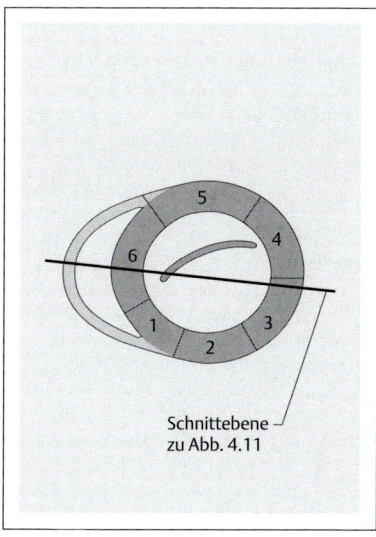

Abb. 4.**12** Transgastraler basaler (oberer) Kurzachsenblick.

4

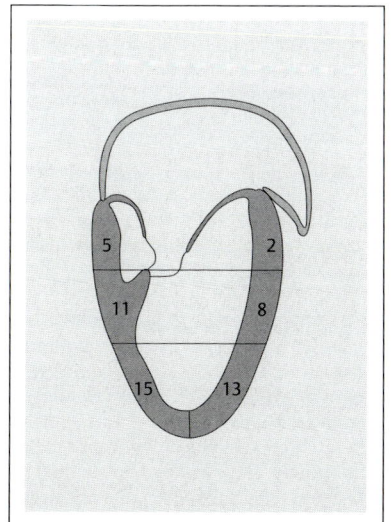

Abb. 4.**13** Kommissuraler Zwei-Kammer-Blick.

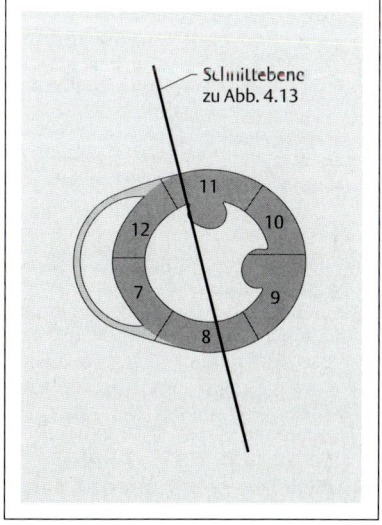

Abb. 4.**14** Transgastraler mittpapillärer Kurzachsenblick.

septalen Wandsegmente (Abb. 4.**17**). Deshalb ist eine Hypokinesie der septalen Segmente, beispielsweise im Bereich der linksventrikulären Ausflussbahn schwerer zu diagnostizieren. Abhängig vom Grad der Hypokinesie ist auch die systolische Einwärtsbewegung des betreffenden Segmentes vermindert; dies ist aber bei normal kontrahierenden Nachbarsegmenten wegen der passiven Mitbewegung des hypokinetischen Segments nicht immer zu erkennen. Intraoperativ neu auftretende Hypokinesien deuten meist auf eine akute Myokardischämie hin. Wenn die systolische Wanddickenzunahme weniger als 10 % beträgt, wird das Wandsegment als stark hypokinetisch eingestuft.

Akinesie. Bei fehlender Wanddickenzunahme spricht man von Akinesie. Die systolische Einwärtsbewegung des Segmentes fehlt entweder völlig oder ist Teil der passiven Mitbewegung. Akinesien finden sich bei Patienten nach Myokardinfarkt, infolgedessen das betreffende Segment vernarbt und nicht mehr kontraktil ist (Abb. 4.**18**). Intraoperativ neu auftretende Akinesien sind ein deutliches Warnzeichen für eine schwere akute Myokardischämie und die Ausbildung eines Infarkts.

Dyskinesie. Nach einem transmuralen Myokardinfarkt kann es zu einer paradoxen systolischen Auswärtsbewegung des betroffenen Segmentes kommen, die mit einer Wanddickenabnahme einhergeht. Wenn gleichzeitig auch eine Wandverdünnung vorliegt, das Segment also weniger dick als die normal kontraktilen Segmente ist, liegt definitionsgemäß ein Herzwandaneurysma vor.

Hyperkinesie. Verstärkte Einwärtsbewegungen eines Myokardsegmentes sind selten und treten meist in der Nachbarschaft zu hypokinetischen und akinetischen Segmenten auf oder sind Ausdruck einer umschriebenen asymmetrischen Hypertrophie des linken Ventrikels. Im Wandbewegungs-Score werden sie wie normokinetische Segmente eingestuft. Globale Hyperkinesien sind im Vergleich zu regionalen Hyperkinesien häufig zu sehen, beispielsweise bei septischen Patienten, bei adrenerger Stimulation durch Katecholamingabe oder bei einem volumenüberladenen normal kontraktilen Ventrikel, der die Belastung durch eine erhöhte Ejektionsfraktion kompensiert.

4.3.5 Kontraktilität

Während der Begriff *Kontraktionsverhalten* die Kontraktion des Ventrikels unter den aktuell vorliegenden Lastbedingungen beschreibt, handelt es sich bei der *Kontraktilität* um eine biologische Kenngröße für den Inotropiezustand des Myokards. Physikalische Parameter für die Kontraktilität, wie z. B. das Maximum der systolischen intraventrikulären Druckanstiegsgeschwindigkeit dP/dt_{max} oder die angiographische Herleitung eines linksventrikulären Druck-Volumen-Diagramms, sind in der Regel nur durch eine linksventrikuläre Katheterisierung zu bestimmen. Im perioperativen Bereich ist die Beurteilung der myokardialen Kontraktilität deshalb bis zur Einführung der Echokardiographie bzw. der TEE kaum möglich gewesen. Auch mit diesen Verfahren lässt sie sich nur sehr aufwändig bestimmen, beispielsweise mit der Bestimmung der *zirkumferentiellen Faserverkürzungsgeschwindigkeit* („velocity of circumferential fiber shortening", Vcfs), bei der die prozentuale systolische Verkürzung des Innendurchmessers des linken Ventrikels in Relation zur Ejektionszeit gesetzt wird. Um den Einfluss der Herzfrequenz auf die Vcfs zu eliminieren, muss die Faserverkürzungsgeschwindigkeit allerdings herzfrequenzkorrigiert werden, ein umständlicher Rechenprozess, der diesen Parameter unattraktiv für die tägliche Praxis macht. Experimentelle Ansätze nutzen die Kombination der intraventrikulären Druckmessung mit automatisch erhobenen Messwerten der ventrikulären Kam-

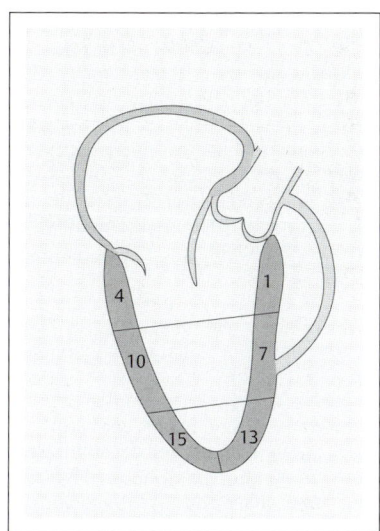

Abb. 4.**15**   Inverser Zwei-Kammer-Blick.

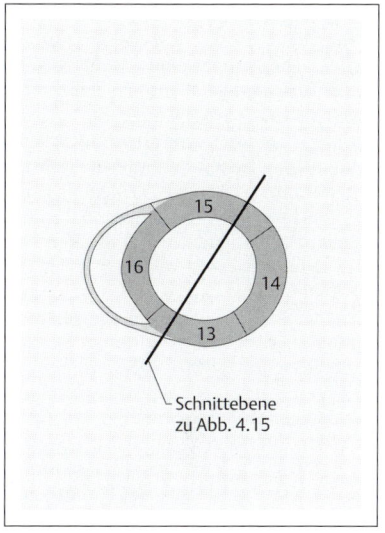

Abb. 4.**16**   Transgastraler apikaler (unterer) Kurzachsenblick.

4

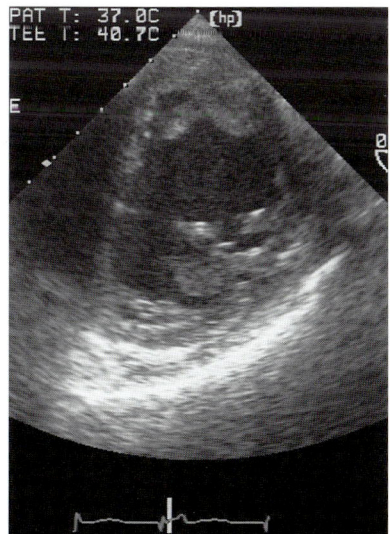

Abb. 4.**17**   Die septalen Myokardsegmente (im Schallsektor links) kontrahieren um 5–10 % weniger als die anterioren, lateralen und inferioren Areale.

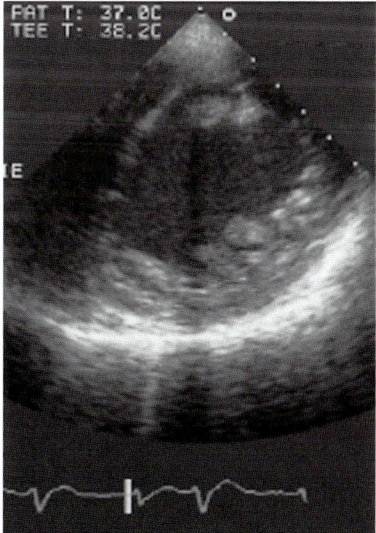

Abb. 4.**18**   Akinetische laterale Myokardsegmente (im Schallsektor rechts) werden in der Systole durch die benachbarten Areale einwärts gezogen.

merquerschnittsfläche, um damit Diagramme zu erstellen, die dem Druck-Volumen-Diagramm des Herzens stark ähneln (Abb. 4.**19**). Echokardiographisch bzw. mit der TEE einfacher zu bestimmen sind z. B. der so genannte *Tei-Index* oder die *systolische Innendurchmesserverkürzung* („fractional shortening", FS) sowie die *fraktionelle Flächenänderungsrate* („fractional area change", FAC) als Schätzwerte für die Ejektionsfraktion. Die letztgenannten Parameter sind allerdings sowohl vorlast- als auch nachlastabhängig, sodass sie keine echten Kenngrößen für die Kontraktilität darstellen. Die eigentliche Domäne der Echokardiographie bzw. TEE liegt zusammenfassend also weniger in der Quantifizierung der Kontraktilität als vielmehr in der Beurteilung des Kontraktionsverhaltens einzelner myokardialer Segmente und des Ventrikels in seiner Gesamtheit.

4.3.6 Tei-Index
Dem von Tei 1995 vorgestellten gleichnamigen Kontraktilitätsparameter liegt die Überlegung zugrunde, dass bei einer ischämiebedingten linksventrikulären Funktionsstörung die isolumetrische Relaxationszeit (IRT) und die isovolumetrische Kontraktionszeit (ICT) verlängert sind. Um die Abhängigkeit der beiden Zeitintervalle von der Herzfrequenz zu eliminieren, setzt der Tei-Index die Summe aus IRT und ICT ins Verhältnis zur Ejektionszeit (ET). Der obere Normwert beträgt 0,5. Mit der TEE werden die Summe aus IRT und ICT aus dem transmitralen und die ET aus dem transaortalen Doppler-Flussprofil abgeleitet (Abb. 4.**20**). Der Parameter eignet sich möglicherweise zur intraoperativen Verlaufsbeurteilung bei koronar herzkranken Patienten, die sich einem kardial risikoträchtigen Eingriff unterziehen. Im Vergleich zu den echokardiographischen Parametern der Ejektionsfraktion scheint er wenig lastabhängig zu sein.

4.3.7 Ejektionsfraktion
Während der Systole wird ein Teil des vom Ventrikel umschlossenen Blutvolumens als *Schlagvolumen* in die Aorta verschoben. Der prozentuale Anteil des Schlagvolumens am enddiastolischen Ventrikelvolumen wird als *Ejektionsfraktion* bezeichnet und normalerweise mittels Linksherzkatheterisierung und Kontrastmitteldarstellung der Ventrikelkammer oder nuklearszintigraphisch bestimmt. Der Normbereich liegt um 60 %. Die Ejektionsfraktion ist kein „echter" Kontraktilitätsparameter, weil sie lastabhängig ist. Der Begriff „lastabhängig" bedeutet in diesem Zusammenhang, dass beispielsweise Unterschiede der enddiastolischen Ventrikelfüllung bei gleicher Kontraktilität zu unterschiedlich hohen Ejektionsfraktionen führen. Ebenso können Unterschiede des systemischen Gefäßwiderstandes die Ejektionsfraktion beeinflussen, ohne dass die kardiale Kontraktilität variiert. Die kardialen Lasten sind deshalb neben der Ejektionsfraktion weitere wichtige Faktoren für die kardiale Funktion und werden nachfolgend gesondert abgehandelt. Trotz der Lastabhängigkeit ist die Ejektionsfraktion jedoch einer der wichtigsten klinischen Funktionsparameter, weil sie eine hohe Aussagekraft für die kardiale Auswurfleistung hat. Sie lässt sich echokardiographisch unter anderem abschätzen mit der *fraktionellen Flächenänderungsrate* und mit der *systolischen Innendurchmesserverkürzung*.

Fractional Area Change. Die fraktionelle Flächenänderungsrate (FAC) ermittelt sich rechnerisch aus der Differenz von enddiastolischer und endsystolischer Kammerquerschnittsfläche geteilt durch die enddiastolische Kammerquerschnittsfläche. Die Werte der echokardiographisch ermittelten FAC liegen im Vergleich etwas unterhalb der angiographischen Messwerte für die Ejektionsfraktion und sind entweder
- normal ($> 55 \%$),
- leicht (45–55 %),

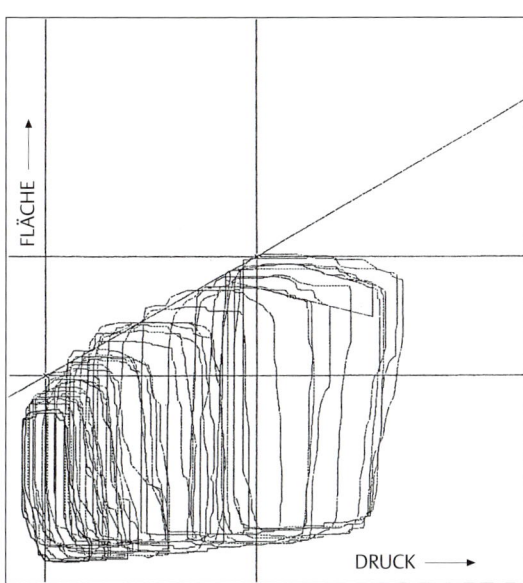

Abb. 4.**19** Experimentelle Erstellung eines linksventrikulären Arbeitsdiagramms aus automatischen Flächenmessungen mit der TEE und intraventrikulären Druckmessungen.

4

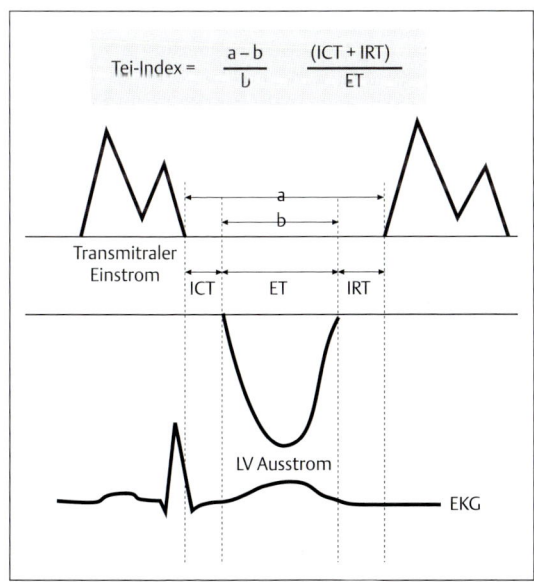

Abb. 4.**20** Der Tei-Index wird aus dem transmitralen Doppler-Flussprofil ermittelt. Gemessen werden die isovolumetrische Kontraktions- und Relaxationszeit (ICT und IRT) sowie die Ejektionszeit (ET) (aus Flachskampf FA [Hrsg.]. Praxis der Echokardiographie. Thieme, Stuttgart 2002).

- mäßig (30–45 %) oder
- ausgeprägt vermindert (< 30 %).

Die FAC wird meistens im *transgastralen mittpapillären Kurzachsenblick* gemessen, kann prinzipiell aber auch im Längsachsenblick bestimmt werden. Da die myokardiale Kontraktion die kurze Ventrikelachse in der Auswurfphase jedoch um etwa 50 % verkürzt und mit etwa 70 % der Hauptanteil des Schlagvolumens in der kurzen Ventrikelachse generiert wird, ist der Messfehler im transgastralen Kurzachsenblick geringer als im Längsachsenblick.

Für die genaue Bestimmung der FAC muss die Kammerquerschnittsfläche im mittpapillären Kurzachsenblick nahezu kreisrund abgebildet sein (Abb. 4.**21** u. 4.**22**) und sich während der Systole möglichst konzentrisch verkleinern bzw. sich in der Diastole wieder vergrößern. Die Schnittebene muss genau senkrecht zur Längsachse des Ventrikels liegen, da ein tangentiales Anschneiden die mittpapilläre Querschnittsfläche größer als tatsächlich erscheinen lässt. Durch das Schwenken des Sektors aus der Transversalebene um 90° in die Sagittalebene lässt sich der mittpapilläre Anschnitt verifizieren. Wird der Kurzachsenblick zu weit apikal eingestellt, erscheint das Verhältnis von Kammerquerschnittsfläche zur Muskelquerschnittsfläche kleiner, sodass wegen der kleinen enddiastolischen Fläche der (falsche) Eindruck einer Hypovolämie entsteht; bei zu weit basaler Einstellung vergrößert sich das Verhältnis (Abb. 4.**23**). Zu beachten ist auch, dass nahe der Klappenebene die Kontraktion der Myokardwand nicht mehr konzentrisch ist, weil die Segmente der linksventrikulären Ausflussbahn während der Systole weniger stark kontrahieren als die übrigen basalen Segmente.

Systolische Innendurchmesserverkürzung. Die fraktionelle systolische Verkürzung des linksventrikulären Innendurchmessers („fractional shortening", FS) wird analog zur FAC aus der Differenz von enddiastolischem und endsystolischem Kammerinnendurchmesser geteilt durch den enddiastolischen Kammerinnendurchmesser ermittelt und dient ebenfalls als Maß für die Pumpfunktion. Wie die FAC wird auch die FS im transgastralen Kurzachsenblick bestimmt, allerdings wird wegen der höheren zeitlichen Auflösung für diese Messung der M-Mode gewählt (Abb. 4.**23** u. 4.**24**). Aufgrund der exakten zeitlichen Zuordnung der FS zur Systole bzw. Diastole ist sie zwar ein genauerer Schätzwert für die Ejektionsfraktion als die FAC, dieser wegen ihrer Eindimensionalität aber unterlegen und klinisch kaum noch gebräuchlich.

Messverfahren. Die Bestimmung der FAC oder FS erfolgt mittels der Vermessung der enddiastolischen und endsystolischen Querschnittsflächen bzw. Innendurchmesser. Hierfür wird das Endokard manuell mit einem Cursor markiert („trackball method") und vom Echokardiographiesystem eine automatische Planimetrie oder Abstandsbestimmung durchgeführt. Die Messgenauigkeit hängt von mehreren Faktoren ab. So ist beispielsweise die Markierung des Endokards durch die Signalverstärkung stark beeinträchtigt. Bei hoher Verstärkung erscheint die Endokardkontur oft wie eine breite echogene Linie, insbesondere diejenigen Anteile, die orthogonal zum Schallstrahl verlaufen (Abb. 4.**25**). In solchen Fällen wird eine spezielle Technik angewandt, die so genannte „leading-edge-leading-edge"-Methode. Die dem Schallkopf zugewandte Begrenzung der Endokardlinie ist meist geringfügig echogener als die abgewandte Seite und wird als „leading edge" (Vorderkante), die abgewandte Seite als „trailing edge" (Hinterkante) bezeichnet (Abb. 4.**26**). Nach internationaler Übereinkunft wird die Endokardlinie bei der Markierung für die Flächenmessungen immer entlang der „leading edge" markiert. Je geringer die Schallverstärkung

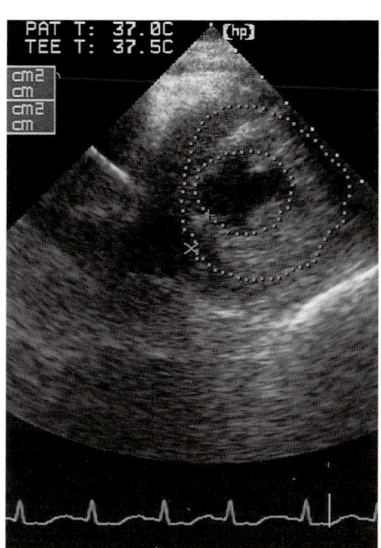

Abb. 4.**21** Bestimmung der FAC: Messung der endsystolischen Querschnittsfläche.

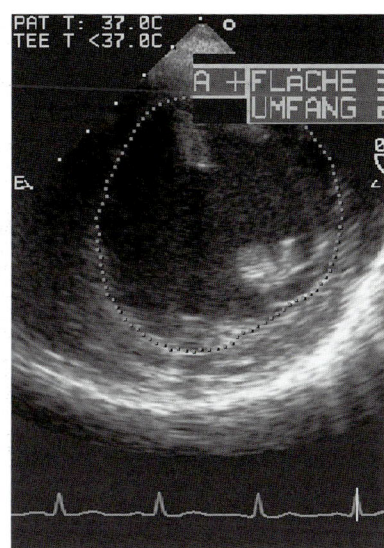

Abb. 4.**22** Bestimmung der FAC: Messung der enddiastolischen Querschnittsfläche.

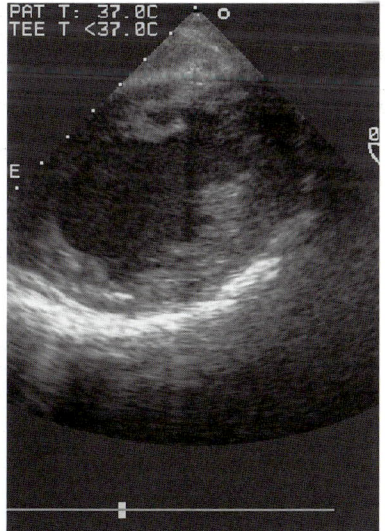

Abb. 4.**23** Ein tangental angeloteter Ventrikel erscheint im Querschnitt oval und kann z. B. ein Aneurysma vortäuschen.

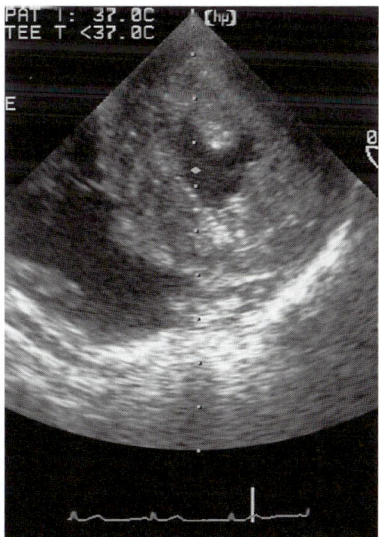

Abb. 4.**24** Ein zu weit apikal in der kurzen Achse angeloteter Ventrikel täuscht eine Hypovolämie vor.

ist, desto schmaler wird die Endokardlinie und desto schwerer ist zwar die Endokarderkennung, desto genauer ist dann aber die Übereinstimmung der Markierung mit dem Endokard.

Die Einbeziehung der Papillarmuskeln wird bei der Flächenbestimmung im transgastralen Kurzachsenblick unterschiedlich gehandhabt. Während einige Untersucher das Endokard unter Einbeziehung der Papillarmuskelanteile möglichst kreisrund markieren, folgen andere bei der manuellen Konturierung exakt dem Verlauf des Endokards und extrapolieren somit die papillären Querschnittsflächen. Da die Absolutwerte der ermittelten Flächen für die Schätzung der Ejektionsfraktion allerdings meist unerheblich sind, ist das Einhalten einer standardisierten Vermessung wichtiger als die gewählte Verfahrensweise. Nur so können die Werte reproduziert bzw. miteinander verglichen werden.

Auch die Wahl der Messzeitpunkte „enddiastolisch" und „endsystolisch" muss bei der seriellen Schätzung der Ejektionsfraktion einheitlich gehandhabt werden. Für die enddiastolische Zuordnung wird das Standbild zum Zeitpunkt der R-Spitze im EKG gewählt, alternativ das echokardiographische Standbild mit der größten linksventrikulären Kammerquerschnittsfläche. Die Wahl des endsystolischen Standbildes orientiert sich meist am kleinsten Ventrikelkavum oder alternativ an dem Ende der T-Welle. Je höher die eingestellte Bildfrequenz der Echokardiogramme ist, desto exakter wird die zeitliche Zuordnung der Standbilder; bei niedriger Bildfrequenz liegen die Zeitpunkte „enddiastolisch" und „endsystolisch" häufig in den Lücken zwischen zwei Standbildern.

Die Komplexität der „trackball method" hat viele Untersucher veranlasst, die FAC oder die FS auf der Basis der eigenen, subjektiven visuellen Einschätzung der echokardiographischen Sequenz anzugeben („eyeball method"). Die hohe Übereinstimmung der mit beiden Methoden ermittelten Werte ist wissenschaftlich belegt und diese Vorgehensweise entsprechend etabliert.

Lastabhängigkeit. Die oben erwähnte Lastabhängigkeit der Ejektionsfraktion führt dazu, dass die FAC eine normale Ejektionsfraktion anzeigen kann, dies aber nicht eine normale physiologische Auswurfleistung des Ventrikels reflektiert. Vielmehr findet sich eine normale FAC beispielsweise bei einem kontraktionsgeminderten Ventrikel, der gegen einen medikamentös gesenkten systemischen Gefäßwiderstand auswirft. Um die FAC bzw. die Ejektionsfraktion bewerten zu können, müssen also zusätzliche Informationen über die ventrikuläre Vorlast und die Nachlast eingeholt werden. Gleiches gilt für die FS.

4.4 Vorlast und Nachlast

4.4.1 Definitionen
Begriffe und Definitionen. Die Terminologie für die Lastbedingungen, unter denen der Ventrikel arbeitet, ist den aus der Physiologie bekannten und 1895 veröffentlichten Untersuchungen von Otto Frank angelehnt. Er verwendete hierzu unter anderem Muskelstreifenpräparate aus Froschherzen. Wird ein solcher Muskelstreifen mit einem Spannungsmesser verbunden, zeigt dieser mit zunehmender Vordehnung des Streifens eine ebenfalls zunehmende Spannung bzw. Kontraktionskraft an. Die Vordehnung wird als *Vorlast* des Muskelstreifens bezeichnet. Wird an den Muskelstreifen zusätzlich ein Gewicht gehängt, dann erzeugt dieses eine Kraft, die einerseits die Ruhespannung und damit die Vorlast erhöht und andererseits der kontraktionsbedingten Faserverkürzung entgegenwirkt. Diese Zusatzlast wird als *Nachlast* bezeichnet (Abb. **4.27**). Der Muskel

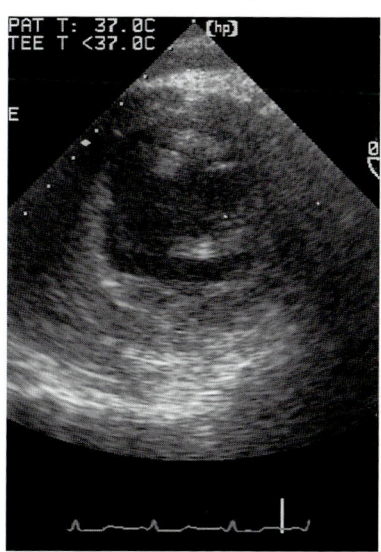

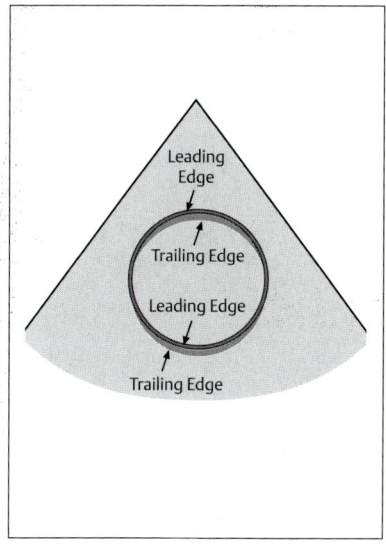

Abb. 4.**25** Die senkrecht zur Schallrichtung liegenden Endokardanteile reflektieren häufig stärker als das Endokard der Seitenwand.

Abb. 4.**26** Prinzip der „leading-edge-leading-edge" Methode.

4

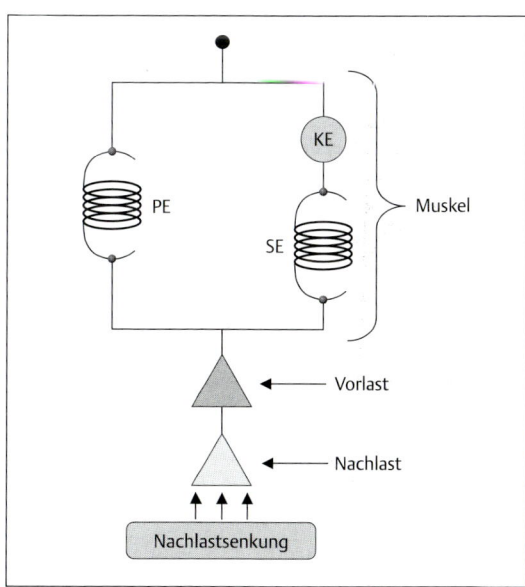

Abb. 4.**27** Modell der muskulären bzw. kardialen Last mit kontraktilem (KE) sowie parallel (PE) und seriell elastischen (SE) Elementen.

muss nun bei der Kontraktion in einem Sauerstoff verbrauchenden Prozess so viel Kraft entwickeln, dass er einerseits der Vorlast entgegenwirkt und andererseits das Gewicht bewegt.

Während die Vorlast als Vordehnung des Ventrikels einfach auf das schlagende Herz zu übertragen ist und die von der Vorlast abhängigen isovolumetrischen und isotonischen Druckspitzen im Kurvendiagramm verhältnismäßig einfach zu verstehen sind (Abb. 4.**28**), stellt die Nachlast höhere Anforderungen an das Verständnis. Die Nachlast lässt sich am besten im Zusammenhang mit der Muskelleistung darstellen. Dies erfolgt beispielsweise anhand eines Kraft-Geschwindigkeits-Diagramms eines Muskelpräparats (Abb. 4.**29**). Hier wird die maximale Geschwindigkeit des kontrahierenden Muskelstreifens gegen diejenige Kraft aufgetragen, die der Muskel unter einer fest gewählten Vordehnung und einer variierenden Zusatzlast aufbringt. Vordehnung und Zusatzlast bzw. Nachlast bilden in diesem Fall die Gesamtlast. Je kleiner die Nachlast ist, desto größer ist bei konstanter Vordehnung die Geschwindigkeit, die der Muskelstreifen entwickelt. Je höher die Nachlast wird, desto niedriger wird die Geschwindigkeit, bis die Summe aus Vorlast und Nachlast schließlich so groß sind, dass der Muskelstreifen sie nicht mehr bewegen kann. Die maximale Geschwindigkeit erzielt der Muskelstreifen, wenn die Nachlast gleich Null ist, wenn also nur die Vorlast die Gesamtlast darstellt. Übertragen auf das schlagende Herz bedeutet dies, dass der Ventrikel ohne Nachlast bei jeder Ejektion maximal kontrahieren und leer schlagen würde. Die Kontraktionsgeschwindigkeit variiert zudem in Abhängigkeit von seiner Vorlast und von der Kontraktilität bzw. Inotropie des Ventrikels (Abb. 4.**30** u. 4.**31**).

Die für das Froschherz gezeigten Gesetzmäßigkeiten wurden 1914 von Starling am schlagenden Warmblüterherzen nachvollzogen und als kardiale *Preload* und *Afterload* definiert. Die experimentell hergeleiteten Definitionen der Vorlast und Nachlast sind wegen der spezifischen Unterschiede des isolierten Muskelstreifens zum vitalen kardialen Hohlmuskel aber nur bedingt übertragbar. Wie im Muskelstreifenpräparat bewirkt eine Zunahme der Vordehnung auch beim Herzmuskel innerhalb eines bestimmten Bereichs eine Steigerung der Spannungsentwicklung, die mit einer Steigerung der kardialen Schlagarbeit bei Erhöhung des enddiastolischen Volumens einhergeht (Frank-Starling-Effekt). Somit stellt das *enddiastolische Ventrikelvolumen* ein indirektes Maß für die Vordehnung des Herzens dar und wird als Parameter für die Preload herangezogen. Da Änderungen des enddiastolischen Volumens auch Änderungen des enddiastolischen Ventrikeldrucks (Normwert: 5–8 mmHg) nach sich ziehen, wird dieser ebenfalls als Parameter für die Vorlast angesehen. Bei pathologischen Änderungen des myokardialen Compliance, die das Verhältnis von intraventrikulärem Druck zum intraventrikulären Volumen widerspiegelt, ist der enddiastolische Druck gegenüber dem enddiastolischen Volumen jedoch der weniger zuverlässige Index für die Preload. Das enddiastolische Volumen kann mit der TEE im mittpapillären transgastralen Kurzachsenblick anhand der enddiastolischen Kammerquerschnittsfläche geschätzt, unter Zuhilfenahme mehrerer echokardiographischer Einstellungen aber auch genau vermessen werden.

4.4.2 Vorlast: Volumenmessung

Für die quantitative echokardiographische Bestimmung des *Ventrikelvolumens* werden verschiedene Flächen und Strecken in mehreren Schnittebenen vermessen und die Messwerte in spezielle Formeln eingesetzt. Die echokardiographischen Methoden liefern geringfügig kleinere Volumina als die Angiographie oder auch die Kontrastmittelechokardiographie, weil die Endokardkonturierung bei den Verfahren sich wegen des Trabekelwerks im Ventrikel unterscheidet. Während bei der Angiographie und bei der

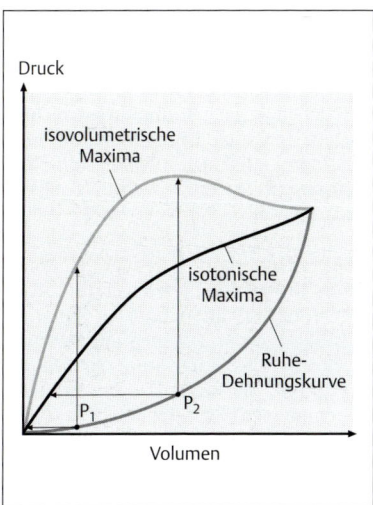

Abb. 4.**28** Kardiale Ruhedehnungskurve.

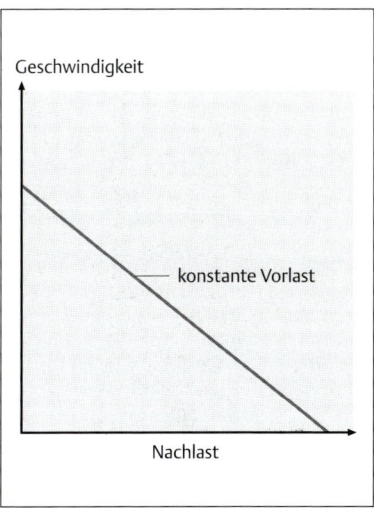

Abb. 4.**29** Mit zunehmender Nachlast vermindert sich die muskuläre Kontraktionsgeschwindigkeit.

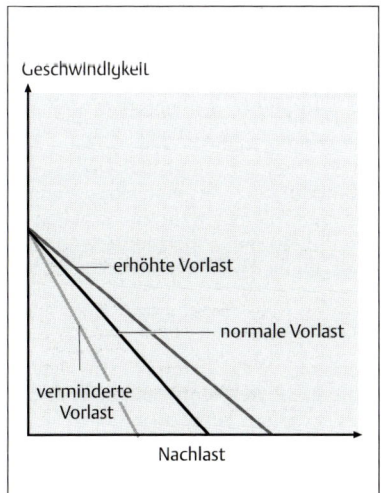

Abb. 4.**30** Änderungen der Vorlast führen zu gleichgerichteten Änderungen der Kontraktionsgeschwindigkeit.

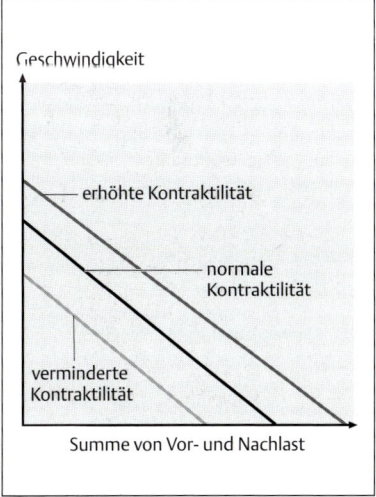

Abb. 4.**31** Positiv oder negativ inotrope Substanzen erhöhen bzw. senken die Kontraktionsgeschwindigkeit.

Kontrastechokardiographie das Kontrastmittel die Trabekel umspült und diese optisch dem Kammervolumen zuschlägt, wird die Endokardgrenze mit der 2D-Echokardiographie bei der Trackball-Methode auf der Innenseite des Trabekelwerks gezogen.

Obwohl die echokardiographische Volumenmessung wegen der relativ hohen Genauigkeit vorteilhaft ist, fehlt ihr aufgrund des erheblichen zeitlichen und arbeitstechnischen Aufwandes die Attraktivität für den klinischen Gebrauch. Insbesondere für eine rasche Beurteilung der kardialen Vorlast bzw. des linksventrikulären enddiastolischen Volumens ist sie wenig geeignet. Deswegen wird die Vorlast mit der TEE oftmals anhand einer einzigen Einstellung geschätzt (siehe unten).

Flächen-Längen-Methode. Das einfachste volumetrische Verfahren wendet die monoplane oder die biplane Flächen-Längen-Methode an, für die alle Messungen im Längsachsenblick erfolgen. Für die monoplane Methode wird der klassische Zwei-Kammer-Blick, für die biplane zusätzlich der Vier-Kammer-Blick, gewählt. Neben der Messung der Kammerquerschnittsfläche im Längsachsenblick wird bei beiden Verfahren die Strecke vom Apex zur Mitte des Mitralklappenrings bestimmt (Abb. 4.**32**). Das Einsetzen der Werte in die gewählte Formel und die weitere Berechnung erfolgt automatisch im Echokardiographiegerät. Grundsätzlich errechnen sich mit monoplanen Verfahren gering größere Volumina und kleinere Ejektionsfraktionen als mit biplanen Verfahren.

Scheibchensummationsmethode. Die Scheibchensummationsmethode ist ein alternatives Verfahren zur Flächen-Längen-Methode und basiert auf dem Prinzip nach *Simpson*, nach dem der linke Ventrikel orthogonal der Längsachse in zylindrische Scheibchen unterteilt und deren Volumina summiert werden. Entsprechend der arithmetischen Formeln wird das Scheibchenvolumen rechnerisch aus der oberen und der unteren Scheibchenfläche und der Scheibchenhöhe hergeleitet. Bei der automatischen Scheibchensummationsmethode, die in den meisten Echokardiographiegeräten implementiert ist, wird der Ventrikel monoplan im Vier-Kammer-Blick, bzw. biplan zusätzlich im Zwei-Kammer-Blick, eingestellt und das Endokard im jeweiligen Standbild umfahren. Das System legt als Längsachse die größte Entfernung zweier Punkte in der Endokardkontur zugrunde, belegt die umfahrene Fläche mit 20 Querlinien, die den Scheibchen entsprechen, und ermittelt daraus das Kammervolumen (Abb. 4.**33** u. 4.**34**). Aus den jeweils enddiastolisch und endsystolisch ermittelten Volumina lässt sich so die Ejektionsfraktion herleiten. Der Vorteil der Scheibchensummationsmethode gegenüber der Flächen-Längen-Methode besteht in der genaueren Volumenbestimmung bei unregelmäßig geformten Ventrikeln. Die biplane Scheibchensummationsmethode („*modified Simpson's rule*") wird aus demselben Grund gegenüber der monoplanen Methode bevorzugt.

4.4.3 Vorlast: Volumenschätzung

Eine gute, wenn auch nur zweidimensionale Annäherung an das enddiastolische Ventrikelvolumen bietet die enddiastolische Querschnittsfläche des Ventrikelkavums in der transgastralen Kurzachsenebene. Die rein visuelle Beurteilung berücksichtigt neben der Fläche auch deren Verhältnis zur Myokardbreite. Je mehr die Relation zur Fläche hin verlagert ist, desto größer ist die linksventrikuläre Vorlast und desto kleiner ist in der Regel die Ventrikelcompliance. Bei einem mittleren Durchmesser des Ventrikelkavums von 5 ± 1 cm und einer Wanddicke von ca. 1 cm beträgt deren Verhältnis unter normalen physiologischen Lastbedingungen etwa 5 : 1 (Abb. 4.**35**). Bei Unterschreiten liegen beispielsweise eine Hypovolämie oder eine konzentrische Hypertrophie vor, für eine Über-

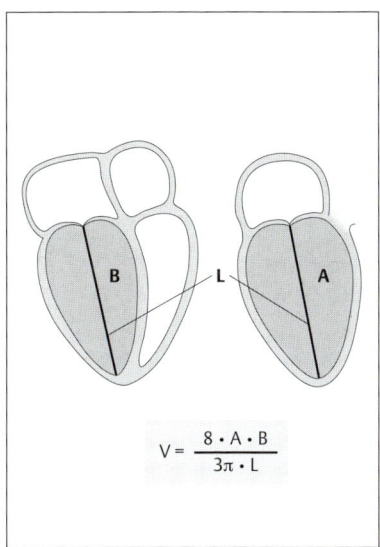

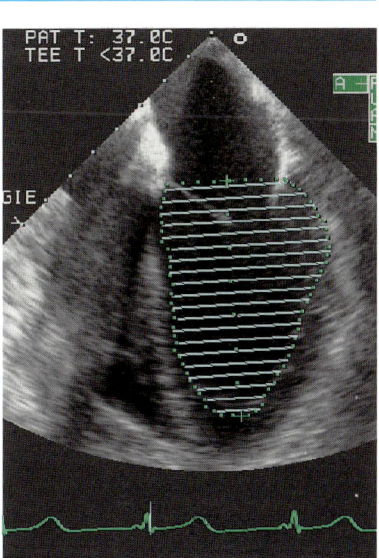

Abb. 4.**32** Berechnung des Ventrikelvolumens nach der Flächen-Längen-Methode in zwei Längsachseneinstellungen (aus Flachskampf FA [Hrsg.], Praxis der Echokardiographie. Thieme, Stuttgart 2002).

Abb. 4.**33** Automatische Scheibchensummation mithilfe der Endokardkonturierung.

4

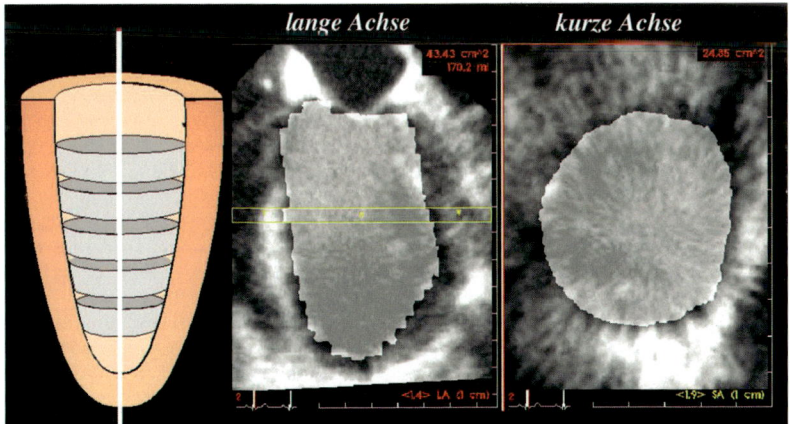

Abb. 4.**34** Methode der Scheibchensummation am Beispiel der Volumenbestimmung des linken Ventrikels. Nach Definition einer langen Achse des linken Ventrikels (linkes Bild) führt die Konturierung der Endokardgrenzen zu parallelen Schichten mit frei wählbarem Abstand, deren Volumen summiert werden muss. Das mittlere Bild demonstriert eine lange Achse des linken Ventrikels nach vollständiger Konturierung, das rechte Bild zeigt die dem gelben Rechteck im mittleren Bild entsprechende Kurzachsschittebene (aus Flachskampf FA [Hrsg.]. Praxis der Echokardiographie. Thieme, Stuttgart 2002).

schreitung können beispielsweise eine akute Volumenbelastung oder eine dilatative Kardiomyopathie ursächlich sein.

Eine grobe Volumenschätzung kann auch durch die Vermessung der linksventrikulären enddiastolischen Querschnittsfläche vorgenommen werden. Allerdings schwanken die Angaben für normovoläme Verhältnisse stark und unterliegen individuellen Unterschieden in der Herzgröße. Eine Indizierung auf Körpergröße und -gewicht bzw. auf die Körperoberfläche vermindert die Variation nur unwesentlich. Unter Einbeziehung der Papillarmuskelquerschnitte liegen die Werte für die linksventrikuläre enddiastolische Querschnittsfläche etwa in einem Bereich von 15–25 cm². Wichtiger als die Absolutwerte sind die Änderungen der Querschnittsfläche im intraoperativen Verlauf und das reaktive Verhalten der fraktionellen Flächenänderung bzw. Ejektionsfraktion auf die intravenöse Gabe oder Restriktion von Volumen.

4.4.4 Nachlast: Determinanten

Die ventrikuläre Nachlast hat entscheidenden Einfluss auf den kardialen Sauerstoffverbrauch (Abb. 4.**36**). Ausschlaggebend für die Höhe der linksventrikulären Nachlast sind der Eingangswiderstand (Impedanz) der Aorta, der periphere arterielle Gefäßwiderstand sowie die Größe und die Geometrie des Ventrikels. Zur Charakterisierung der kardialen Nachlast wird auch heute noch oft der systemische Gefäßwiderstand als Parameter herangezogen. Dies erfolgt unter der Vorstellung, dass das Herz als Pumpe seine Arbeit gegen ein relativ starres Röhrensystem verrichten muss, das der kardialen Ejektion den Hauptwiderstand entgegensetzt. Das Modell vernachlässigt jedoch die Dynamik des arteriellen Gefäßsystems und berücksichtigt zudem weder die Geometrie des Ventrikels noch die intrinsischen Eigenschaften des Myokards. Heute wird deshalb für die Definition der kardialen Nachlast, aber auch für die der kardialen Vorlast, auf die im Jahr 1815 von Laplace beschriebene *Wandspannung* von Hohlkörpern zurückgegriffen (Abb. 4.**37**). Laplace hatte erstmals den Zusammenhang zwischen der Oberflächen- bzw. der Wandspannung einer Kugel und dem herrschenden Innendruck und Radius der Kugel in einem physikalischen Gesetz zusammengefasst.

Da die echokardiographische Bestimmung der Wandspannung aufwändig und schwierig ist, wird die linksventrikuläre Nachlast in der klinischen Praxis oft nur anhand der endsystolischen Querschnittsfläche im transgastralen Kurzachsenblick geschätzt. Ein normal pumpender Ventrikel wird beispielsweise bei einem aortalen Cross-Clamping wegen der akuten Nachlaststeigerung seine Ejektionsfraktion kurzfristig verringern; somit wird sich sein endsystolisches Volumen erhöhen und die Querschnittsfläche sich vergrößern. In diesem Fall repräsentiert die Zunahme der endsystolischen Querschnittsfläche die Steigerung der Nachlast. Eine Vergrößerung der endsystolischen Querschnittsfläche ist aber nicht immer gleichbedeutend mit einer Nachlasterhöhung, sondern kann z. B. auch durch inotropiesenkende Medikamente wie Thiopental hervorgerufen sein, die die Ejektionsfraktion vermindern, ohne dass eine Nachlasterhöhung vorliegt.

Ein anderes Beispiel bietet der schwer kranke Intensivpatient, bei dem der Ventrikel während eines septischen Schubs fast leer schlägt, weil der periphere Gefäßwiderstand durch die zirkulierenden Mediatoren kritisch erniedrigt ist. In diesem Fall ist die endsystolische Querschnittsfläche klein, weil die Nachlast stark vermindert ist. Ein ähnliches Bild zeigt sich allerdings auch, wenn der Ventrikel positiv inotrop stimuliert wird. Auch in diesem Fall verkleinert sich die endsystolische Querschnittsfläche, obwohl die Nachlast (zumindest theoretisch) unverändert bleibt. Zusammenfassend ist die echokardiographische Beurteilung der Nachlast daher nur unter Einbeziehung der hämodynamischen Gesamtsituation aussagekräftig.

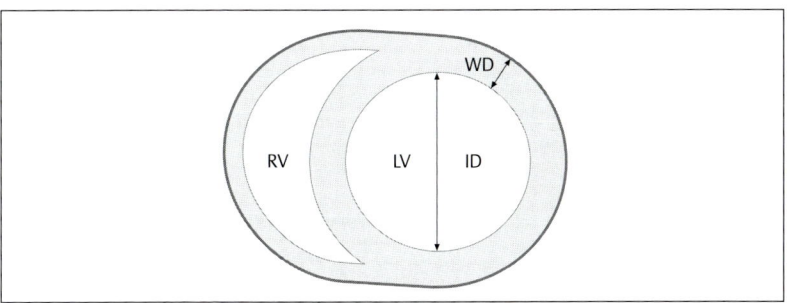

Abb. 4.**35** Beim gesunden Ventrikel entspricht das enddiastolische Verhältnis von Innendurchmesser (ID) zur myokardialen Wanddicke (WD) etwa 5 : 1.

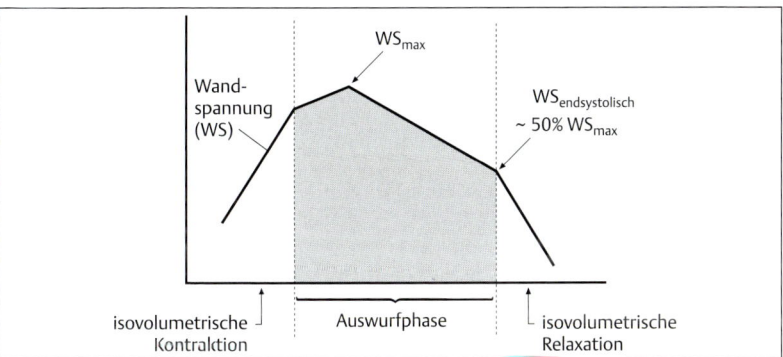

Abb. 4.**36** Die Nachlast entspricht der Wandspannung während der Auswurfphase und limitiert die Ejektion. Das Flächenintegral (grau) korreliert mit dem O2-Verbrauch.

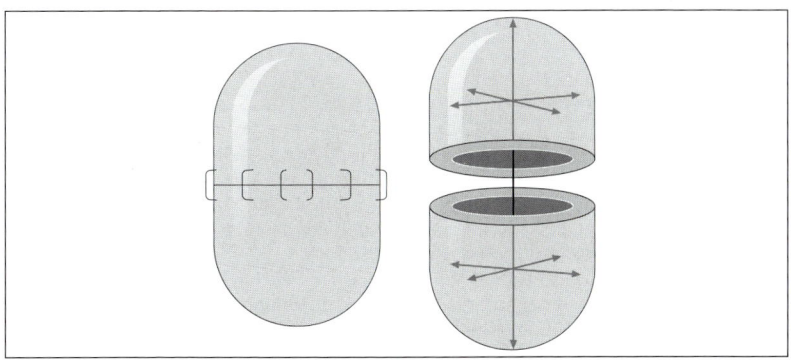

Abb. 4.**37** In einem Hohlkörper bestimmen nach Laplace der Innendruck und das Verhältnis der Innendurchmesser zur Wanddicke die Spannung in der Umwandung.

4.4.5 Laplace-Gesetz

Unter der Annahme, dass der Ventrikel ein kugelförmiger Hohlkörper ist, nimmt die *Wandspannung* im Myokard nach dem Gesetz von *Laplace* proportional mit dem Innendurchmesser und dem Innendruck des Ventrikels zu. Während in den Betrachtungen von *Laplace* allerdings nur die Verhältnisse bei einer Kugel mit unendlich dünner Wandung (und somit ohne Masse) berücksichtigt wurden, handelt es sich beim Ventrikel um einen hohlförmigen Muskel, der über eine 1 cm dicke Myokardschicht verfügt und eher die Form eines Zylinders aufweist. Bei der Bestimmung der kardialen Wandspannung („wall stress") wird daher nicht nur der intraventrikuläre Druck und der Innendurchmesser berücksichtigt, sondern auch die Myokardmasse, zu der die Wandspannung in einem umgekehrt proportionalen Verhältnis steht.

4.4.6 Wandspannung

Die kardiale Wandspannung beschreibt in Anlehnung an das Gesetz von Laplace demnach diejenige Spannung, die in den Muskelfaserbündeln in Richtung des Faserverlaufs und bezogen auf die Muskelmasse vorherrscht. Während des Herzzyklus variiert die Wandspannung jedoch nur in Abhängigkeit vom Innendurchmesser und vom intraventrikulären Druck, nicht aber von der Myokardmasse, da diese unverändert bleibt und sich lediglich verformt. Die Bedeutung der Myokardmasse für die Wandspannung zeigt sich erst beim Vergleich von zwei Herzen mit unterschiedlicher Pathologie. Bei einem chronisch volumenbelasteten Ventrikel mit ausgedünnter Wand (z. B. bei dilatativer Kardiomyopathie) ist die linksventrikuläre Wandspannung wesentlich höher als bei einem chronisch druckbelasteten Ventrikel (z. B. bei Aortenstenose), dessen Myokard konzentrisch hypertrophiert ist (Abb. 4.**38** u. 4.**39**). Da die Wandspannung den kardialen Sauerstoffbedarf wesentlich mitbestimmt, ist deren *grobe echokardiographische Einschätzung* anhand der linksventrikulären Querschnittsfläche und der Myokarddicke beim herzkranken Patienten also durchaus sinnvoll.

Die genaue Bestimmung der Wandspannung bzw. des „Wall Stress" ist im klinischen Bereich kaum möglich, da sie eine exakte Bestimmung der Ventrikelgeometrie und der intraventrikulären Druckverhältnisse erfordert. Zur Schätzung des „Wall Stress" kann man jedoch Hilfsvariable heranziehen wie die *Ventrikelquerschnittsfläche* und die *Myokardfläche*, die beide echokardiographisch bestimmt werden können (Abb. 4.**40**). Weil der intraventrikuläre Spitzendruck und der enddiastolische Ventrikeldruck mit Hilfe des systolischen arteriellen Drucks bzw. des pulmonalarteriellen Verschlussdrucks geschätzt werden können, werden diese in Kombination mit den echokardiographischen Hilfsvariablen in manchen Untersuchungen genutzt, um den endsystolischen und den enddiastolischen „Wall Stress" als Parameter für die ventrikuläre Nachlast und die Vorlast zu bestimmen.

Enddiastolische Wandspannung. In Weiterführung der obigen Definitionen entspricht diejenige Wandspannung, die das Myokard am Ende der Diastole aufweist, dem physikalischen Äquivalent für die Vorlast und wird aus enddiastolischem Volumen, Druck und Myokardmasse errechnet. Unter Heranziehung der *enddiastolischen Ventrikelquerschnittsfläche*, der *enddiastolischen Myokardfläche* und des *pulmonalkapillären Verschlussdrucks* als Parameter für den enddiastolischen Ventrikeldruck kann sie ebenfalls geschätzt werden; wegen der mehrfachen, aufwändigen und fehlerbehafteten echokardiographischen Messungen ist diese Methode der Vorlastbestimmung allerdings wenig pragmatisch. Einfacher ist es, die Vorlast und deren Änderungen anhand der enddiastolischen Kammerquerschnittsfläche im transgastralen Kurzachsenblick zu beurteilen (siehe Kap. 4.4.3).

4

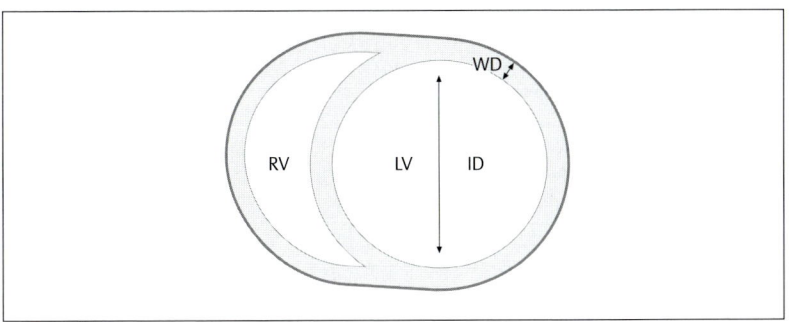

Abb. 4.**38** Eine chronische Volumenbelastung erhöht die Wandspannung und führt bei fehlender Kompensation zur Herzinsuffizienz.

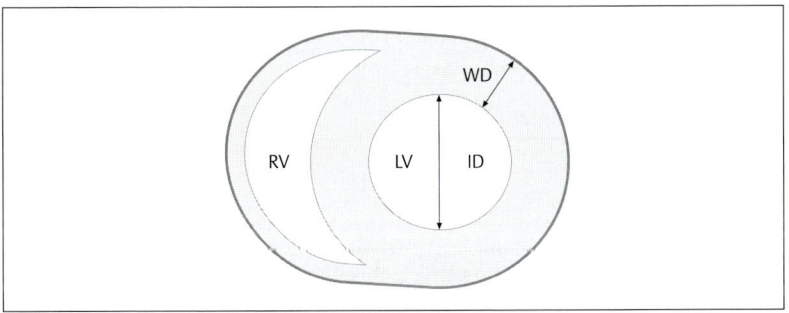

Abb. 4.**39** Eine chronische Druckbelastung erhöht die Wandspannung und triggert die myokardiale Hypertrophie, unter der die Wandspannung sich wieder normalisiert.

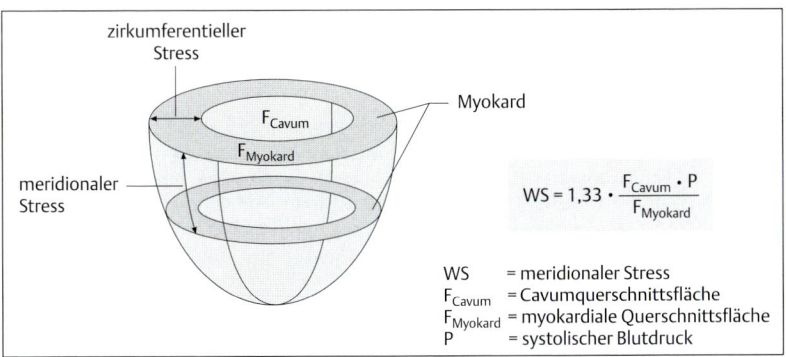

$$WS = 1,33 \cdot \frac{F_{Cavum} \cdot P}{F_{Myokard}}$$

WS	= meridionaler Stress
F_{Cavum}	= Cavumquerschnittsfläche
$F_{Myokard}$	= myokardiale Querschnittsfläche
P	= systolischer Blutdruck

Abb. 4.**40** Die endsystolische Wandspannung WS ist ein physikalischer Nachlastparameter und wird vereinfacht mit Hilfe echokardiographischer Flächenmessungen und des systolischen arteriellen Drucks berechnet.

Endsystolische Wandspannung. Analog zur kardialen Vorlast kann die kardiale *Nachlast* als die maximale Wandspannung angesehen werden, der das Myokard in der Systole unterliegt. Sie repräsentiert diejenigen Kräfte, die der systolischen Faserverkürzung entgegenwirken und letztlich die Systole terminieren. Der Spitzenwert der Wandspannung findet sich etwa im mittleren Drittel der Ejektionsphase und korreliert mit dem myokardialen Sauerstoffverbrauch. Da die Relation zwischen der schwer messbaren mitsystolischen Wandspannung und der *endsystolischen Wandspannung* nahezu linear ist, wird letztere klinisch gelegentlich als Nachlastparameter genutzt.

Mit der transösophagealen Echokardiographie kann die endsystolische Wandspannung durch die Bestimmung von Wanddicke und Innendurchmesser und unter Einbeziehung des systolischen arteriellen Blutdrucks auch intraoperativ bestimmt werden. Da die Methode aufwändig ist und die echokardiographischen Messungen meist eine große Streuung aufweisen, wird sie in der Anästhesiologie und Intensivmedizin selten eingesetzt, sodass hier häufig noch auf den systemischen vaskulären Widerstand als Parameter zurückgegriffen werden muss. Bei einem chronisch dilatierten Ventrikel unterschätzt der systemische Gefäßwiderstand allerdings die kardiale Nachlast und damit auch den Sauerstoffverbrauch, während er bei einem konzentrisch hypertrophierten Ventrikel die Nachlast überschätzt (Abb. 4.**41** u. 4.**42**). In solchen Fällen trägt die TEE dazu bei, den systemischen Gefäßwiderstand bezüglich der kardialen Nachlast richtig zu interpretieren.

4.5 Herzzeitvolumen

4.5.1 Definition

Das Herzzeitvolumen ist dasjenige Blutvolumen, das vom linken Ventrikel pro Zeiteinheit in das arterielle Gefäßsystem gepumpt wird. Es ist eine der wichtigsten Größen für das Sauerstoffangebot in den Organen und der Peripherie, wird meistens in Liter pro Minute angegeben und ist gleichbedeutend mit dem Produkt aus dem mittleren Schlagvolumen pro Minute und der Herzfrequenz. Zur korrekten Berechnung des Herzzeitvolumens muss das Schlagvolumen gemittelt werden, da es u. a. mit der Atmung bzw. Beatmung des Patienten variiert. Seine echokardiographische Bestimmung liefert als Teil der kardialen Funktionsbeurteilung mit der TEE wichtige Zusatzinformationen für die Bewertung der Herz-Kreislauf-Situation (Abb. 4.**43**).

4.5.2 Bestimmungsmethoden

Als Produkt aus Schlagvolumen und Herzfrequenz kann das Herzzeitvolumen echokardiographisch z. B. über die Differenzbildung von enddiastolischen und endsystolischen Ventrikelvolumina und anschließende Multiplikation des Differenzwertes mit der Herzfrequenz ermittelt werden. Weniger aufwändig und dennoch akkurat und reproduzierbar ist die Bestimmungsmethode der Doppler-Echokardiographie, die sich auf das Konzept des volumetrischen Flusses durch einen starren Röhrenabschnitt stützt. Unter der Annahme einer laminaren Strömung kann der Volumenfluss aus dem Produkt der mittleren Blutflussgeschwindigkeit über die Zeit und der durchströmten Querschnittsfläche berechnet werden. Bei der Doppler-Echokardiographie wird das Herzzeitvolumen als Produkt des Geschwindigkeits-Zeit-Integrals, des Strömungsquerschnittes und der Herzfrequenz ermittelt (Abb. 4.**44**). Die Geschwindigkeits-Zeit-Integrale, auch Doppler-Geschwindigkeitsintegrale genannt, können mit der TEE wahlweise an der Mitralklappe, der Aortenklappe oder im Truncus pulmonalis be-

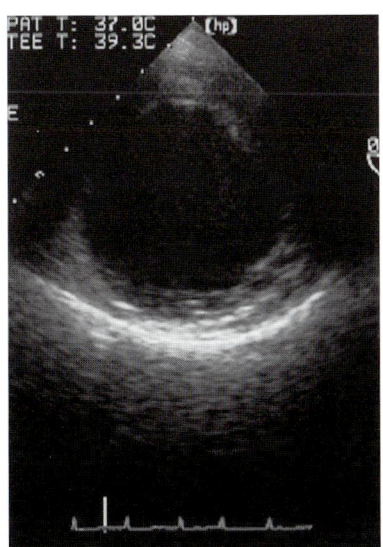

Abb. 4.**41** Dilatative Kardiomyopathie.

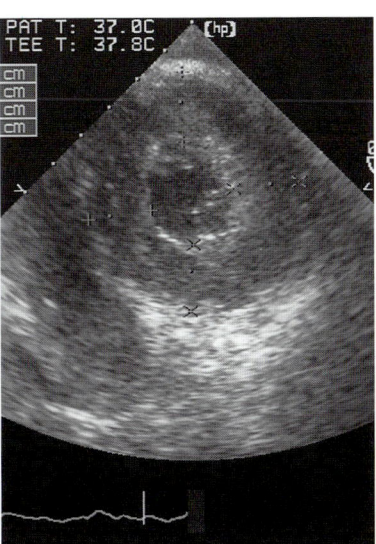

Abb. 4.**42** Konzentrische Ventrikelhypertrophie.

4

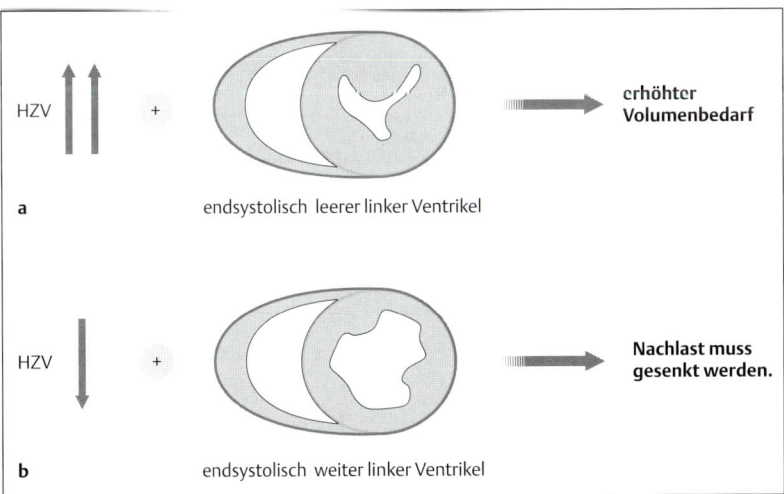

Abb. 4.**43 a** u. **b** Mit der TEE lassen sich das HZV und die endsystolische Ventrikelfüllung bestimmen und daraus Rückschlüsse auf die kardiale Funktion ziehen. Im Beispiel a (septischer Patient) besteht ein ausgeprägter Volumenmangel, im Beispiel b (Herzinsuffizienz) muss die Nachlast gesenkt werden.

4

stimmt werden. Die *Technik an der Aortenklappe* wird derzeit als vergleichsweise präziseres Verfahren angesehen. Wichtig ist bei allen Verfahren, dass der Doppler-Schallstrahl um nicht mehr als 30° von der Flussrichtung abweicht, da der Winkelfehler sonst über 10 % liegt und die Geschwindigkeitsmessung zu ungenau wird. Zudem sollten idealerweise die Geschwindigkeiten des Blutstroms im gesamten Bereich der Durchtrittsfläche zu jedem Messzeitpunkt gleich sein, d. h. der Messort weist ein flaches Strömungsprofil auf.

Die Geschwindigkeits-Zeit-Integrale müssen pro Messung über 5–10 Herzzyklen bestimmt und rechnerisch gemittelt werden, um der beatmungsbedingten Schlagvolumenvariation Rechnung zu tragen. Vereinfachend kann für die wiederholte Messwerterhebung bei einem Patienten beispielsweise aber auch das Ende der Exspiration gewählt werden, wenn das Herzzeitvolumen lediglich im Verlauf beurteilt werden soll.

Die vom Blut durchströmte Querschnittsfläche lässt sich je nach Lokalisation der Messung im 2D-Mode durch eine direkte Flächenmessung oder im M-Mode durch Messung des Durchmessers und Hochrechnung auf einen kreisförmigen Querschnitt ermitteln. Die Querschnittsflächenmessung muss möglichst nahe dem Ort der Geschwindigkeitsmessung erfolgen.

Mitralklappe. Mit der TEE wird das Doppler-Geschwindigkeitsintegral an der Mitralklappe vorzugsweise im Zwei-Kammer-Blick hergeleitet. Über die Lokalisation des Messvolumens und die zu vermessende Querschnittsfläche besteht keine Einigung. Eine einfache und gut reproduzierbare Methode ist die Geschwindigkeitsmessung auf der Höhe des Mitralklappenringes und die Bestimmung des Abstandes (D) der Ansätze beider Mitralklappensegel (Abb. 4.**45**). Dazu wird das transmitrale Geschwindigkeitsprofil mit dem gepulsten Doppler abgeleitet und das Geschwindigkeits-Zeit-Integral durch manuelles Konturieren der Geschwindigkeitskurve mittels eines Cursors planimetrisch bestimmt (Abb. 4.**46**). Die Durchtrittsfläche A lässt sich mit der Kreisflächenformel berechnen:

$$A = \pi/4 \times D^2, \text{ d. h. } A = 0{,}785 \times D^2.$$

Aus der Formel für das Schlagvolumen: SV = VTI × A folgt demnach:

$$SV = VTI \times 0{,}785 \times D^2.$$

Bei Anwendung der Methode an der Mitralklappe werden folgende Annahmen getroffen: Die gemessene Durchtrittsfläche des Blutstroms ist in der Diastole konstant und nahezu kreisförmig, und die Position des Doppler-Messvolumens bleibt relativ zur Durchtrittsfläche unverändert.

Obwohl diese Annahmen wegen der eher elliptischen Geometrie der Mitralklappe und der Dynamik der diastolischen Herzbewegung nicht zutreffen, korreliert die doppler-echokardiographische Messung des Herzzeitvolumens an der Mitralklappe gut mit Thermodilutionsmessungen. Die Methode ist jedoch bei stärkeren Klappeninsuffizienzen oder -stenosen sowie bei Herzrhythmusstörungen ungenau.

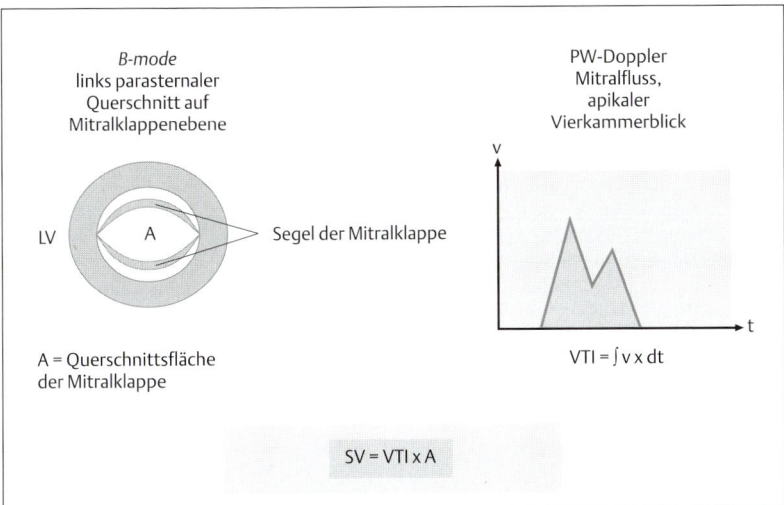

Abb. 4.44 Prinzip der Schlagvolumenbestimmung an der Mitralklappe (transthorakale Darstellung). Das Geschwindigkeits-Zeit-Integral (VTI) entspricht der Fläche unter der Kurve (nach Schmailzl KJG [Hrsg.]. Kardiale Ultraschalldiagnostik. Blackwell Berlin, 1993)

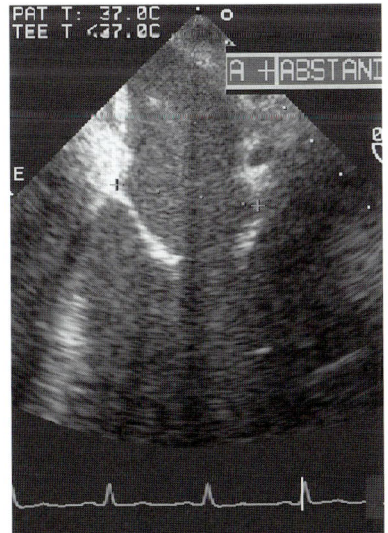

Abb. 4.45 Bestimmung der Mitralöffnungsfläche durch Messung des Klappenringdurchmessers.

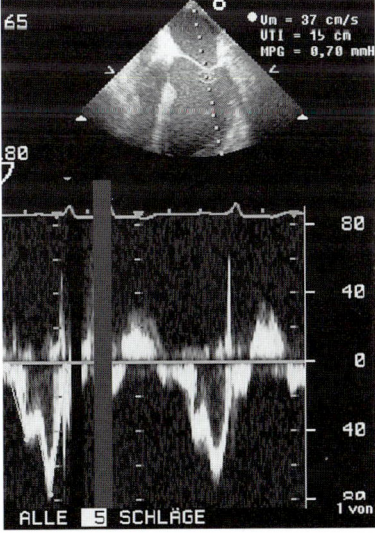

Abb. 4.46 Das Geschwindigkeits-Zeit-Integral VTI wird als Fläche unter der Hüllkurve des transmitralen Flussprofils ermittelt.

Aortenklappe. Bei der Messung des Herzzeitvolumens an der Aortenklappe kommt dasselbe Prinzip wie bei der Mitralklappe zur Anwendung, jedoch mit anderer Wahl des Zeitintervalls, denn hier wird das Geschwindigkeits-Zeit-Integral in der Systole abgeleitet (Abb. 4.**47**). Die Flussprofile können mit der TEE entweder im transgastralen Längsachsenblick mit Schwenk des Sektors auf ca. 120° (Abb. 4.**48**) oder im tieftransgastralen Blick auf die linksventrikuläre Ausflussbahn erhoben werden. Vorzugsweise wird der gepulste Doppler eingesetzt, da sonst die Lokalisation des Flussprofils unscharf ist. Die Messungen werden subvalvulär, valvulär oder supravalvulär vorgenommen.

Die Öffnungsfläche der Aortenklappe kann bei deren orthogonaler Anlotung in mittlerer ösophagealer Schallkopfposition planimetriert werden. Alternativ kann der Durchmesser der Aortenklappe durch Abstandsmessung zwischen den Klappenansatzstellen im inversen Zwei-Kammer-Blick gemessen und die Öffnungsfläche durch Einsetzen in die Kreisformel berechnet werden (Abb. 4.**49**).

Die verschiedenen Methoden der Herzzeitvolumenmessung an der Aortenklappe liefern theoretisch zuverlässigere Werte als die Mitralklappen-Technik, weil die Durchtrittsfläche des Blutstroms sich während der Systole kaum verändert und im Bereich der Klappe sowie oberhalb und unterhalb nahezu kreisförmig ist.

Truncus pulmonalis. Wie bei der Aortenklappen-Technik wird das Geschwindigkeits-Zeit-Integral bei Messungen im Hauptstamm der Pulmonalarterien während der Systole bestimmt. Der TEE-Schallkopf wird hierfür in die mittlere ösophageale Position gebracht und eine Einstellung gewählt, bei der der Blutfluss im Pulmonalarterienhauptstamm auf den Schallkopf zuströmt. Die Messorte schwanken zwischen Lokalisationen kurz oberhalb der Pulmonalklappe und unterhalb der Bifurkation. In mehreren Untersuchungen zu dieser Technik wurde als Messort diejenige Stelle im Hauptstamm gewählt, an der mit Hilfe des Farb-Dopplers die maximale Flussgeschwindigkeit nachgewiesen wurde. Auch bei der Herzzeitvolumenbestimmung an der Pulmonalarterie gelten die oben beschriebenen Grundsätze für die Ausrichtung des Doppler-Schallstrahls.

Die Durchtrittsfläche des Blutflusses wird über die Kreisformel berechnet, da der Hauptstamm der Pulmonalarterien mit der TEE in der Regel nicht orthogonal dargestellt werden kann. Hierfür wird der Abstand zwischen den Gefäßwänden des Hauptstamms gemessen. Da die Gefäßwände in der 2D-Mode-Darstellung mit der TEE parallel zum Schallstrahl verlaufen, schränkt die gegenüber der axialen Auflösung schlechtere laterale Diskriminierung der Bildpunkte die Genauigkeit der Messung ein. Der hierdurch bedingte Messfehler potenziert sich zudem in der Kreisflächenformel und führt deshalb – zumindest theoretisch – zu größeren Messungenauigkeiten als bei der Aortenklappen-Technik, bei der die Klappenöffnungsfläche direkt gemessen wird.

4.6   Diastolische Ventrikelfunktion

4.6.1   Hintergrund und klinische Bedeutung

Die diastolische Funktion wird durch die Interaktion von *Relaxation*, *Compliance* und *ventrikulärer Füllung* des Ventrikels bestimmt und erweist sich in jüngeren Untersuchungen zusehends als wichtige Komponente der globalen Ventrikelfunktion. Isolierte Störungen der diastolischen Funktion, d. h. ohne begleitende systolische Funktionsstörung, sind oftmals die einzige fassbare Ursache für eine Herzinsuffizienz. Die *Relaxation* des Ventrikels ist ein aktiver Prozess, der Energie in Form von Adenosintriphosphat (ATP) verbraucht. Aus diesem Grund verursacht beispielsweise eine Myokardischämie

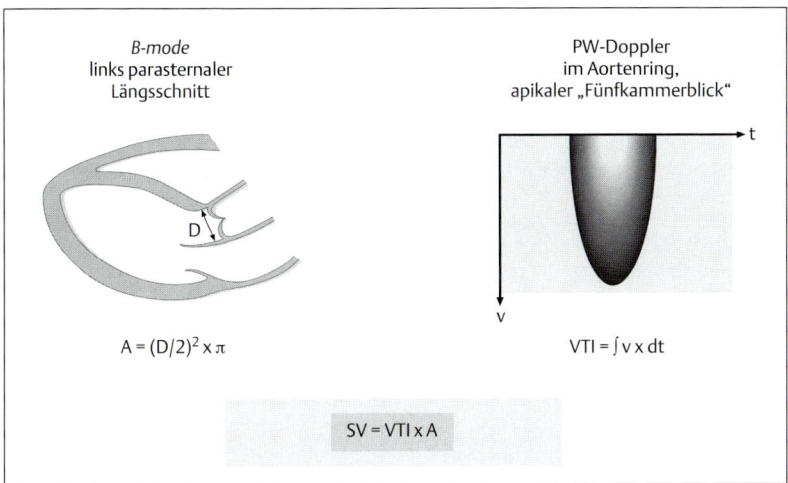

4

Abb. 4.**47** Prinzip der Schlagvolumenbestimmung an der Aortenklappe (transthorakale Darstellung) (nach Schmailzl KJG [Hrsg.]. Kardiale Ultraschalldiagnostik. Blackwell Berlin, 1993).

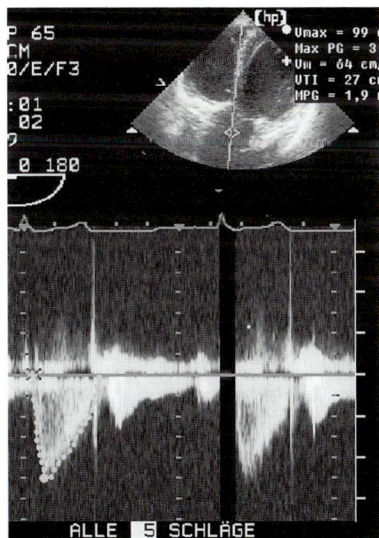

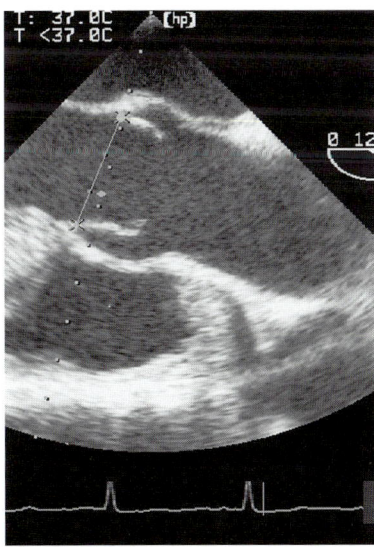

Abb. 4.**48** Das VTI des linksventrikulären Ausstroms wird z. B. im tief transgastralen Längsachsenblick auf die Aortenklappe ermittelt.

Abb. 4.**49** Bestimmung der Aortenklappenöffnungsfläche durch Messung des Klappenringdurchmessers.

eine Relaxationsstörung, die in der 2D-Echokardiographie das Bild eines „steifen" Ventrikels hervorruft. Mit Zunahme der Relaxationsstörung kommt es zu einer Verminderung der myokardialen *Compliance*, sodass der enddiastolische Druck im Ventrikel bei gleich bleibendem intraventrikulären Volumen ansteigt. Das wiederum behindert die *ventrikuläre Füllung*.

4.6.2 Physiologie der Diastole

Die Diastole spiegelt sich in den Druckkurven der Vorhöfe, der Ventrikel und der Aorta wider (Abb. 4.**50**) und lässt sich in vier Phasen unterteilen:

- Isovolumetrische Relaxation,
- frühe Füllungsphase,
- Diastase,
- Vorhofkontraktion.

In der Druck-Volumen-Beziehung des linken Ventrikels werden diese Phasen nur schlecht abgebildet. Der intraventrikuläre Druck sinkt gegen Ende der Systole unter das Druckniveau in der Aorta, sodass die Aortenklappe schließt. Der Ventrikel enthält zu diesem Zeitpunkt sein kleinstes Blutvolumen innerhalb eines Herzzyklus, das endsystolische Volumen. Im weiteren Verlauf tritt der Ventrikel tiefer in die Entspannungsphase ein, zunächst ohne Volumen aufzunehmen, weil zu diesem Zeitpunkt die Mitralklappe wegen des noch bestehenden Druckgefälles zwischen dem linken Ventrikel und dem linken Vorhof weiterhin geschlossen ist. Diese *isovolumetrische Relaxation* (Phase 1) dauert bei normaler Herzfrequenz ca. 120 ms. Unter der weiter nachlassenden muskulären Spannung nimmt das Druckgefälle zwischen Ventrikel und Vorhof kontinuierlich weiter ab und kehrt sich zum Ende dieser ersten diastolischen Phase schließlich um.

In der *frühen Füllungsphase* (Phase 2) erfolgt der Bluteinstrom aus dem Vorhof in den Ventrikel entlang der Mitralklappe zunächst mit zunehmender Geschwindigkeit bis zu ca. 70 cm/s, während die kontraktile Anspannung des Ventrikels und der Ventrikeldruck zunächst noch weiter abnehmen. Dann kommt es zu einem langsamen intraventrikulären Druckanstieg. Der Ventrikel lässt sich in dieser Phase mit einer zusammengeknüllten Plastiktüte vergleichen, die sich durch Füllen mit Wasser erst schnell und dann etwas langsamer entfaltet. Die frühe Füllungsphase trägt zu etwa 80% zur kompletten diastolischen Ventrikelfüllung bei.

In der Folge kommt es kurzfristig zu einem Druckausgleich mit dem Vorhof und zur *Diastase* (Phase 3), d. h. die Geschwindigkeit der transmitralen Blutströmung sinkt gegen Ende der frühen diastolischen Füllungsphase auf Null und der Blutstrom sistiert für einige Millisekunden. Der Diastase folgt die *Vorhofkontraktion* (Phase 4), bei der die restlichen 20% des Füllvolumens aus dem Vorhof in den Ventrikel verschoben werden. Während der atrialen Kontraktion steigt die transmitrale Strömungsgeschwindigkeit auf bis zu 50 cm/s und der Druck zum Ende der Diastole auf ca. 12 mmHg an. Das enddiastolische Volumen des Ventrikels ist das größte Volumen, das er während eines abgeschlossenen Herzzyklus aufnimmt, und beträgt ca. 125 ml.

Da die Strömungsgeschwindigkeiten an der Mitralklappe während der Diastole charakteristisch variieren, kann der gesamte Füllungsvorgang recht gut mit dem Dopplerechokardiographisch abgeleiteten transmitralen Flussprofil dargestellt werden. Aber auch wenn man die linksventrikuläre Querschnittsfläche als Parameter für das Ventrikelvolumen heranzieht und als Kurve aufzeichnet, zeigt deren Änderung während der Diastole einen typischen sattelförmigen Verlauf, der die passive und die durch die Vorhofkontraktion bedingte aktive Füllung widerspiegelt (siehe auch Abb. 2.**25**).

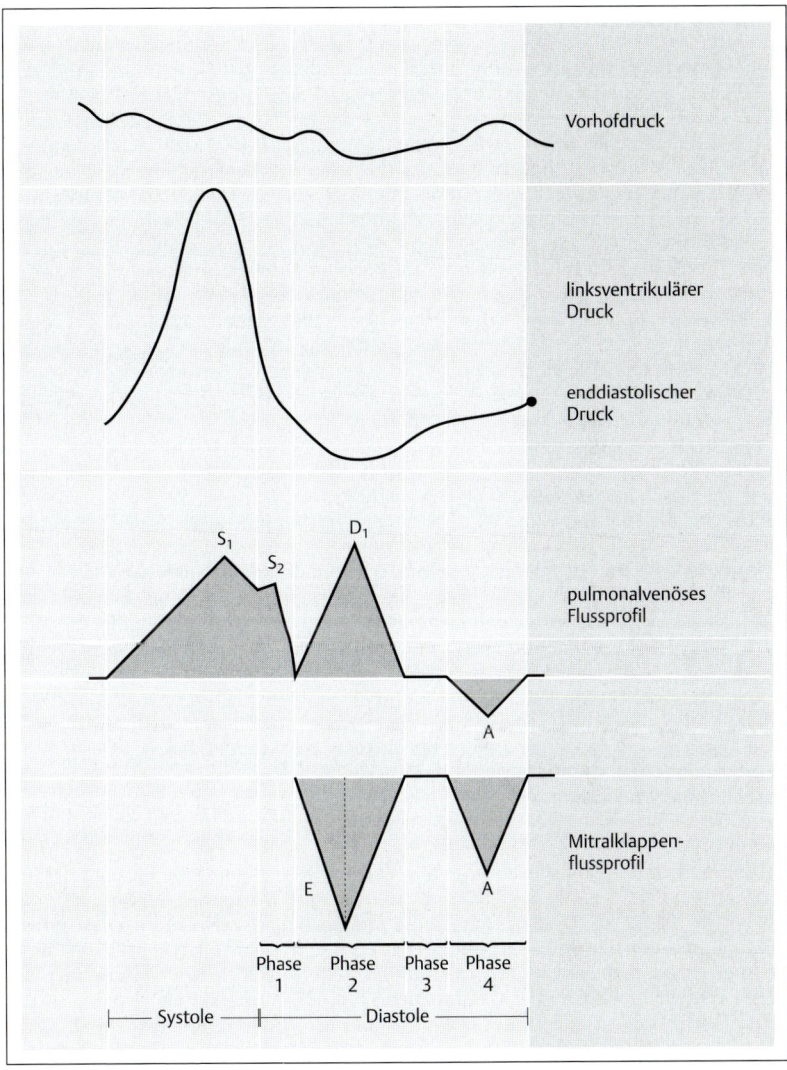

Abb. 4.**50** Relation der linkskardialen Flussprofile zu den Drücken im linken Vorhof und Ventrikel.

4

4.6.3 Messung der diastolischen Funktion

Die einzelnen Phasen der Diastole lassen sich zwar mit verschiedenen physiologischen Parametern gut beschreiben, doch gibt es keine Messmethode, die die diastolische Funktion in ihrer Gesamtheit erfasst. Vielmehr werden die ventrikuläre Relaxation, die ventrikuläre Compliance, die intraventrikulären diastolischen Drücke und die Füllungskurven mit unterschiedlichen Verfahren betrachtet und die Informationen zusammengeführt. Eine verminderte linksventrikuläre *Relaxation* führt beispielsweise zu einer Zunahme der isovolumetrischen Relaxationszeit (IVRT) und einer Abnahme der transmitralen Strömungsgeschwindigkeit (*E*) in der frühen Füllungsphase, die im transmitralen Flussprofil gemessen werden können (Abb. 4.**51**). Eine Abnahme der ventrikulären *Compliance*, d. h. des Verhältnisses von intraventrikulärem Druck zu intraventrikulärem Volumen, wird dagegen genau genommen nur durch die Beurteilung der linksventrikulären Druck-Volumen-Relation erkannt. In der klinischen Situation wird – mangels besserer Alternativen – häufig noch der pulmonalarterielle Verschlussdruck als Marker für den linksventrikulären enddiastolischen Druck herangezogen. Dessen Wert als diastolischer Funktionsparameter ist jedoch begrenzt, weil er gerade bei Patienten mit diastolischer Dysfunktion keinen Rückschluss auf das enddiastolische Volumen und die Myokarddehnung zulässt.

4.6.4 Echokardiographische Bestimmungsmethoden

Die *Füllung*, die *Relaxation* und die *Compliance* des Ventrikels entscheiden wesentlich über den Umfang, die Geschwindigkeit und den zeitlichen Verlauf der Blutströmung von den Hohlvenen bzw. den Pulmonalvenen in die Vorhöfe und von den Vorhöfen in den Ventrikel. Deshalb kommt der Doppler-echokardiographischen Untersuchung der pulmonalvenösen Einflussbahn in den linken Vorhof und des transmitralen Blutstroms in den linken Ventrikel bei der Beurteilung der diastolischen Funktion eine wichtige Rolle zu.

Transmitrales Flussprofil. Die Geschwindigkeit und der zeitliche Verlauf der transmitralen Blutströmung hängen von mehreren Faktoren ab, darunter die
- Druckdifferenz zwischen Vorhof und Ventrikel,
- ventrikuläre Relaxation,
- relative Compliance des linken zum rechten Ventrikel.

Die Strömungsgeschwindigkeit an der Mitralklappe wird mit dem gepulsten Doppler-Verfahren im Vier-Kammer-Blick oder im Zwei-Kammer-Blick ermittelt (Abb. 4.**52**). Sie variiert während eines Herzzyklus mit dem Druckgefälle zwischen Vorhof und Ventrikel und zeigt im zeitlichen Profil ein biphasisches Muster. Die erste Phase wird wegen ihrer Zuordnung zum frühdiastolischen Einstrom als E-Welle (E für „early") bezeichnet, die zweite wegen ihrer Entstehung während der Vorhofkontraktion als A-Welle (A für „atrial contraction"). Das Ende der A-Welle kennzeichnet den Beginn der isovolumetrischen Kontraktion, später der Ejektion, während der der transmitrale Blutfluss sistiert. Auch in der isovolumetrischen Relaxationsphase sistiert der Blutstrom noch, bis die Mitralsegel mit Beginn der frühen Füllungsphase die Klappe wieder öffnen. Das Verhältnis der Maximalgeschwindigkeiten der E- und A-Wellen (E/A-Verhältnis) gibt unter Berücksichtigung des Alters bedingt Aufschluss über das Vorliegen einer Relaxationsstörung. Der Normwert des E/A-Quotienten im mittleren Alter liegt bei 1,8. Bei jüngeren Menschen liegt er darüber, bei älteren Menschen darunter.

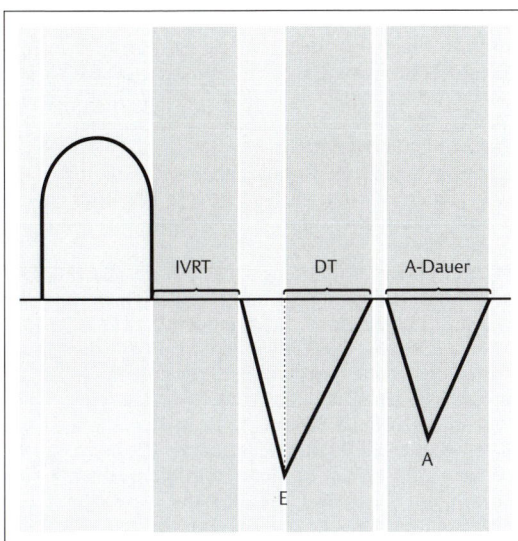

Abb. 4.**51** Messung der isovolumetrischen Relaxationszeit IVRT und der Dezelerationszeit DT im transmitralen Flussprofil. Die Flussgeschwindigkeiten vor Beginn der IVRT entstehen durch den systolischen Ausstrom in der linksventrikulären Ausflussbahn (aus Flachskampf FA. Kursbuch Echokardiographie. Thieme, Stuttgart 2001).

4

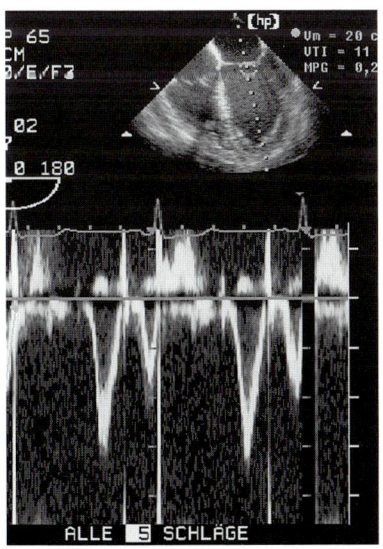

Abb. 4.**52** Transmitrales Flussprofil im mittösophagealen Vier-Kammer-Blick.

Wegen der Platzierung des Messfensters nahe der linksventrikulären Ausflussbahn wird zusammen mit dem transmitralen Flussprofil meist auch der systolische Auswärtsstrom in die Aorta abgebildet. Dessen Flussrichtung ist der diastolischen Flussrichtung an der Mitralklappe entgegengesetzt. Deswegen entsteht die zugehörige Geschwindigkeitswelle entgegengesetzt zu den E- und A-Wellen und zudem zeitlich versetzt (Abb. 4.51). Das Zeitintervall zwischen dem Ende des systolischen transaortalen Ausstroms und dem Beginn des diastolischen transmitralen Einstroms entspricht somit der isovolumetrischen Relaxationszeit (IVRT). Eine Verlängerung der IVRT über 100 ms ist ebenso wie eine verlängerte Dezelerationszeit typisch für eine Relaxationsstörung.

Mitral Flow Propagation (Abb. 4.**53**). Bei der Bestimmung der sog. *mitral flow propagation velocity (Vp)* handelt es sich um die Auswertung des transmitralen Flussprofils mit dem Color-M-Mode. Sie basiert darauf, dass die Flussbeschleunigung auf Höhe der Mitralklappe früher auftritt als nahe dem Apex. Die E-Welle entsteht folglich an der Mitralklappe ebenfalls früher. Da der Farb-Doppler alle Geschwindigkeiten entlang des Schallstrahls abbildet, kann mit dem Color-M-Mode diejenige Geschwindigkeit bestimmt werden, mit der die E-Welle gewissermaßen von der Mitralklappe in den Ventrikel wandert. Dazu wird zunächst der Vier-Kammer-Blick eingestellt und auf die bestmögliche Darstellung des Apex geachtet. Dann wird der Color-M-Mode entlang des transmitralen Flusses gelegt. Das Limit der Farb-Doppler-Skala soll etwa 75 % der maximalen E-Geschwindigkeit betragen. Die *propagation velocity* wird nun aus dem Aliasing-Muster des Flussprofils dadurch ermittelt, dass die Steigung vom ersten Auftreten des Aliasing entlang der Farbmustergrenze bis zu 4 cm Eindringtiefe in den Ventrikel gemessen wird. Der Normalwert beträgt etwa 50 cm/s. Bei diastolischer Dysfunktion sinkt Vp auf unter 45 cm/s ab.

Pulmonalvenöses Flussprofil. Für die Geschwindigkeitsmessungen des pulmonalvenösen Flusses mit dem gepulsten Doppler-Verfahren wird der um ca. 80° aus der Transversalachse gedrehte Zwei-Kammer-Blick gewählt. Das Messfenster wird etwa 1 cm proximal der atrialen Einmündung in der linken oberen Pulmonalvene platziert. Das Flussprofil wird durch die systolische Welle S, die frühdiastolische Welle D und die spätdiastolische reverse-A-Welle geformt (Abb. 4.**54**). Die S-Welle weist gelegentlich zwei Spitzen auf, die durch die Vorhofrelaxation und bei etwas später einsetzender Ventrikelkontraktion durch das Tiefertreten der Ventilebene hervorgerufen werden. Die D-Welle korreliert hinsichtlich des Zeitpunktes und der Geschwindigkeiten mit der E-Welle des transmitralen Flussprofils. Die a-Welle entsteht durch eine kurzfristige Umkehr der pulmonalvenösen Flussrichtung während der Vorhofkontraktion. Wie beim transmitralen Flussprofil gibt beim transpulmonalen Flussprofil das Verhältnis der Maximalgeschwindigkeiten der S- und D-Wellen (S/D-Quotient) unter Berücksichtigung des Alters ebenfalls Aufschluss über das Vorliegen einer Relaxationsstörung. Als Faustregel gilt, dass der S/D-Quotient im mittleren Alter bei 1, bei jüngeren Menschen unter 1 und bei älteren Menschen über 1 liegt. Die maximale A-Geschwindigkeit liegt normalerweise unter 30 cm/s. Darüber liegende Werte deuten auf eine diastolische Dysfunktion hin.

4.6.5 Stadien der diastolischen Dysfunktion

Mit fortschreitendem Krankheitsbild zeigt die diastolische Dysfunktion eine typische Progredienz, die sich in den transmitralen und pulmonalvenösen Flussprofilen widerspiegelt. Anhand der Doppler-Befunde können vier Stadien unterschieden werden:

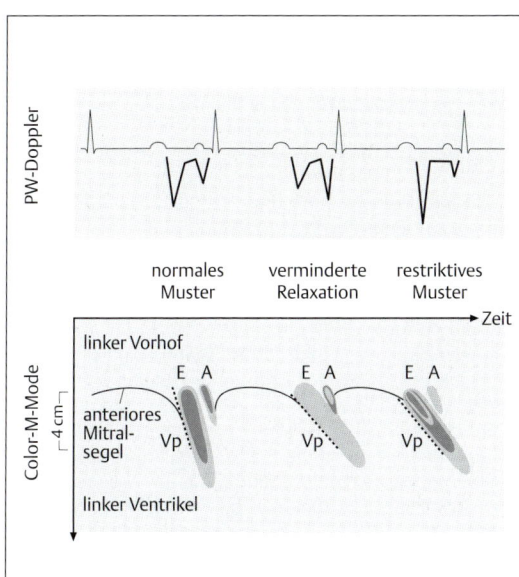

Abb. 4.**53** „Mitral flow propagation"-Methode zur Erkennung einer Relaxationsstörung (zur genauen Beschreibung siehe Garcia MJ et al. J Am Coll Cardiol 1998; 32: 865–75).

4

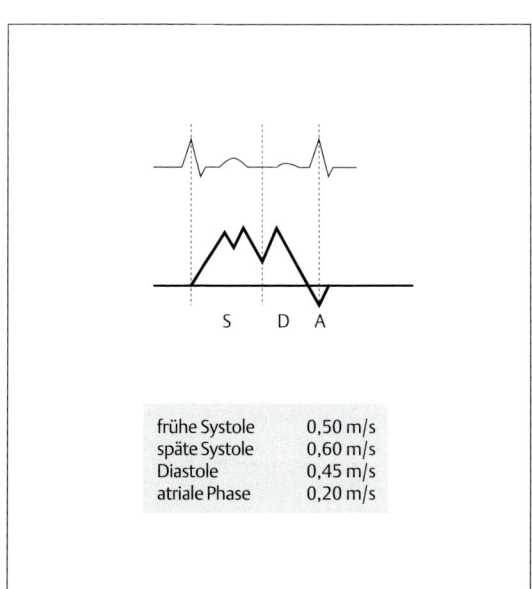

Abb. 4.**54** Pulmonal venöses Flussprofil (zur Erläuterung siehe auch Abb. 4.**50**) (aus Flachskampf FA [Hrsg.]. Praxis der Echokardiographie. Thieme, Stuttgart 2002).

4

- *Milde diastolische Dysfunktion,* die eine leicht eingeschränkte Relaxation etwa bei latenter Myokardischämie widerspiegelt,
- *mäßige oder moderate Dysfunktion* bei zunehmender Relaxationsstörung, bei der es bereits zu einem Anstieg des linksventrikulären enddiastolischen Drucks kommt,
- *Pseudonormalisierung,* bei der zusätzlich der linksatriale Druck erhöht und der linke Vorhof vergrößert sind,
- *schwere diastolische Funktionsstörung,* bei der meistens zusätzlich ein Vorhofflimmern und eine Mitralinsuffizienz das klinische Bild bestimmen.

4.6.6 Interpretation der Flussprofile

Mit Einsetzen einer diastolischen Funktionsstörung kommt es unter normalen hämodynamischen Bedingungen (Normovolämie, normale Herzfrequenz, normaler arterieller Blutdruck etc.) bereits zu einer typischen Änderung im E/A-Verhältnis des transmitralen Flussprofils, während das pulmonalvenöse Flussprofil unverändert bleibt. Mit *zunehmender Relaxationsstörung* sinkt das E/A-Verhältnis unter 1 (Abb. 4.**55**), weil der intraventrikuläre Druck während der gesamten Diastole jetzt höher als normal liegt und der transmitrale Druckgradient abnimmt. Dadurch wird die E-Welle gedämpft. Bei zunehmender diastolischer Funktionsstörung wird auch die A-Welle gedämpft, weil der intraventrikuläre Druck weiter ansteigt. Da gleichzeitig auch der linksatriale Druck langsam zunimmt, kommt es zu einer Normalisierung des E/A-Quotienten bei allerdings verminderten Maximalgeschwindigkeiten. Das kennzeichnet typischerweise die Phase der *Pseudonormalisierung.* Bei schwerer diastolischer Dysfunktion steigt das E/A-Verhältnis weiter an, weil der linksatriale Druck noch weiter zunimmt.

Auch im pulmonalen Flussprofil werden die Stadien der diastolischen Dysfunktion abgebildet. Während eine beginnende Dysfunktion noch keine Änderungen hervorruft, ist die moderate Dysfunktion von einer Dämpfung der D-Welle begleitet, sodass der S/D-Quotient zunimmt. In der Phase der Pseudonormalisierung sinkt S unter D, weil der linksatriale Druck ansteigt. Mit Ausbildung eines restriktiven Füllungsmusters sinkt der S/D-Quotient weiter ab (Abb. 4.**56**).

4.6.7 Praktische Hinweise

Die Interpretation der Flussprofile ist schwierig, weil die Flussgeschwindigkeiten des intrakardialen Blutstroms u. a. vom Alter, von der Herzfrequenz und vom Volumenstatus abhängen. Bei Herzrhythmusstörungen sind die Flussprofile kaum verwertbar. Ein schwer einschätzbarer intraoperativer Einflussfaktor ist zudem die Beatmung und die hierdurch hervorgerufenen intrakardialen Druck- und Volumenvariationen. Eine routinemäßige umfassende Erhebung der Flussprofile ist daher nicht immer sinnvoll.

Grundsätzlich ist es zweckmäßig, bei der peri- bzw. intraoperativen TEE eines Intensivpatienten oder eines kardialen Risikopatienten das transmitrale Flussprofil zu erheben. Bei kardialen Risikopatienten, z. B. solchen mit koronarer Herzkrankheit, wird es sich in der Regel um ältere Erwachsene handeln, bei denen das E/A-Verhältnis normalerweise zwischen 1 und 1,5 und der S/D-Quotient über 1 liegen. Wenn der linke Ventrikel im transgastralen Kurzachsenblick und im Vierkammerblick keine deutliche systolische Funktionsstörung aufweist und das E/A-Verhältnis normal ist, ist eine relevante diastolische Funktionsstörung unwahrscheinlich. Bieten diese Einstellungen dagegen Hinweise auf eine diastolische Funktionsstörung, ist eine Erhebung des pulmonalvenösen Flussprofils sinnvoll. Liegt der S/D-Quotient unter 1, besteht eine Pseudonormali-

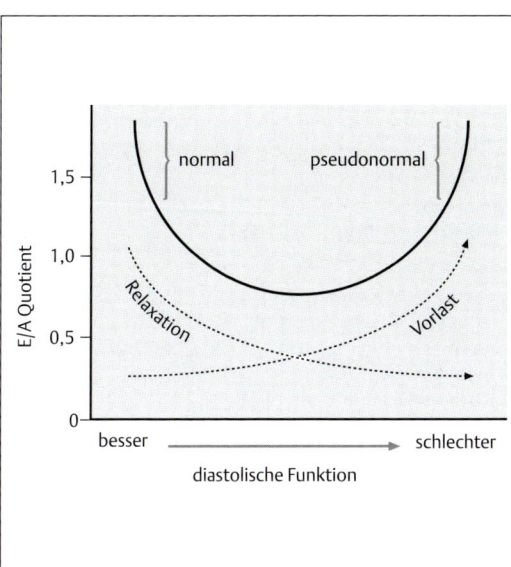

Abb. 4.**55** Die mit zunehmender diastolischer Funktionsstörung abnehmende Relaxationsfähigkeit und der ansteigende Füllungsdruck des Ventrikels pseudonormalisieren das E/A-Verhältnis.

4

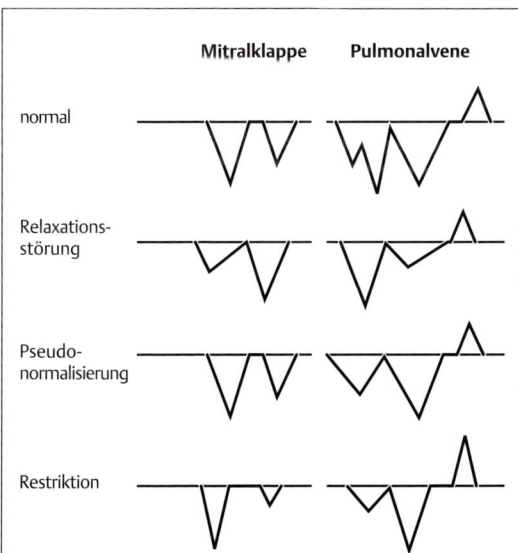

Abb. 4.**56** Auswirkung der linksventrikulären diastolischen Funktionsstörung auf das transmitrale und das pulmonalvenöse Flussprofil. Zur Vereinfachung sind beide Flussrichtungen parallel dargestellt (aus Flachskampf FA [Hrsg.]. Praxis der Echokardiographie. Thieme, Stuttgart 2002).

sisierung oder sogar eine restriktive Füllungsbehinderung; liegt er über 1, ist die diastolische Dysfunktion klinisch nicht relevant. Ist der E/A-Quotient größer 2, ist eine Relaxationsstörung hoch wahrscheinlich und sollte ebenfalls das pulmonalvenöse Flussprofil erhoben werden. Neben den Flussprofilen müssen bei Verdacht auf eine diastolische Dysfunktion immer auch die Größe des linken Vorhofs, eine eventuell vorliegende Mitralinsuffizienz und die linksventrikuläre systolische Funktion in die Betrachtung einbezogen werden.

4.7 Rechter Ventrikel

4

Funktionelle Anatomie. Im Unterschied zum linken Ventrikel ist der rechte Ventrikel asymmetrisch geformt und hat im Vergleich eine geringere Muskelmasse, die sich auf das interventrikuläre Septum und zum größeren Teil auf die so genannte freie (restliche) Wand verteilt. Die freien und die septalen Wandanteile des Ventrikels umschließen eine Kammer, die nahezu das gleiche Volumen hat wie die Kammer des linken Ventrikels. Aufgrund ihrer schalenförmigen Geometrie wirkt die rechte Kammer jedoch in nahezu allen echokardiographischen Einstellungen kleiner als die linke Kammer. Die Myokardwand des rechten Ventrikels ist vergleichsweise dünn und struktureller Bestandteil eines Niedrigdrucksystems, das Blut in den pulmonalarteriellen Kreislauf pumpt. Anstelle von zwei Papillarmuskeln im linken Ventrikel ist der rechte Ventrikel mit drei Muskeltrabekeln ausgestattet, die die Trikuspidalklappe stabilisieren und in der Systole einen Blutrückstrom in den Vorhof verhindern. Der größte Papillarmuskel des rechten Ventrikels verläuft im apikalen Drittel quer zur Längsachse, ist echokardiographisch häufig nachzuweisen und wird als *Moderatorband* bezeichnet.

Die myokardiale Kontraktion des Ventrikels entsteht mit einsetzender Systole im Bereich des oberen Kammerabschnitts und setzt sich sequentiell entlang des Ventrikels bis zur Ausflussbahn fort. Dieses Kontraktionsmuster lässt sich mit dem Zusammendrücken eines Blasebalgs vergleichen, bei dem die eine Seite auf die andere zubewegt wird (Abb. 4.**57**). Dementsprechend lässt sich die rechtsventrikuläre Kontraktion in der Echokardiographie an der freien Wand besser nachvollziehen als am Ventrikelseptum. Das gilt bedingt auch für die Relaxation, die noch während der Ejektionsphase einsetzt und in der gleichen Sequenz erfolgt wie die Kontraktion. Die rechtsventrikuläre Ausflussbahn setzt der Blutströmung in der Ejektionsphase einen geringen Widerstand entgegen, der das pulmonalarterielle System vor Überdruck schützt. Wegen seiner hohen Compliance kompensiert der rechte Ventrikel eine Erhöhung der Vorlast bzw. der Volumenzufuhr in erster Linie durch eine Dilatation und eine Vergrößerung der Kammer. Zusätzlich wird der Ventrikel durch eine Erhöhung der Herzfrequenz vom Volumen entlastet. Dagegen sind der Kompensationsfähigkeit des rechten Ventrikels bei akuten pathologischen Widerstandserhöhungen (z. B. bei Lungenembolie) enge Grenzen gesetzt, bei deren Überschreiten der Ventrikel schnell dekompensiert (Abb. 4.**58**). Im Vergleich zu einer plötzlichen Druckbelastung werden akute Volumenbelastungen also besser toleriert.

Standardschnittebenen. Der rechte Ventrikel und seine Anhangsgebilde, die Trikuspidal- und die Pulmonalklappe, werden mit der TEE wegen der Asymmetrie der rechten Herzhälfte nur in wenigen Ebenen übersichtlich dargestellt. Die wichtigsten *zwei* transösophagealen und *zwei* transgastrischen Schnittebenen sind (die Ziffern in den Klammern beziehen sich auf die Schnittebeneneinstellung):

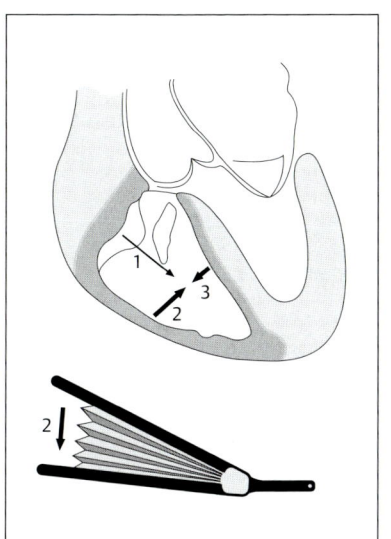

Abb. 4.**57** Der Kontraktionsablauf des rechten Ventrikels ähnelt dem eines Blasebalgs (1 = diastolischer Einstrom, 2 = Kontraktion der freien Wand, 3 = Septumkontraktion).

4

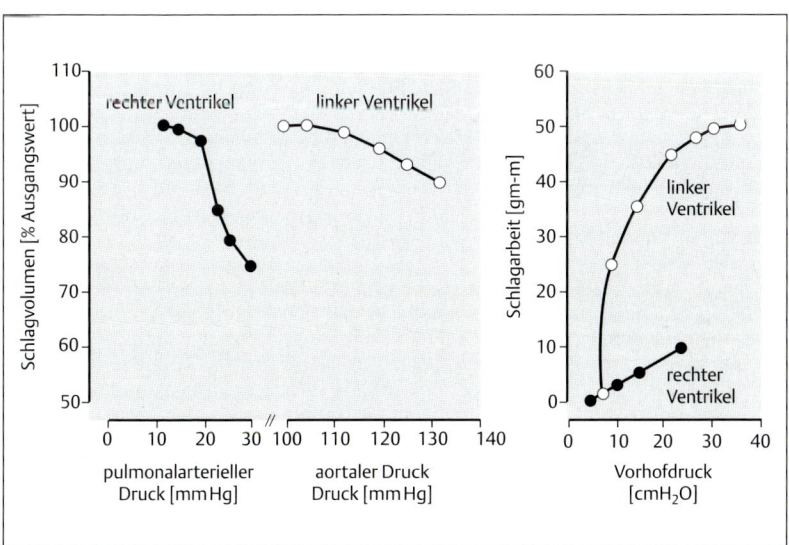

Abb. 4.**58** Akute Druckbelastungen werden vom rechten Ventrikel schlechter toleriert als vom linken Ventrikel.

- mittösophagealer Vier-Kammer-Blick (7),
- mittösophagealer Anschnitt der rechtsventrikulären Einstrom- und Ausflussbahn (13),
- transgastrischer mittpapillärer Kurzachsenblick (1),
- transgastrastrischer Längsachsenblick auf die rechtsventrikuläre Einflussbahn (4).

Der Vier-Kammer-Blick ist für eine erste Orientierung mit der TEE der beste, weil er in den meisten Fällen eine eingeschränkte Kontraktion, eine myokardiale Hypertrophie in Form einer Wandverdickung oder eine Vergrößerung der Kammer des rechten Ventrikels erkennen lässt.

Untersuchungsgang. Die perioperative Untersuchung des rechten Ventrikels mit der TEE konzentriert sich meistens auf den Ausschluss einer rechtsventrikulären Dekompensation oder eines akuten Rechtsherzversagens in den mittösophagealen Einstellungen (Abb. 4.**59** u. 4.**60**), das echokardiographisch durch die Kombination eines kleinen, normal kontrahierenden linken Ventrikels mit einem akinetischen, dilatierten rechten Ventrikel auffällt. Im transgastralen Kurzachsenblick deutet eine Abflachung und Linksverschiebung des interventrikulären Septums, das in dieser Einstellung normalerweise Teil des kreisrunden Querschnitts des linken Ventrikels ist, zusammen mit einem ovalen Querschnitt des linken Ventrikels auf eine massive Druck- oder Volumenbelastung des rechten Ventrikels hin.

Die Untersuchung des rechten Ventrikels ist weit weniger informativ als die des linken. Wegen der komplexen Geometrie und der Abhängigkeit der Ventrikelform sowohl vom intrakavitären Volumen als auch vom linken Ventrikel lassen sich typische echokardiographische Funktionsparameter des rechten Ventrikels, wie dessen Ejektionsfraktion, nicht bestimmen. Auf eine Einteilung des rechten Ventrikels in regionale Wandsegmente wird wegen der fehlenden Landmarken und schlechter Abgrenzbarkeit der Segmente verzichtet. Das globale Kontraktionsverhalten lässt sich nur ungenau nach normal, leicht, mittelschwer oder schwer unterscheiden. Mit der TEE werden deshalb lediglich die Bewegungen und die Dickenzunahme des interventrikulären Septums und der gegenüberliegenden freien Wand untersucht, die Größe und die Wanddicke des rechten Ventrikels eingeschätzt und ggf. die Ventrikelkammer auf das Vorhandensein von Thromben, Schrittmacherelektroden, Rechtsherzkathetern oder anderen Strukturen abgeklärt.

Messung der Ventrikelgröße. Obwohl das Kammervolumen des rechten Ventrikels nahezu dem des linken entspricht, unterscheiden sich die Abmessungen beider Ventrikel beachtlich. Während die Längsachse des linken Ventrikels einer geraden Linie von der Mitralklappenebene bis zum Apex entspricht, hat der rechte Ventrikel wegen seiner schalen- oder halbmondförmigen Geometrie keine definierte Längsachse. Im Vier-Kammer-Blick lässt sich dennoch eine gerade Linie von der Trikuspidalklappe zum Apex ziehen, die bei der Nennung der Dimensionen als Längsachse bezeichnet wird die endsystolisch bei 4–7 cm und enddiastolisch bei 6–9 cm liegen sollte. Der Querdurchmesser des rechten Ventrikels wird ebenfalls im Vierkammerblick gemessen. Hierfür wird eine Linie im rechten Winkel durch den Grenzpunkt zwischen dem oberen und dem mittleren Drittel der Längsachse gezogen, die die freie Wand mit dem Ventrikelseptum verbindet. Die Strecke beträgt normalerweise 2,5–4,5 cm.

Druck- und Volumenbelastung. Akute und chronische Volumenbelastungen werden vom intakten Ventrikel wegen seiner hohen Compliance besser toleriert als Druckerhö-

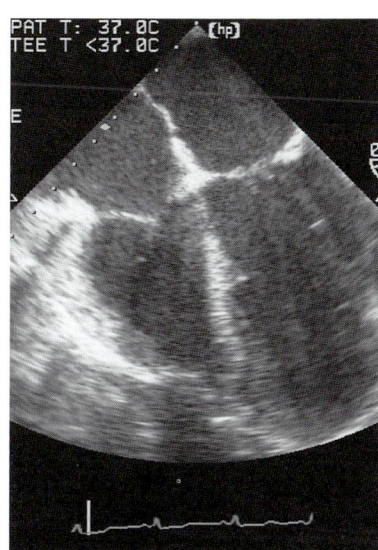

Abb. 4.**59** Rechter Ventrikel im Vier-Kammer-Blick.

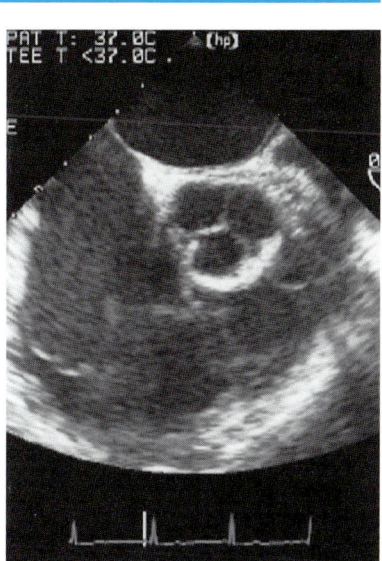

Abb. 4.**60** Trikuspidalklappe mit rechtsventrikulärer Einstrom- und Ausflussbahn.

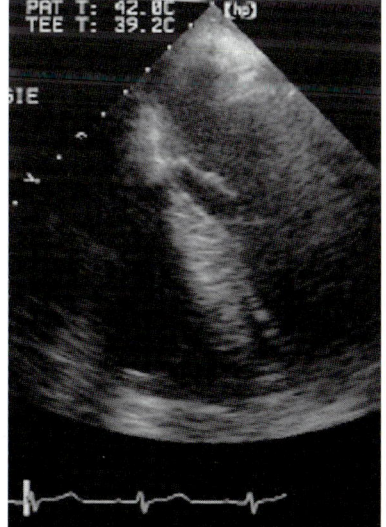

Abb. 4.**61** Enddiastolische Querschnittsfläche der rechtsventrikulären Kammer.

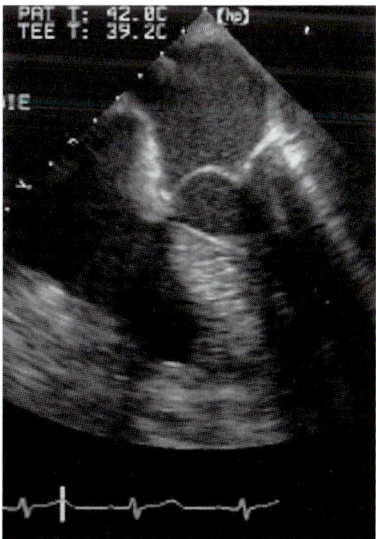

Abb. 4.**62** Endsystolische Querschnittsfläche der rechtsventrikulären Kammer.

hungen. Die *akute starke Volumenbelastung* beantwortet der Ventrikel wegen seiner geringen Muskelmasse eher durch eine Dilatation als durch eine Erhöhung der Auswurfleistung (Abb. 4.**63**). Bei übermäßiger Dilatation des Myokards dekompensiert der Ventrikel und gerät ins Rückwärtsversagen. Dessen Folge ist ein Rückstau, der durch eine dilatationsbedingte funktionelle Trikuspidalklappeninsuffizienz verstärkt wird (Abb. 4.**64**).

Eine *chronische Volumenüberlastung* des rechten Ventrikels, z. B. bei Pulmonal- oder Trikuspidalklappeninsuffizienz, verursacht primär eine rechtsventrikuläre Dilatation und sekundär eine geringgradige Hypertrophie. Das Ventrikelseptum erscheint in der Diastole abgeflacht und ist nach links verdrängt, sodass im transgastralen Kurzachsenblick der linke Ventrikel im Querschnitt wie ein D erscheint, während der rechte Ventrikel im Querschnitt nicht mehr schalenförmig, sondern eher oval aussieht.

Im Falle einer *akuten Druckbelastung* kommt es im Gegensatz zur Volumenbelastung schnell zum Überschreiten der Toleranzgrenze. Das zeigt sich besonders deutlich bei einer akuten Erhöhung der rechtsventrikulären Nachlast z. B. infolge einer Lungenembolie, die oft mit einer funktionellen Trikuspidalklappeninsuffizienz einhergeht. Bei einem akuten Anstieg des pulmonalvaskulären Widerstands erschöpft sich die Kompensationskapazität des rechten Ventrikels besonders schnell, wenn ein pulmonalarterieller Druck von mehr als 40 mmHg gefordert ist, um Blut durch die pulmonale Strombahn zum linken Vorhof zu pumpen. In diesem Fall dilatiert der Ventrikel rasch und geht über in ein Rechtsherzversagen. Dies kann von einer Abflachung und Verschiebung des Ventrikelseptums nach linksventrikulär begleitet sein (Abb. 4.**65** u. 4.**66**).

Eine langsam entstehende *chronische Druckbelastung* des rechten Ventrikels, z. B. beim Emphysematiker mit fixiertem pulmonalarteriellem Hypertonus, stimuliert dagegen das Myokard zur Hypertrophie, sodass nun neben der Volumenbelastung auch eine Druckbelastung besser toleriert wird. Die Hypertrophie erstreckt sich auch auf das Ventrikelseptum und kann bei entsprechender Verlagerung des Myokardmassenanteils zum rechten Ventrikel dazu führen, dass das Septum in der Systole zum rechten Ventrikel hin kontrahiert (paradoxe Ventrikelkontraktion).

Systolische Dysfunktion. Eine systolische Dysfunktion des rechten Ventrikels entsteht auf dem Boden einer ischämiebedingten Wandbewegungsstörung z. B. bei koronarer Herzkrankheit und stenosebedingter Minderperfusion der rechten Koronararterie. Andere Ursachen können in einer volumen- oder druckbedingten übermäßigen Gefügedilatation des Ventrikelmyokards oder in einer traumabedingten Myokardschädigung, z. B. Kontusion bei Thoraxtrauma, liegen. Die systolische Dysfunktion wird mit der TEE durch den Befund einer eingeschränkten Beweglichkeit der freien Wand nachgewiesen.

Perioperative Dysfunktion. Bei kardiochirurgischen Patienten handelt es sich in etwa 10–20 % der Fälle einer postoperativen Herzkreislaufinsuffizienz ursächlich um eine Rechtsherzdekompensation. Sie steht hier im direkten Zusammenhang mit dem chirurgischen Vorgehen, etwa dem Einsatz von Retraktoren oder der Herz-Lungen-Maschine (lange Kardioplegiezeit, insuffiziente Kardioplegie, Luftembolien etc.).

Nichtkardiochirurgische kardiale Risikopatienten mit rechtsventrikulärer Dysfunktion sind dem Risiko einer kardialen Dekompensation in erster Linie durch eine rechtsventrikuläre Nachlasterhöhung ausgesetzt, z. B. bei Beatmung mit hohem PEEP oder großen Atemzugvolumina. Das betrifft insbesondere solche Patienten, die zur Behandlung eines akuten Lungenversagens mit umgekehrtem I:E-Verhältnis, hoher Frequenz, niedrigen Atemzugvolumina und hohem intrinsischen PEEP beatmet werden. Differenzialdiagnostisch muss an eine Lungenembolie gedacht werden, die zu einer akuten

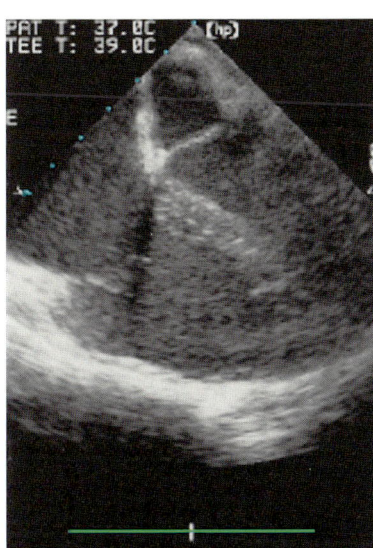

Abb. 4.**63** Rechtsherzversagen mit gro-ßem dilatierten rechten und schmalem lin-ken Ventrikel.

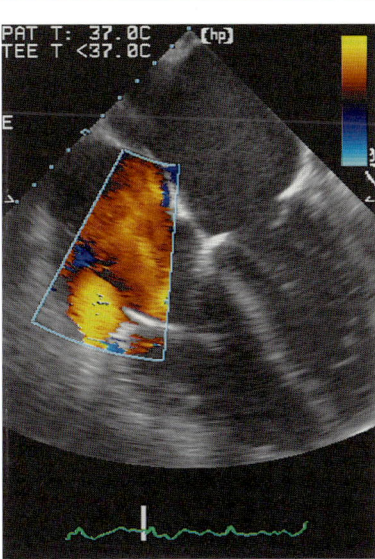

Abb. 4.**64** Funktionelle Trikuspidalklappen-insuffizienz.

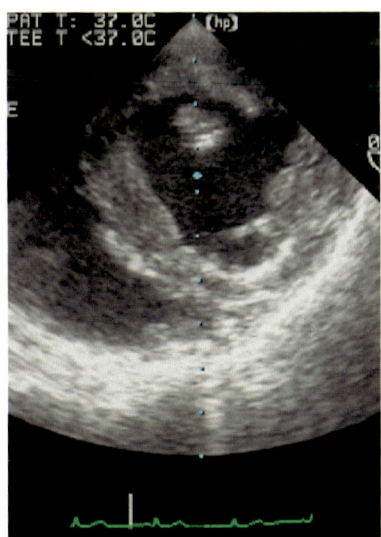

Abb. 4.**65** Abflachung des Ventrikelsep-tums bei Druckbelastung des rechten Vent-rikels.

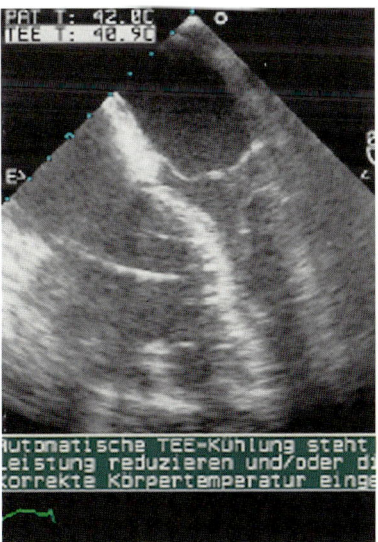

Abb. 4.**66** Verschiebung des Ventrikelsep-tums bei Druckbelastung des rechten Vent-rikels.

4

rechtsventrikulären Dilatation, einer Hypokinesie der freien Wand, einer diastolischen Abflachung des Ventrikelseptums, einer funktionellen Trikuspidalklappeninsuffizienz und einem pulmonalarteriellen Hypertonus führt.

Die *Abklärung* einer Rechtsherzinsuffizienz mit der TEE umfasst deshalb hauptsächlich im Vier-Kammer-Blick die Beurteilung der Form und der Beweglichkeit der freien Ventrikelwand und des Septums, den enddiastolischen Größenvergleich mit dem linken Ventrikel (normal < 1,2 ÷ 2,0 bzw. 0,6), sowie die Diagnostik der Trikuspidal- und der Pulmonalklappe; bei Trikuspidalklappeninsuffizienz kann mit dem Doppler-Verfahren ggf. der rechtsventrikuläre Druck bestimmt werden. In der kurzen Achse werden die Form und die Größe des rechten Ventrikels sowie die Form und die Bewegung des Ventrikelseptums untersucht.

4

Bestimmung des rechtsventrikulären Drucks. Der systolische Spitzendruck des rechten Ventrikels liegt normalerweise bei ca. 25 mmHg und entspricht in der Höhe etwa dem *systolischen pulmonalarteriellen Druck*. Er kann Doppler-echokardiographisch dann bestimmt werden, wenn die Trikuspidalklappe eine Insuffizienz aufweist und der rechtsatriale Druck (RAP) bzw. der zentralvenöse Venendruck (ZVD) bekannt sind. Dafür wird mit dem CW-Doppler im Vier-Kammer-Blick die maximale Geschwindigkeit (v) innerhalb des Insuffizienzjets gemessen (Abb. 4.**67**) und mit der modifizierten Bernoulli-Gleichung der Druckgradient an der Trikuspidalklappe errechnet ($\Delta P = 4v^2$). Die Summe aus dem RAP bzw. dem ZVD und ΔP ergibt den rechtsventrikulären systolischen Spitzendruck (RVSP = $4v^2$ + RAP bzw. ZVD). Dieses Verfahren mit der TEE unterschätzt den tatsächlichen rechtsventrikulären Spitzendruck wegen der Winkelabweichung zwischen transvalvulärem Blutfluss und Strahlengang in der Regel um einige mmHg.

Pulmonalarterieller Durchmesser. Die häufigsten Ursachen für eine Rechtsherzbelastung sind entweder eine Lungenembolie oder eine pulmonalarterielle Hypertonie. Im Fall einer akuten Lungenembolie kommt es zu einer akuten Druckbelastung mit Ausbildung eines akuten Cor pulmonale. Dessen echokardiographische Charakteristika (s. o.) werden insbesondere bei massiven peripheren Lungenembolien durch eine Erweiterung der pulmonalarteriellen Durchmesser ergänzt. Als Messort eignet sich bei der TEE am besten der rechts pulmonalarterielle Durchmesser (Normwert ca. 2 cm), der einige Zentimeter distal der Hauptstammbifurkation genau parallel zur Schallrichtung liegt (Abb. 4.**68**). Bei einer *pulmonalarteriellen Hypertonie*, die sich infolge primärer und sekundärer Lungenerkrankungen, z. B. auch bei länger beatmeten Patienten mit schwerem ARDS oder bei lungenteilresezierten Patienten ausbildet, findet sich neben dem klassischen chronischen Cor pulmonale mit Rechtsherzhypertrophie ebenfalls eine Erweiterung der Pulmonalarterien.

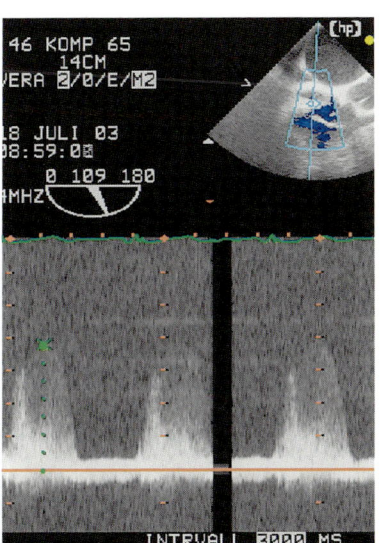

Abb. 4.**67** Die CW-Doppler-Messung der maximalen Regurgitationsgeschwindigkeit an einer insuffizienten Trikuspidalklappe kann dazu genutzt werden, den systolischen Spitzendruck des rechten Ventrikels und damit den systolischen pulmonalarteriellen Druck zu schätzen.

4

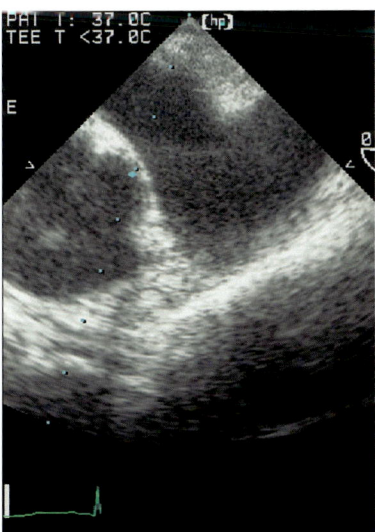

Abb. 4.**68** Zur echokardiographischen Abklärung einer Rechtsherzbelastung gehört auch die Messung des pulmonalarteriellen Durchmessers, die mit der TEE einige Zentimeter distal der Bifurkation des Hauptstammes erfolgt.

5 Mitralklappe

5.1 Grundlagen für die Untersuchung

5.1.1 Funktionelle Anatomie

Die Mitralklappe ist eine funktionelle Einheit, die während der Herzaktion den Blutfluss wie ein Ventil nur in einer Richtung zulässt und ihn rhythmisch unterbricht. Strukturell wird die Einheit durch den Klappenapparat dominiert, der aus dem Klappenring und den Klappensegeln besteht. Die Funktion des Klappenapparats wird durch die Aktionen des Vorhofs und des Ventrikels bzw. der Papillarmuskeln gesteuert. Während in der Systole das Ventil schließt, bildet der Klappenapparat in der Diastole einen trichterförmigen Kanal, durch den der Blutfluss vom linken Vorhof in den linken Ventrikel einströmt.

Anatomisch gesehen setzt die Mitralklappe sich aus dem Klappenring, dem vorderen und dem hinteren Segel, den Sehnenfäden oder Chordae tendinae, den Papillarmuskeln und der linksventrikulären Wand zusammen. Das vordere Mitralsegel grenzt mit der Basis an den linksventrikulären Ausflusstrakt und bildet mit dem fibrösen Bindegewebe zwischen Mitral- und Aortenklappe dessen Hinterwand. Der Klappenring ist an dieser Stelle bindegewebig verstärkt und relativ wenig elastisch, während der gegenüberliegende Teil, die Basis des posterioren Segels, weniger rigide ist und bei Belastung eher dilatiert. An den seitlichen Ansätzen ihrer jeweiligen Basis gehen die beiden Segel in Form der so genannten anterolateralen (vorderen) bzw. posteromedialen (hinteren) Kommissur ineinander über. Den Kommissuren sind ein anterolateraler und ein posteromedialer Papillarmuskel zugeordnet, die über ihre Sehnenfäden anteilig an beiden Klappensegeln inserieren. Die Ränder der beiden Klappensegel legen sich in der Systole einander an und unterbrechen die transmitrale Blutströmung. Im Vergleich mit den dünnen mobilen proximalen zwei Dritteln der Segel sind die Klappenränder an den Insertionsstellen der Sehnenfäden etwas dicker, haben eine rauhere Oberfläche und sind irregulär begrenzt.

Das anteriore Klappensegel hat in der Aufsicht die Silhouette eines dreiviertel „zunehmenden" Mondes, um dessen Rand das hintere Segel sich beim Klappenschluss sichelförmig herumlegt (Abb. 5.**1**). Das hintere Segel lässt sich schematisch in drei leicht gewölbte Kuppeln unterteilen. Diese werden mit dem Buchstaben (P) für „Posterior" und einer Ziffer bezeichnet, die entsprechend ihrer anatomischen Lokalisation nach lateral (P1), mittelständig (P2) und medial (P3) unterschieden werden. Die ihnen gegenüberliegenden Anteile des vorderen Mitralsegels werden analog mit A1, A2 und A3 bezeichnet (A = „Anterior"). Dieses System erleichtert die Orientierung bei der Einstellung der vier TEE-Schnittebenen zur Untersuchung der Mitralklappensegel (Abb. 5.**2**). Auch der Operateur bedient sich bei eröffnetem Vorhof dieser Nummerierung und bezeichnet die sich ihm links darstellenden Anteile der Klappe mit 1, die mittleren mit 2 und die rechtsseitigen mit 3.

Die Sehnenfäden bzw. Chordae tendinae eines Papillarmuskels inserieren jeweils etwa zur Hälfte an beiden Klappensegeln sowohl an deren freien Rändern als auch an deren ventrikulärer Oberfläche. Die Chordae tendinae des anterolateralen Papillarmuskels ziehen zu den Segmenten A1 und P1 sowie der dazwischen liegenden vorderen Kommissur, die des posteromedialen Papillarmuskels zu A3 und P3 sowie der hinteren Kommissur. Die beiden jeweils dicksten Sehnenfäden der zwei Papillarmuskeln inserieren am anterioren Mitralklappensegel bei A1 und A3.

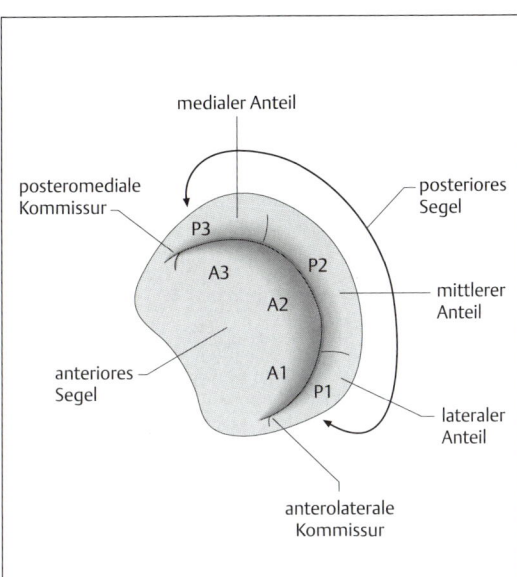

Abb. 5.**1** Schematische Darstellung der geschlossenen Mitralklappe mit ihrem anterioren (A) und posterioren (P) Segel.

5

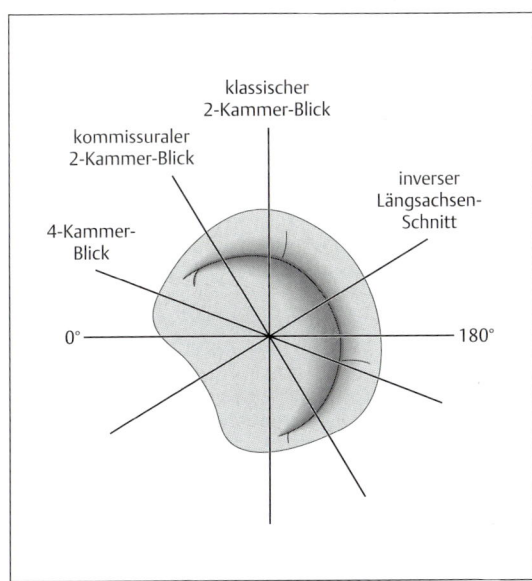

Abb. 5.**2** In den mittösophagealen Einstellungen der kardialen Längsachse werden die Mitralklappensegel in unterschiedlichen Ebenen geschnitten.

Die Papillarmuskeln sind große Trabekel, deren muskuläre Ursprünge im mittleren bis apikalen Drittel des linken Ventrikels liegen. Sie entspringen von dort meistens als einzelner Muskel, können aber bereits auch doppelt oder mehrfach angelegt sein und nehmen hierdurch Einfluss auf das operative Procedere bei homologem Klappenersatz. Der anterolaterale Papillarmuskel wird in der Regel von je einem Seitenast der A. circumflexa (LCX) und der A. anterior descendens (LAD) versorgt, während der posteromediale Papillarmuskel entweder nur von der rechten Koronararterie oder einem Seitenast der LCX perfundiert wird. Die Versorgung des posteromedialen Papillarmuskels mit nur einer Arterie ist wahrscheinlich die Ursache für seine vergleichsweise häufigere Dysfunktion bzw. Ruptur bei Myokardischämie, die dann eine Mitralklappeninsuffizienz nach sich ziehen kann. Bei geringer Ausprägung kann diese im mittösophagealen Kommissuren-Blick mit dem Farb-Doppler im Bereich zwischen P3 und A2 dargestellt werden.

5.1.2 Standardschnittebenen

Bei der Bildgebung mit der TEE zeigt sich die Mitralklappe in den meisten Schnittebenen mit beiden quergeschnittenen Segeln. Zur umfassenden Beurteilung der Klappe werden *vier* mittösophageale und *zwei* transgastrische Einstellungen gewählt. Die Nummern in den Klammern beziehen sich auf die Einstellungen der TEE-Sonde (s. Untersuchungsgang Seiten 66 u. 67):

- Mittösophagealer Vier-Kammer-Blick (7),
- kommissuraler Zwei-Kammerblick (8),
- klassischer Zwei-Kammer-Blick (9),
- inverser Zwei-Kammer-Blick (10),
- transgastrischer mittpapillärer Kurzachsenblick (1),
- transgastrischer oberer Kurzachsenblick (6).

Mittösophagealer Vier-Kammer-Blick. Für den Anfänger ist diese Einstellung am einfachsten, denn hier können das anteriore Segel, das der linksventrikulären Ausflussbahn bzw. dem interventrikulären Septum zugeordnet ist, und das posteriore Segel gut identifiziert werden. Meistens ist auch der längs getroffene anterolaterale Papillarmuskel zu sehen. Da in dieser Bildebene ein großer Anteil des anterioren und nur ein kleiner Anteil des posterioren Segels angeschnitten sind (Abb. 5.**3**), wirkt das posteriore Segel manchmal rudimentär.

Modifizierter Zwei-Kammer-Blick. Mit der Rotation des Schallkopfes auf ca. 60° kommt ein weiterer Zwei-Kammer-Blick ins Visier, in dem sich die beiden Kommissuren bzw. die kurzen Anteile des posterioren Segels (P3 und P1) und das mittig angeschnittene vordere Segel (A2) zeigen (Abb. 5.**4**). In dieser Einstellung sind rechts häufig auch der anterolaterale und links der posteromediale Papillarmuskel mit ihren Sehnenfäden zu sehen. Das weitere multiplane Screening führt bei 80–90° zu folgender Einstellung.

Klassischer Zwei-Kammer-Blick. In dieser Einstellung ist links das Segment P3 bzw. die hintere Kommissur und der posteromediale Papillarmuskel, und rechts das vordere Segel zu sehen sind (Abb. 5.**5**).

Invertierter Zwei-Kammer-Blick. Bei ca. 130° werden beide Segel in ihrer Mitte angeschnitten, sodass links das Segment P2 und rechts A2 zu sehen sind sowie die anatomische Nähe des vorderen Segels zum jetzt rechts liegenden linksventrikulären Ausflusstrakt erneut deutlich wird (Abb. 5.**6**).

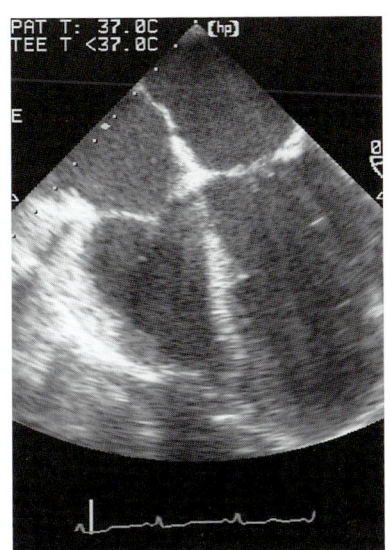

Abb. 5.**3**   Vier-Kammer-Blick.

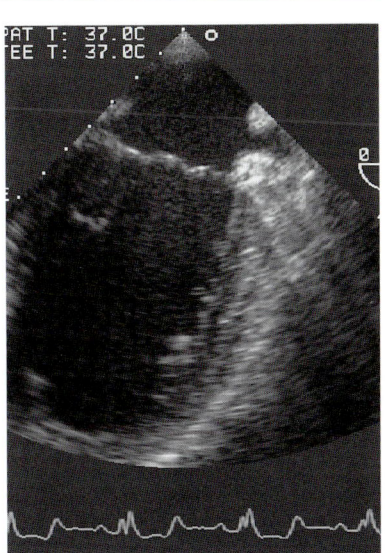

Abb. 5.**4**   Kommissuraler Zwei-Kammer-Blick.

5

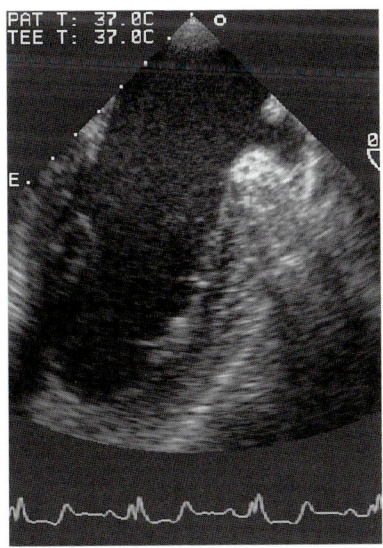

Abb. 5.**5**   Klassischer Zwei-Kammer-Blick.

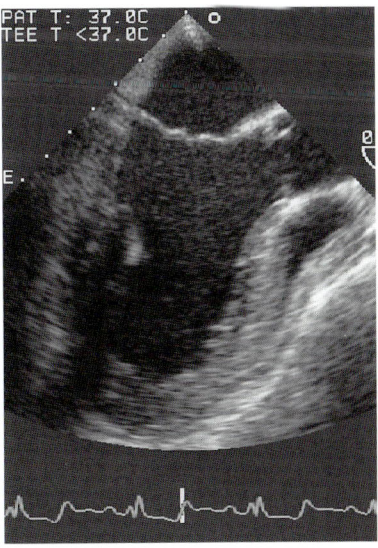

Abb. 5.**6**   Inverser Zwei-Kammer-Blick.

In der oberen der zwei transgastrischen Einstellungen des Kurzachsenblicks richtet sich das Augenmerk auf die hintere Kommissur oben links im sonographischen Sektor und auf die unten rechts zu findende vordere Kommissur. In der zweiten transgastrischen Einstellung wird die lange Achse des linken Ventrikels aufgesucht. In diesem Längsachsenblick liegen die Chordae tendinae orthogonal zum Strahlengang und werden deshalb besonders gut abgebildet. Oben zeigen sich die Sehnenfäden des posteromedialen, unten diejenigen des anterolateralen Papillarmuskels.

5.1.3 Transmitrales Flussprofil

Die treibende Kraft für den diastolischen Blutstrom an der Mitralklappe entsteht durch den Druckgradienten zwischen dem Vorhof und dem Ventrikel. Sobald der intraventrikuläre Druck unter dem Druck im Vorhof sinkt, öffnet die Klappe und lässt das Blut entlang des Druckgefälles in den Ventrikel strömen. Die typischen Eigenschaften dieser Strömung sind erst durch die echokardiographische Darstellung der transmitralen Flussgeschwindigkeiten mit dem gepulsten Doppler-Verfahren deutlich geworden. Dabei werden die Geschwindigkeiten nahezu aller im Messfenster erfassten Teilchen bzw. Erythrozyten aufgenommen. Durch die geeignete Wahl der Filterung und der Verstärkung wird aber meist nur die vorherrschende Geschwindigkeit der transmitralen Blutströmung in Form einer Hüllkurve auf dem Monitor des Echokardiographiegerätes zur Darstellung gebracht. Dafür wird das Messfenster entweder auf Höhe des Mitralklappenrings oder zwischen den enddiastolisch geöffneten Mitralsegelspitzen platziert.

Obwohl mit dem Verfahren also nicht nur die oberen Geschwindigkeiten registriert werden, sind gerade diese von besonderem Interesse und verleihen dem transmitralen Flussprofil das charakteristische biphasische Muster. Wegen des direkten Zusammenhangs zwischen der Geschwindigkeit und dem atrioventrikulären Druckgradienten gilt: Je größer die transmitrale Strömungsgeschwindigkeit ist, desto größer ist der Druckgradient. Unter diesem Aspekt liefert das transmitrale Flussprofil wichtige Aussagen z. B. über die Druck- und Volumenverhältnisse zwischen dem linken Vorhof und dem linken Ventrikel und über die Ventilfunktion der Mitralklappe. Wegen der hohen zeitlichen Auflösung reflektiert das Profil exakt die frühe diastolische (E-Welle, E für „early") und die späte vorhofkontraktionsbedingte Füllungsphase (A-Welle; A für „atrial [contraction]") ebenso wie den dazwischen liegenden kurzfristigen transmitralen Strömungsstillstand (Diastase), der jedoch nur bei niedrigen Herzfrequenzen zu beobachten ist (Abb. 5.**7**–5.**9**).

Unter normalen physiologischen Bedingungen erreicht die transmitrale Einstromgeschwindigkeit unmittelbar nach der Klappenöffnung ein erstes Maximum, das sich in der Spitze der E-Welle widerspiegelt. Danach sinkt die Geschwindigkeit kontinuierlich ab (Dezeleration), bis sie im Rahmen der Vorhofkontraktion erneut ansteigt und mit der Spitze der A-Welle ein zweites Maximum erreicht. Das Ende der A-Welle kennzeichnet den Übergang von der Diastole zur Systole, die mit der isovolumetrischen Kontraktion eingeleitet wird. Ab dem Beginn dieser Phase sistiert der transmitrale Blutfluss bei intakter Klappe solange, bis die Mitralklappe nach Abschluss der isovolumetrischen Relaxationsphase die Passage wieder freigibt.

Wegen der Platzierung des Messfensters nahe der linksventrikulären Ausflussbahn wird im Doppler-Flussprofil zusammen mit dem transmitralen Fluss in der Regel auch der systolische Fluss aus dem Ventrikel in die Aorta abgebildet. Dessen Flussrichtung ist der diastolischen Flussrichtung an der Mitralklappe entgegengesetzt. Das Zeitintervall zwischen dem Ende des systolischen transaortalen Ausstroms und dem Beginn des dias-

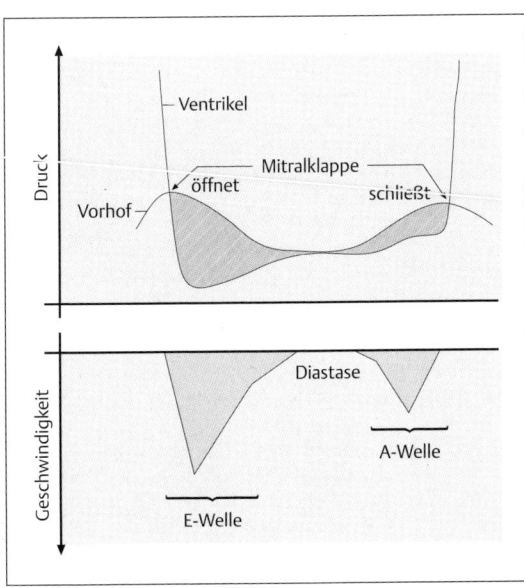

Abb. 5.**7** Das Profil des transmitralen Blutflusses folgt dem Druckgradienten (schraffiert) zwischen linkem Vorhof und Ventrikel.

5

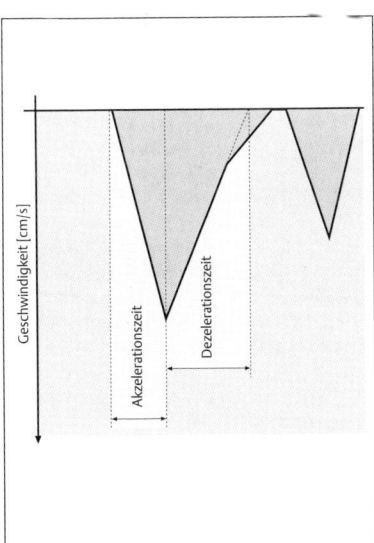

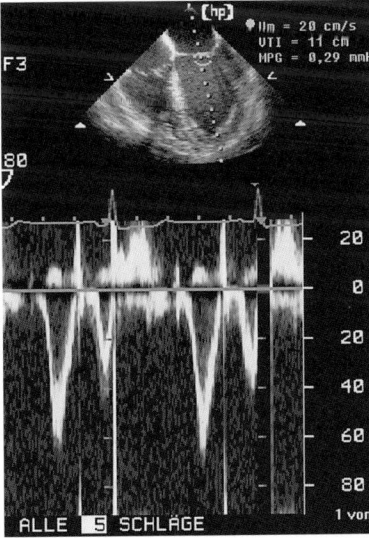

Abb. 5.**9** Transmitrales Flussprofil im Vier-Kammer-Blick.

tolischen transmitralen Einstroms entspricht der *isovolumetrischen Relaxationszeit* des linken Ventrikels.

Neben den Spitzengeschwindgkeiten *E* und *A* sowie dem *E/A-Quotienten* ist die *Dezelerationszeit* der E-Welle der wichtigste Messparameter des transmitralen Flussprofils. Die Dezelerationszeit ist dasjenige Zeitintervall in der frühdiastolischen Füllungsphase, in dem die Blutgeschwindigkeit vom Maximum auf Null absinkt. Sie liegt normalerweise bei ca. 200 ms, ist aber ebenso wie die anderen Parameter altersabhängig (Abb. 5.**10**). Bei verzögerter Relaxation z. B. infolge einer Myokardischämie verlängert die Dezelerationszeit sich, ohne dass die Füllungsdrücke erhöht oder die Compliance vermindert sind. Aus der Steilheit der E-Wellen-Dezeleration lassen sich ebenfalls Rückschlüsse ziehen. So bewirkt eine Verminderung der Ventrikelcompliance beispielsweise eine Abnahme des atrioventrikulären Druckgefälles in der frühen diastolischen Phase, eine entsprechende Verminderung der transmitralen Flussgeschwindigkeiten und eine Abflachung des dezelerierenden Kurvenanteils (Abb. 5.**11** u. 5.**12**). Eine Verlängerung der isovolumetrischen Relaxationszeit über 120 ms ist ebenso wie eine verlängerte Dezelerationszeit typisch für eine Verminderung der Ventrikelcompliance.

Das Verhältnis der Maximalgeschwindigkeiten der E- und A-Wellen zueinander (E/A-Quotient) wird durch mehrere Faktoren wie Herzfrequenz, Herzrhythmus und Volumenstatus des Patienten beeinflusst, kann unter Berücksichtigung derer aber z. B. Aufschluss über das Vorliegen einer linksventrikulären Relaxationsstörung geben (s. dort). Der Normwert des E/A-Quotienten variiert altersabhängig und liegt im mittleren Alter bei 1,9. Bei jüngeren Menschen liegt er darüber, bei älteren Menschen darunter.

5.1.4 Allgemeiner Untersuchungsgang

Die komplette Untersuchung der Mitralklappe beinhaltet die Einstellung der oben beschriebenen *vier mittösophagealen* und *zwei transgastrischen Einstellungen* im 2D-Mode. Dabei werden die Segel u. a. auf morphologische Veränderungen wie Verkalkung und Vegetationen (Endokarditis) untersucht und die Funktion der Klappe auf Behinderungen der Segelbewegung, Vorliegen eines Prolaps u. a. analysiert. Die meisten perioperativen Fragestellungen zur Mitralklappe beziehen sich, insbesondere bei kardiochirurgischen Patienten, auf die Ventilfunktion, die mit den Doppler-Techniken erfasst wird. Störungen der Mitralklappenfunktion spiegeln sich meistens im transmitralen Flussprofil wider. Der Farb-Doppler ist das Verfahren der Wahl, um pathologische Flussänderungen wie etwa jetförmige Turbulenzen aufzudecken sowie Stenosen und Insuffizienzen nachzuweisen und zu quantifizieren. Dafür wird die Klappe ausgehend vom Vier-Kammer-Blick fächerförmig in den oben beschriebenen Schnittebenen mit dem Farb-Doppler gescreent. Kleine Mitralinsuffizienzen finden sich bei ca. 80 % beatmeter Patienten und sind physiologisch. Pathologische Mitralinsuffizienzen können mit mehreren Verfahren quantifiziert werden (s. u.).

Für die Beantwortung von besonderen Fragestellungen zur Mitralklappenfunktion oder auch zur Relaxation des linken Ventrikels eignet sich wie oben beschrieben die Messung bestimmter Parameter des transmitralen Flussprofils. Die Aufzeichnung des Profils mit dem gepulsten Doppler erfolgt am besten in derjenigen Schallebene, in der die Schallausbreitungsrichtung sich weitgehend mit der transmitralen Flussrichtung deckt, also entweder im Vier-Kammer-Blick oder einem der Zwei-Kammer-Blicke. Das Messfenster wird wie erwähnt entweder auf der Höhe des Mitralklappenrings, wegen des differenzierten Profils meistens jedoch zwischen den Spitzen der geöffneten Mitralsegel platziert und das Flussprofil über mehrere Herzzyklen aufgezeichnet.

	Mittelwert (95% Konfidenzintervall)		
	Alter 21–49 Jahre	Alter >50 Jahre	Alter >70 Jahre
E-Geschwindigkeit (m/s)	0,72 (0,44–1,00)	0,62 (0,34–0,90)	0,44 (0,25–0,76)
A-Geschwindigkeit (m/s)	0,40 (0,20–0,60)	0,59 (0,31–0,87)	59 (0,38–0,84)
E/A-Quotient (m/s)	1,9 (0,7–3,1)	1,1 (0,5–1,7)	0,8 (0,5–1,2)
Dezelerationszeit (m/s)	179 (139–219)	210 (138–282)	140 (90–230)
IVRT (ms)	76 (54–98)	90 (56–124)	

Abb. 5.**10** Einfluss des biologischen Alters auf die diastolische Füllung des linken Ventrikels.

5

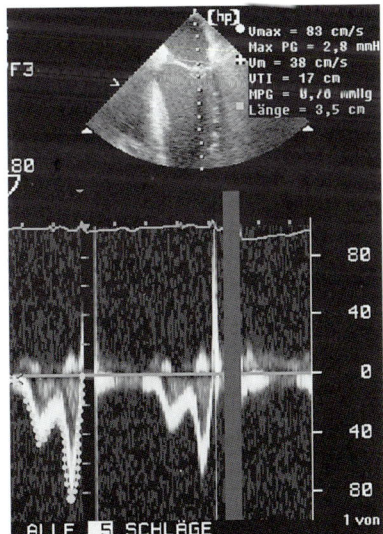

Abb. 5.**11** Pathologisch verminderter E/A-Quotient bei dilatativer Kardiomyopathie.

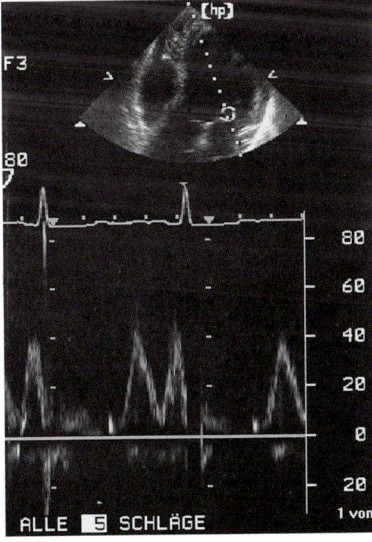

Abb. 5.**12** Transmitrales Flussprofil im tief transgastralen Vier-Kammer-Blick.

5.1.5 Funktionsstörungen

Sofern keine komplexen kongenitalen Vitien vorbestehen, sind die acquirierten Insuffizienzen und Stenosen die häufigsten pathologischen Mitralklappenbefunde bei beatmeten Patienten. Der echokardiographische Nachweis mit der TEE erfolgt im Vier-Kammer-Blick und in den insgesamt drei Einstellungen des Zwei-Kammer-Blicks (s. o.). Zur Übersicht werden der 2D-Mode und das Farb-Doppler-Verfahren, zur genaueren Charakterisierung des Klappenvitiums zusätzlich das gepulste und das kontinuierliche Doppler-Verfahren eingesetzt.

5.2 Mitralklappeninsuffizienz

5.2.1 Ursachen und Formen

Die Pathologie einer Mitralklappeninsuffizienz ist komplex und kann multifaktorieller Genese sein. Die meisten Befunde lassen sich mit der TEE im Vier-Kammer-Blick und den Zwei-Kammer-Blicken leicht erheben (Abb. 5.**13**–5.**16**). Die Ursachen für die Insuffizienz werden prinzipiell nach kongenital, degenerativ, rheumatisch, infektiös und ischämisch unterschieden. Während das Vorliegen eines Klappenfehlers bei kardiochirurgischen Patienten in der Regel bekannt ist, finden sich z. B. bei der diagnostischen Abklärung einer intraoperativen hämodynamischen Instabilität nicht selten Mitralinsuffizienzen, die dann auf ihren Krankheitswert abgeklärt werden müssen.

Typische Befunde einer *akuten Insuffizienz* bei kardialen Risikopatienten oder beim Patientengut einer operative Intensivstation, sind die Papillarmuskeldysfunktion oder die Klappenringdilatation infolge einer linksventrikulären Volumenüberlastung bei einer insgesamt unauffälligen Klappenmorphologie. Dahinter kann sich beispielsweise eine myokardiale Ischämie verbergen. Seltener finden sich infarkt- oder traumabedingte Sehenfaden- oder Papillarmuskelausrisse mit oder ohne Prolaps der Klappensegel. Bei septischen Patienten muss differenzialdiagnostisch an eine Mitralklappenendokarditis gedacht werden, die an den Vegetationen erkennbar sind und mit einer Segelperforation infolge von Nekrosen einhergehen kann. Einer *chronischen Insuffizienz* liegen meistens persistierende Perfusionsstörungen des Klappenapparates oder degenerative Veränderungen mit Sklerosierung bzw. Verkalkungen zugrunde.

5.2.2 Pathologische Befunde

Typische pathologische Veränderungen bei Mitralklappeninsuffizienz zeigen sich echokardiographisch in der eingeschränkten Beweglichkeit eines oder beider Segel, in der Segelverdickung, im Mitralklappenprolaps während der Systole, im systolischen Durchschlagen häufiger des posterioren als des anterioren Segels in den linken Vorhof, und im inkompletten Klappenschluss während der Systole.

Bei degenerativen Erkrankungen sind die Segel häufig dünner und größer als normal, die Chordae sind ebenfalls dünn und länger, und der hintere Anteil des Klappenrings tendiert zur Dilatation. Das liegt daran, dass an dieser Stelle der Klappenring weniger bindegewebig verstärkt und elastisch ist als der übrige Teil. Aus diesem Grund finden sich etwa 60 % der belastungsbedingten chordalen Einrisse am Abschnitt P2 der Mitralklappe und führen so zu einer Klappeninsuffizienz und möglicherweise auch zu einem Prolaps des posterioren Segels. In Extremfällen kommt es zur Sehnenfadenruptur mit einem Durchschlagen des Segels in den linken Vorhof („flail leaflet").

Rheumatische Veränderungen der Klappe zeigen sich in der TEE an einer Verdickung und Retraktion der Klappensegel mit konsekutiver Insuffizienz. Fibrosen und Verkal-

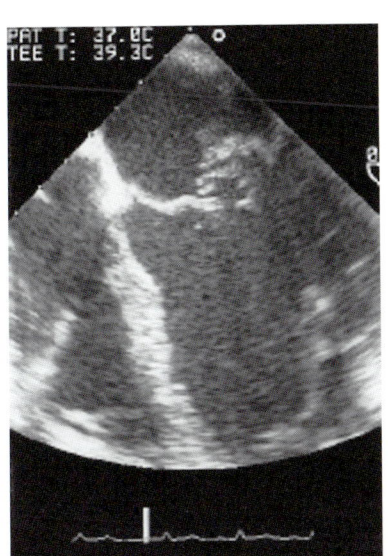

Abb. 5.**13** Große Vegetation am hinteren Mitralklappensegel.

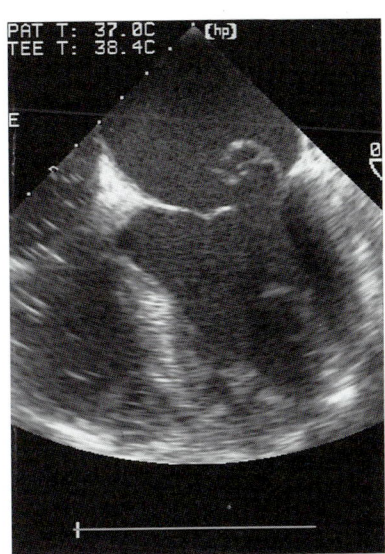

Abb. 5.**14** Entzündungsbedingter Ausriss des posterioren Segels.

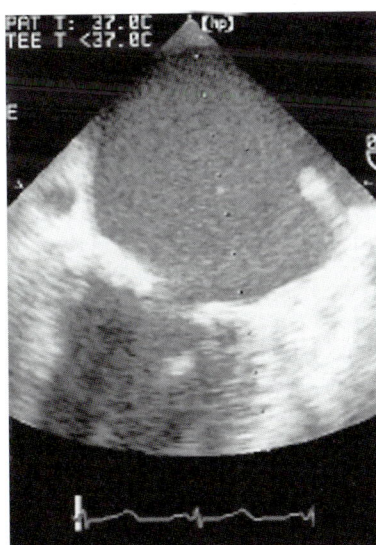

Abb. 5.**15** Beispiel für verkalkte Mitralklappe.

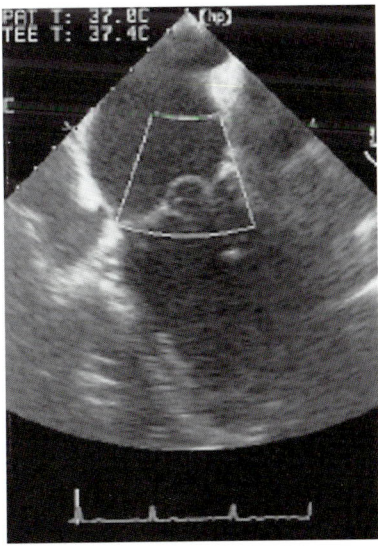

Abb. 5.**16** Flottierende Vegetation am hinteren Mitralklappensegel.

kungen an der Klappe können zu einer Verschmelzung der Kommissuren führen und eine zusätzliche Klappenstenose auslösen. Die Chordae sind in schweren Krankheitsfällen stark verdickt, verkürzt und miteinander verschmolzen. Vorwiegend in der posteromedialen Region des Klappenrings lässt sich echokardiographisch gelegentlich eine asymmetrische Dilatation des Klappenrings nachweisen.

Infektiöse Veränderungen der Mitralklappe zeigen sich in der TEE im Akutstadium durch die Auflagerungen von Vegetationen auf den Klappensegeln. Diese variieren in der Größe und Lokalisation, weisen eine inhomogene Echodichte auf und sind häufig unscharf begrenzt.

Neben diesen Ursachen können sowohl akute wie chronische Ischämien des linksventrikulären Myokards zu einer Mitralinsuffizienz führen oder zum Schweregrad beitragen. Akute Perfusionsstörungen können das Spannen der Mitralsegel durch die Chordae tendinae beeinträchtigen, während chronische Ischämien eher mit einer Klappenringdilatation und einer funktionellen Sehnenfadenverkürzung bei dilatiertem linkem Ventrikel einhergehen.

Als Sekundärphänomen einer Verengung der linksventrikulären Ausflussbahn (z. B. bei einer subvalvulären Stenose infolge Septumhypertrophie oder bei einer hypovolämiebedingten dynamischen Obstruktion) zeigt sich gelegentlich während der Systole eine atypische Vorwärtsbewegung des anterioren Segels (SAM = systolic anterior motion) hin zur linksventrikulären Ausflussbahn, die mit einer Mitralinsuffizienz einhergehen kann.

5.2.3 Diagnostische Verfahren

Die Diagnose einer Mitralinsuffizienz ist durch den Nachweis eines so genannten Pressstrahls oder Jets mit dem Farb-Doppler-Verfahren einfach zu stellen. Das Ausmaß der Insuffizienz ist dagegen trotz zahlreicher echokardiographischer Möglichkeiten nur schwer zu bestimmen und lässt sich am besten dadurch bewerten, dass mehrere Verfahren eingesetzt und deren Ergebnisse mit den klinischen Befunden kombiniert werden (Abb. 5.**17** u. 5.**18**).

Bei kardiochirurgischen Patienten spielt das interdisziplinäre Einvernehmen über die Technik, mit der die Mitralinsuffizienz bewertet wird, eine wichtige Rolle. Bei der intraoperativen Untersuchung der Insuffizienz mit der TEE müssen bei etwaigen Diskrepanzen zum präoperativen Befund die Verfahrensunterschiede sowie der Beatmungsstatus und die Hämodynamik des narkotisierten Patienten berücksichtigt werden. An Verfahren stehen die Farb-Doppler-Technik, die Schätzung der räumlichen Jetausdehnung im linken Vorhof, die so genannte PISA-Technik, die Bestimmung der Jetbreite an der Jetbasis, die 2D-Mode gesteuerten Doppler-Bestimmungen des Regurgitationsvolumens sowie die Interpretation der Doppler-Signale in der Pulmonalvene zur Verfügung.

Regurgitationsjet. Mit dem Farb-Doppler wird der Insuffizienzjet als turbulenter Einstrom vom Ventrikel in den Vorhof sichtbar. Die Fläche des Jets wird mit den Messwerkzeugen des Echokardiographiesystems bestimmt. Dafür wird der Jet dort umfahren, wo sich die Aliasing-Geschwindigkeiten gegen die Non-Aliasing-Geschwindigkeiten abgrenzen. Die Flächengröße bzw. Jetausdehnung entscheidet bei diesem Verfahren über den Grad der Insuffizienz. Allerdings beeinflussen die Farbverstärkung und weitere Einstellungen des Systems die Jetfläche. Die Farbverstärkung wird soweit intensiviert, bis im Vorhof das Grundrauschen sichtbar wird. Dann wird die Verstärkung leicht reduziert, bis das Grundrauschen verschwindet. Der Rauschpegel wird durch Filterung der niedri-

Morphologischer Schweregrad der Insuffizienz			
	Mild	**Mittelschwer**	**Schwer**
Vorhofgröße	Leichte Vergröße-rung	Moderate Vergrö-ßerung	Ausgeprägte Ver-größerung
Klappenring		Ggf. dilatiert	
Segelstruktur		Ggf. ausgedünnt, Prolaps, Segelausriss,ggf. durchschlagendes Segel („flail leaflet")	
Sehnenfäden		Ggf. verdickt, verkürzt, verschmolzen, ggf. Sehnenfadenruptur mit „flail leaflet"	

Abb. 5.**17** Schweregrade der Mitralinsuffizienz nach morphologischen Kriterien.

5

Funktioneller Schweregrad der Mitralinsuffizienz			
	Mild	**Mittelschwer**	**Schwer**
Regurgitationsjet (cm²)	1,5–4,0	4,0–8,0	> 8,0
Anteil der Jetfläche an der Vorhoffläche (%)	20–30	30–40	> 40
Vena contracta (mm)			7
Regurgitationsfraktion (%)	20–30	30–50	> 55
Pulmonalvenöses Flussprofil	S/D-Quotient </= 1	S/D-Quotient < 1	S/D-Quotient < 0 (Flussumkehr)
PISA-Radius (mm)	0–3	3–9	> 9

Abb. 5.**18** Schweregrade der Mitralinsuffizienz nach funktionellen Kriterien.

gen Flussgeschwindigkeiten möglichst hoch angesetzt. Auch die Größe und die Position des Farb-Doppler-Sektors müssen optimiert werden. Je kleiner der Farb-Doppler-Sektor und je näher er am TEE-Schallkopf platziert ist, desto genauer lässt sich das Aliasing bestimmen (Abb. 5.**19**–5.**21**).

PISA bei Insuffizienz. Die Abkürzung für die komplizierte PISA-Technik leitet sich von „proximal isovelocity surface area" her und steht im deutschen Sprachgebrauch für „proximale Konvergenzmethode". Hierbei wird unter Verwendung des Farb-Doppler-Verfahrens der *maximale transmitrale Regurgitationsfluss* während der Systole ermittelt. Die Methode basiert darauf, dass der transmitrale Regurgitationsfluss auf seinem Weg in den Vorhof auf der Ventrikelseite unmittelbar vor der Mitralklappe beschleunigt wird und während des zweiten Drittels der Systole halbkugelige Konvergenzzonen gleicher Geschwindigkeit bildet. Diese Geschwindigkeit liegt bei entsprechender Einstellung des Farb-Dopplers bereits jenseits des Nyquist-Limits, sodass sich die Konvergenzzone anhand der Farbumschlagsgeschwindigkeit auf dem Monitor mit homogener Farbgebung darstellen lässt. Die Fläche der Halbkugel beträgt gemäß der Kreisformel $2\pi r^2$ (Einheit: cm^2). Multipliziert man diese Fläche mit der Farbumschlagsgeschwindigkeit (Einheit: cm/s), erhält man den maximalen transmitralen Regurgitationsfluss (Einheit: cm^3/s = ml/s), der nicht mit dem Regurgitationsvolumen verwechselt werden darf. Bei geringgradigen Mitralinsuffizienzen ist der transmitrale Regurgitationsfluss kleiner als 100 ml/s, bei schweren Insuffizienzen größer als 180 ml/s.

Durch zusätzliche Messung der maximalen Jetgeschwindigkeit im linken Vorhof kann mit Hilfe des transmitralen Regurgitationsflusses auch die Regurgitationsöffnung an der Klappe berechnet werden. Hierfür wird der Regurgitationsfluss (Einheit: ml/s = cm^3/s) durch die mit dem CW-Doppler bestimmte Jetgeschwindigkeit (Einheit: cm/s) geteilt. Eine Öffnungsfläche kleiner 0,1 cm^2 weist auf eine geringgradige Insuffizienz hin, während bei über 0,3 cm^2 von einer schweren Klappeninsuffizienz ausgegangen wird.

Praktisch und vereinfachend wird die PISA-Technik wie folgt durchgeführt: Der Farb-Doppler-Sektor wird klein gewählt und ventrikelseitig in einem Radius von 2–3 cm an der Klappe platziert. Das Nyquist-Limit sollte bei 35–40 cm/s liegen. Aus dem gemessenen Radius (r) der Konvergenzzone lässt sich der Insuffizienzgrad dann bereits schätzen: Bei Werten von r < 3 mm ist die Insuffizienz gering, bei Werten > 9 mm liegt eine schwere Insuffizienz vor (Abb. 5.**22** u. 5.**23**).

Vena contracta. Wesentlich einfacher als die PISA-Methode ermöglicht die Messung der Jetbreite an der Basis eine Abschätzung des Insuffizienzgrades. Bei diesem Verfahren wird die Regurgitationsöffnung an der Klappe in die Jetdarstellung mit dem Farb-Doppler einbezogen. Die Jetbreite wird an ihrer schmalsten Stelle als so genannte Vena contracta gemessen. Weil die Regurgitationsströmung in Richtung auf den Vorhof jedoch erst kurz hinter der Klappenenge auf ihren kleinsten Querschnitt konvergiert, wird die anatomische Öffnungsfläche hierbei immer leicht unterschätzt. Der kritische Wert der Vena contracta für eine schwere Insuffizienz liegt bei 7 mm.

Regurgitationsvolumen. Unter Verwendung des gepulsten Dopplers lässt sich das Regurgitationsvolumen als Differenz aus dem diastolischen transmitralen Fluss und dem systolischen Fluss in der linksventrikulären Ausflussbahn berechnen. Dazu werden analog zur Schlagvolumenbestimmung (s. Bestimmung des Herzzeitvolumens) die Geschwindigkeits-Zeit-Integrale an der Mitralklappe und an der Aortenklappe ermittelt und deren Produkte mit den zugehörigen Durchtrittsflächen gebildet. Die Differenz der

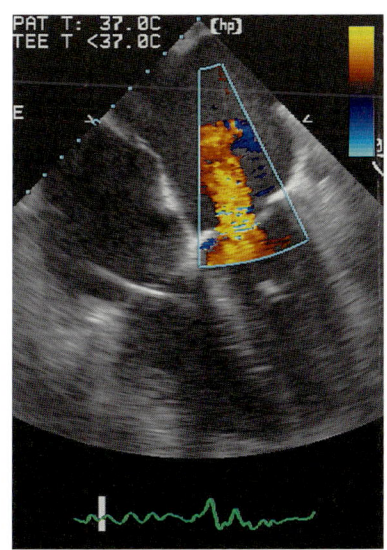

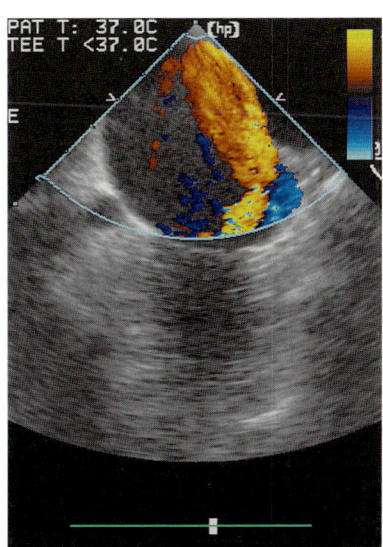

Abb. 5.19 Regurgitationsjet im Vier-Kammer-Blick.

Abb. 5.20 Regurgitationsjet im klassischen Zwei-Kammer-Blick.

5

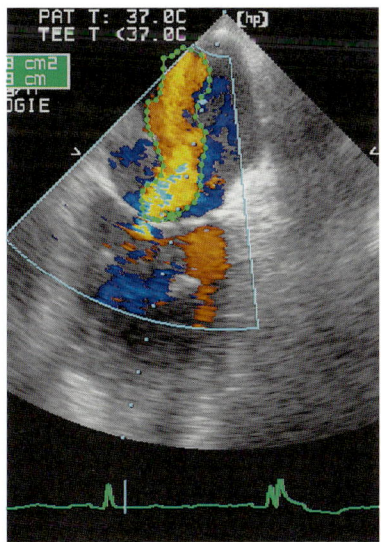

Abb. 5.21 Regurgitationsjet im modifizierten Zwei-Kammer-Blick. Um die räumliche Ausdehnung des Regurgitationsjets an einer insuffizienten Mitralklappe zu erfassen, muss der Jet in mehreren Einstellungen befundet werden.

so berechneten Schlagvolumina entspricht dem Regurgitationsvolumen während einer Herzaktion. Volumina über 60 ml deuten auf eine schwere Insuffizienz hin. Die *Regurgitationsfraktion* errechnet sich als prozentualer Anteil des Regurgitationsvolumens am transmitralen Schlagvolumen und steigt bei moderaten Insuffzienzen auf über 30 %, bei schweren Insuffizienzen auf über 55 % an.

Pulmonalvenöser Fluss. Die transmitrale Regurgitation bei einer Mitralinsuffizienz führt in der Systole zu einem unphysiologischen Druckanstieg im linken Vorhof. Dadurch wird der systolische Einstrom aus den Pulmonalvenen in den Vorhof gehemmt. Abhängig von der Ausprägung der Mitralinsuffizienz und den resultierenden Druckverhältnissen kann es zum Sistieren oder sogar zu einer Umkehr der Blutströmung kommen. Die damit einhergehenden Änderungen der pulmonalvenösen Flussgeschwindigkeit und Flussrichtung lassen sich im Doppler-Flussprofil der linken oberen Pulmonalvene nachweisen. Eine Umkehrung der Strömung in der Systole deutet auf eine schwere Mitralinsuffizienz hin.

5.2.4 Spezieller Untersuchungsgang

Zur Abklärung der klinischen Relevanz einer Mitralklappeninsuffizienz wird der allgemeine Untersuchungsgang an der Mitralklappe durch die speziellen diagnostischen Verfahren erweitert und durch Zusatzuntersuchungen ergänzt.

Untersuchung in den mittösophagealen Schnittebenen:
- Klappenmorphologie und Segel-Konfigurationsmuster (2D-Mode).
- Vorhofgröße, Thrombendetektion speziell linkes Herzohr (2D-Mode).
- Anzahl der Regurgitationsjets (Farb-Doppler).
- Jet-Ausdehnung, Jet-Fläche, Vena contracta, ggf. PISA (Farb-Doppler).
- Ggf. Regurgitationsvolumen (PW-Doppler).
- Ggf. pulmonalvenöses Flussprofil: Strömungsumkehr? (PW-Doppler).

Untersuchung in den transgastrischen Schnittebenen:
- Klappenmorphologie (2D-Mode).
- Wandbewegungsanalyse des linken Ventrikels: Dilatation, Hypertrophie? (2D-Mode).

Ergänzende Untersuchungen:
- Aortenklappe: Stenose, Insuffizienz?
- Rechter Ventrikel: Druckbelastung, pulmonaler Hypertonus?

5.3 Mitralklappenstenose

5.3.1 Ursachen und Formen

Bei erwachsenen Patienten ist die Mitralstenose meist durch eine rheumatische Grunderkrankung bedingt und manifestiert sich chronisch. Die Einschränkung der Mitralklappenöffnungsfläche (MÖF) von normal 4–6 cm^2 auf unter 2 cm^2 bei relevanten Stenosen resultiert aus der entzündungsbedingten Verdickung, der Verschmelzung und der Verkürzung der Segel, der Kommissuren und der Sehnenfäden. Seltenere Ursachen für die Mitralstenose sind eine ausgeprägte Klappenringkalzifizierung, kongenitale Vitien oder eine linksatriale Raumforderung, z. B. Myxom.

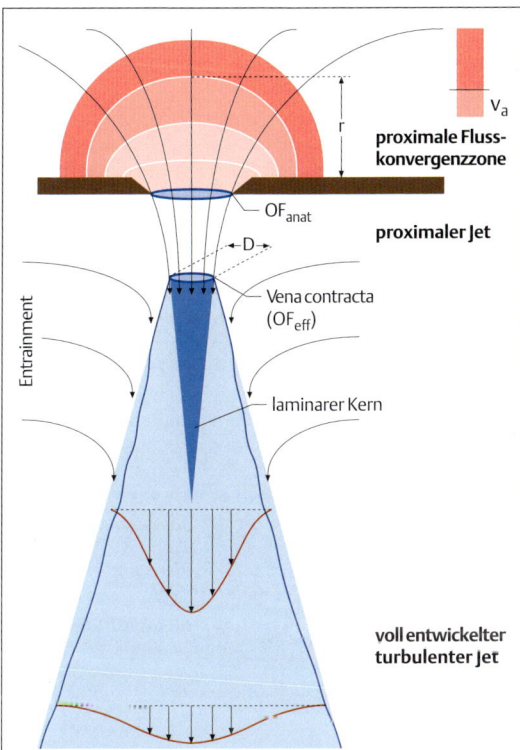

proximale Fluss-konvergenzzone

v_a

r

OF_{anat}

proximaler Jet

$\leftarrow$ D $\rightarrow$

Vena contracta (OF_{eff})

Entrainment

laminarer Kern

voll entwickelter turbulenter Jet

Abb. 5.**22** Entstehung der proximalen Flusskonvergenz als prävalvuläres Areal des Regurgitationsjets. Dargestellt ist auch die effektive Öffnungsfläche (OF_{eff}) der Vena contracta, die kleiner ist als die anatomische Öffnungsfläche (OF_{anat}) (aus Flachskampf FA [Hrsg.]. Praxis der Echokardiographie. Thieme, Stuttgart 2002).

5

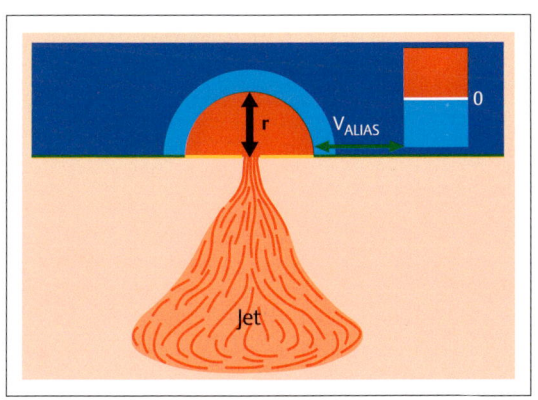

r

v_{ALIAS}

0

Jet

Abb. 5.**23** Schematische Darstellung des prävalvulären Aliasing zum Nachweis der proximalen Flusskonvergenzzone. r-Werte > 9 mm deuten auf eine schwere Klappeninsuffizienz hin (aus Flachskampf FA [Hrsg.]. Praxis der Echokardiographie. Thieme, Stuttgart 2002).

5.3.2 Pathologische Befunde

Die typischen echokardiographischen Zeichen einer Mitralstenose sind die verdickten und unterschiedlich stark kalzifizierten Segel und oftmals ein immobiles posteriores Segel (Abb. 5.**24**). Darüber hinaus können typische Konfigurationsmuster wie etwa das so genannte „Doming" beobachtet werden, d. h. eine Segelstellung, die während der Diastole auftritt und im echokardiographischen Querschnitt an eine Domkuppel oder einen Rundbogen erinnert. Diese charakteristische diastolische Kuppelbildung des Klappenapparates entsteht durch die linksventrikulär vorgewölbten Segel bei gleichzeitig eng aneinander anliegenden freien Segelrändern. Weil die Kuppelbildung vorwiegend durch das anteriore Segel erfolgt und dieses dabei im echokardiographischen Querschnittsbild einem Hockeyschläger ähnelt, spricht man auch von einer „Hockey Stick Deformity".

Der klassische Doppler-echokardiographische Befund einer rheumatisch bedingten Mitralstenose ist neben dem typischen Stenosejet (Abb. 5.**25**) die eingeschränkte Exkursion der Segelränder zusammen mit dem „Doming" und der „Hockey Stick Deformity" des anterioren Segels durch Verklebung der Segelränder und diastolische Kuppelbildung sowie die damit einhergehende verkleinerte Öffnungsfläche. Bei anhaltender Mitralstenose kommt es zu einer Vorhofdilatation, die in direkter Beziehung zum Schweregrad der Stenose steht. Mit der TEE lassen sich bei ausgeprägter Vorhofdilatation häufig spontane Kontrastechos („smoke") einfangen, die die Niedrigflussgeschwindigkeiten und Turbulenzen im Vorhof reflektieren und auf das erhöhte Risiko für eine intraartriale Thrombenbildung hinweisen.

5.3.3 Diagnostische Verfahren

Für die Diagnostik und die Abklärung des Schweregrades einer Mitralstenose werden prinzipiell die gleichen Doppler-echokardiographischen Methoden wie bei der Mitralinsuffizienz herangezogen (Abb. 5.**26** u. 5.**27**). Die wichtigsten Informationen über das Ausmaß und die Relevanz der Stenose liefern

- die Mitralklappenöffnungsfläche (MÖF) und
- der transmitrale Druckgradient (Δp).

Mitralklappenöffnungsfläche. Die Bestimmung der Mitralklappenöffnungsfläche (MÖF) ist die zuverlässigste Methode zur Einschätzung des funktionellen Schweregrades einer Stenose. Normalerweise liegt die MÖF bei 4–6 cm^2. Werte unter 2 cm^2 weisen auf eine mittelschwere Stenose, unter 1 cm^2 auf eine schwere Stenose hin. Im Gegensatz zum transmitralen Druckgradienten ist sie weitgehend unabhängig vom Schlagvolumen und von der Herzfrequenz. Die MÖF lässt sich mit vier Methoden bestimmen:

- Planimetrie,
- Berechnung der Druckhalbwertszeit,
- Kontinuitätsgleichung,
- PISA-Methode.

Planimetrie. Die akkurate planimetrische Bestimmung der MÖF gelingt nur bei guter Bildqualität und unter Berücksichtigung des trichterförmigen Mitralkanals. Definitionsgemäß ist die MÖF die kleinste Durchtrittsfläche des Blutstroms, die während der Diastole im Mitralkanal entsteht. Sie ist elliptisch bis halbmondförmig und hat eine kurze antero-posteriore Achse, die von der Theorie her genau in der Schnittebene des invertierten Zwei-Kammer-Blicks liegt. Die Messung der MÖF erfolgt im *oberen transgastralen linksventrikulären Kurzachsenblick*, in dem die Bewegung der Segelränder an

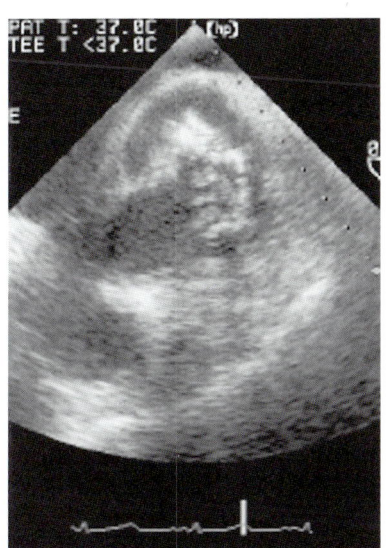

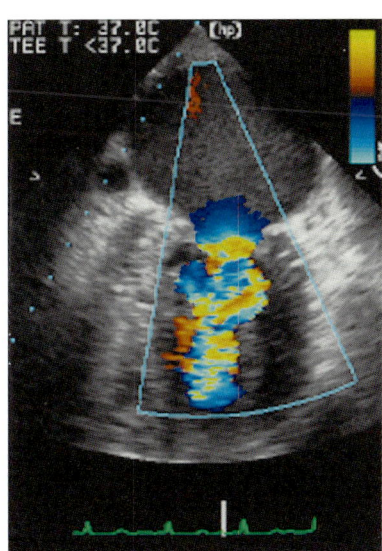

Abb. 5.**24** Verkalkung als Ursache einer Mitralstenose. Hoher transgastraler Kurzachsenblick

Abb. 5.**25** Jet bzw. Pressstrahl an einer stenosierten Mitralklappe.

Funktioneller Schweregrad der Mitralstenose

	Normalwerte	Leichte Stenose	Mittelschwere Stenose	Schwere Stenose
MÖF (cm²)	4–6	1,5–2,0	1,0–1,5	< 1,0
Mittlerer Gradient (mmHg)	0–5	6	6–12	> 12
Druckhalbwertzeit (ms)	70–100	100–150	150–200	> 200

Abb. 5.**26** Schweregrade der Mitralstenose nach funktionellen Kriterien.

ein Fischmaul erinnert. Wird die Ebene zu hoch bzw. zu weit basiswärts gewählt, ist die gemessene MÖF im Verhältnis zur tatsächlichen MÖF falsch (zu groß). Um sicherzustellen, dass die MÖF tatsächlich auch in der eingestellten echokardiographischen Schnittebene liegt, kann die antero-posteriore Achse der MÖF im invertierten Zwei-Kammer-Blick bestimmt und dieser Wert mit der Achsenmessung im Kurzachsenblick verglichen werden. Mit dieser Plausibilitätskontrolle lassen sich Fehleinschätzungen der MÖF vermeiden. Die Nachteile des planimetrischen Verfahrens liegen in der Bildqualität, die ausgerechnet bei Klappenstenosen wegen der strukturellen Veränderungen an den Segeln (Kalzifizierung, Sklerosierung, Schrumpfung etc.) häufig schlecht ist.

Druckhalbwertszeit. Ein alternatives Verfahren zur Planimetrie der MÖF ist die Bestimmung der Druckhalbwertszeit („pressure half-time", PHT). Die Methode basiert auf dem Prinzip, dass der Druckausgleich zwischen dem Vorhof und dem Ventrikel sich bei einer Verengung an der Mitralklappe verzögert und mit weiterer Stenosierung zunehmend mehr Zeit benötigt. Definitionsgemäß ist die PHT diejenige Zeit, die der maximale Druckgradient an der Mitralklappe benötigt, um auf die Hälfte abzufallen. Da bei einer MÖF von 1 cm² die PHT unter bestimmten Bedingungen 220 ms beträgt, lässt sich aus der aktuell bestimmten PHT die MÖF mit der Formel 220/PHT berechnen.

Um die PHT zu bestimmen, muss das transmitrale Flussprofil des CW-Doppler-Spektrums entlang des Strömungsjets analysiert werden. Dazu wird die Dezeleration der E-Welle ausgehend von der maximalen Flussgeschwindigkeit V_{max} markiert. Wegen der quadratischen Beziehung zwischen der transmitralen Flussgeschwindigkeit und dem Druckgradienten entspricht der Zeitpunkt, zu dem der Druckgradient auf die Hälfte abgefallen ist, demjenigen Zeitpunkt, zu dem $V = V_{max}/\sqrt{2}$ ist (Abb. 5.**28**). Aus der Dezeleration der Flussprofilkurve und $V_{max}/\sqrt{2}$ errechnet das Echokardiographiegerätes die aktuelle PHT (Abb. 5.**29**). Unter Anwendung der oben genannten Formel 220/PHT lässt sich zeitgleich auch die MÖF berechnen. Nach ähnlichem Prinzip kann mit Hilfe der Messung der Dezelerationszeit DT die MÖF auch mit der Formel 760/DT berechnet werden.

Die Berechnung der MÖF mit Hilfe der Druckhalbwertszeit oder der Dezelerationszeit liefert nicht immer zutreffende Werte. Die Herleitung beider Zeitintervalle ist unter anderem von der Präzision der Dezelerationsmarkierung abhängig und kann bei Tachykardien ungenau sein, weil in diesem Fall die E- und die A-Wellen miteinander verschmelzen. Der Zusammenhang zwischen einer MÖF von 1 cm² und einer PHT von 220 ms ist zudem empirisch und geht von einer konstant gleich bleibenden linksatrialen und linksventrikulären Compliance aus. Darüber hinaus bewirkt beispielsweise ein plötzlicher Anstieg des linksventrikulären enddiastolischen Drucks eine Abnahme der PHT und führt zu einer Unterschätzung des Stenosegrades.

Kontinuitätsgleichung. Die Bestimmung der MÖF mit Hilfe der Kontinuitätsgleichung basiert auf dem Prinzip, dass der Fluss (= Volumen/Zeit) in einem von einer idealen Flüssigkeit durchströmten Rohr an allen Stellen gleich ist. Unter der Annahme einer idealen Flüssigkeit sind daher in einem Rohr mit umschriebener Engstelle die Produkte aus der Querschnittsfläche A und der mittleren Strömungsgeschwindigkeit (V) sowohl vor oder hinter der Stenose, als auch direkt im Bereich der Engstelle gleich groß ($Q_1 = V_1 \times A_1$; $Q_2 = V_2 \times A_2$; $Q_1 = Q_2$). Daraus folgt, dass die Querschnittsfläche der Stenose A_S aus drei Variablen berechnet werden kann, und zwar aus der mittleren Geschwindigkeit V_2 im Bereich der Engstelle sowie aus der Querschnittsfläche A_1 und der Geschwindigkeit V_1 an einer

Morphologischer Schweregrad der Mitralstenose			
	Klappenmobilität	**Segelstruktur**	**Sehnenfädenstruktur**
1	Frei beweglich	Kaum erkennbare Verdickung	Kaum erkennbare Verdickung
2	Eingeschränkte Randbeweglichkeit	Randverdickung, randständige Kalzifizierung	Segelnahe Verdickung
3	„Doming"	Gesamtes Segel verdickt (> 5 mm) und kalzifiziert	Segelnahe bis mittelständige Verdickung
4	Keine/kaum Einwärtsbewegung	Gesamtes Segel stark verdickt (> 8 mm) und kalzifiziert	Komplette Verdickung bis zu den Papillarmuskeln

Abb. 5.**27** Schweregrade der Mitralstenose nach morphologischen Kriterien.

5

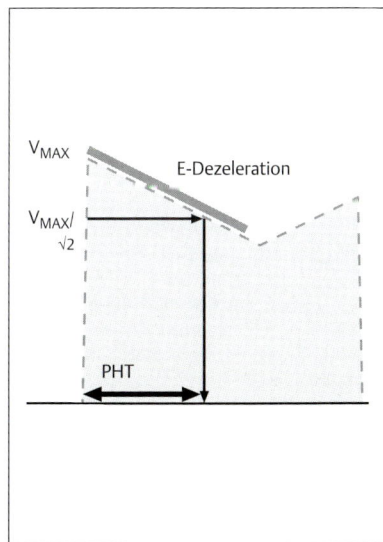

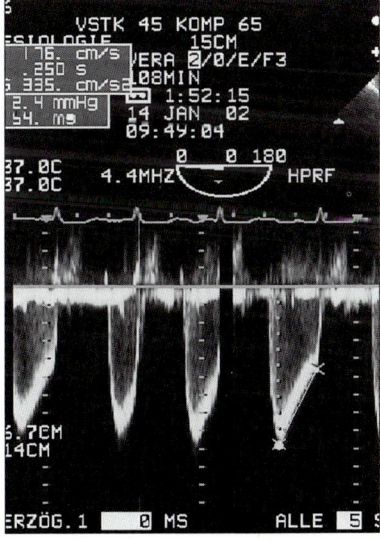

Abb. 5.**28** Schema zur Bestimmung der Druckhalbwertzeit. Die Berechnung beruht auf der quadratischen Beziehung zwischen dem Druckgradienten und der Strömungsgeschwindigkeit (aus Flachskampf FA. Kursbuch Echokardiographie. Thieme, Stuttgart 2001).

Abb. 5.**29** Markierung der Dezeleration zur Bestimmung der Druckhalbwertzeit.

anderen definierten Stelle D ($A_2 = A_1 \times V_1/V_2$). Für die mittleren Geschwindigkeiten an den jeweiligen Messorten werden in der Kontinuitätsgleichung die Geschwindigkeitszeitintegrale VTI eingesetzt (Abb. 5.**30**).

Für die mittleren Geschwindigkeiten an den jeweiligen Messorten werden in der Kontinuitätsgleichung die Geschwindigkeitszeit integrale VTI eingesetzt.

Die Kontinuitätsgleichung lässt sich grundsätzlich an allen Klappen anwenden, wird aber zumindest an der Mitralklappe selten genutzt. Bei der Bestimmung der MÖF mit der TEE kann beispielsweise die Aortenklappe als Referenzstelle dienen. Dabei werden die Geschwindigkeitszeitintegrale über der Mitralklappenstenose (Zwei-Kammer-Blick) und der Aortenklappe (transgastraler Längsachsenblick oder tiefer transgastraler Vier-Kammer-Blick) mit dem PW-Doppler-Verfahren gemessen, während die Öffnungsfläche der Aortenklappe, z. B. im mittösophagealen Kurzachsenblick auf die Aortenklappe, planimetrisch ermittelt wird.

PISA bei Stenose. Die PISA-Technik bzw. proximale Konvergenzmethode wird bei der Mitralklappenstenose ähnlich wie bei der Mitralinsuffizienz dazu benutzt, den maximalen Stenosefluss zu ermitteln. Analog zur oben beschriebenen Vorgehensweise wird hierfür die Fläche der halbkugelförmigen Konvergenzzone mit der Farbumschlagsgeschwindigkeit multipliziert und durch die maximale Geschwindigkeit des Stenosejets dividiert. Diese wird mit dem CW-Doppler ermittelt.

Transmitraler Druckgradient. Je ausgeprägter die Stenose an der Mitralklappe ist, desto höher wird infolge der Rückstauung die Volumenbelastung des linken Vorhofs begleitet von einem intraatrialen Druckanstieg ggf. mit „Doming" der Mitralsegel (Abb. 5.**31**). Gleichzeitig erfolgt der Druckanstieg im linken Ventrikel verzögert. Somit erhöhen sich der mittlere und der maximale transmitrale Druckgradient, wobei der maximale Druckgradient von Einflüssen wie der Herzfrequenz und dem aktuellen Volumenstatus des Patienten abhängt und keine zuverlässige Aussage über den Schweregrad der Stenose liefert.

Für die Ermittlung des mittleren und des momentanen maximalen Druckgradienten an der Mitralstenose wird der CW-Doppler-Messstrahl durch den Hochgeschwindigkeitsjet gelegt und das transmitrale Flussprofil bestimmt. Der mittlere Druckgradient wird über komplexe Gleichungen, die in die Algorithmen der Echokardiographiesysteme integriert sind, aus dem diastolischen Geschwindigkeitszeitintegral ermittelt, während der momentane maximale Druckgradient mit Hilfe der modifizierten Bernoulli-Gleichung ($\Delta p = 4V_{max}^2$) einfach und mit hoher Zuverlässigkeit aus der maximalen Geschwindigigkeit der transmitralen Blutströmung berechnet wird.

5.3.4 Spezieller Untersuchungsgang

Zur Abklärung der klinischen Relevanz einer Mitralklappenstenose wird der allgemeine Untersuchungsgang an der Mitralklappe wie bei der Mitralinsuffizienz durch die Abklärung spezieller Fragestellungen erweitert und durch Zusatzuntersuchungen ergänzt.

Untersuchung in den mittösophagealen Schnittebenen:

- Klappenmorphologie und Segel-Konfigurationsmuster: „Doming"? (2D-Mode).
- Vorhofgröße (Abb. 5.**32**), Thrombendetektion speziell linkes Herzohr (2D-Mode).
- Jet-Nachweis, ggf. PISA (Farb-Doppler).
- Bestimmung der MÖF mit Hilfe der Druckhalbwertszeit: MÖF = 220/PHT, mit PHT für „pressure half-time" (CW-Doppler).
- Ggf. Bestimmung der MÖF mittels Planimetrie (2D-Mode).

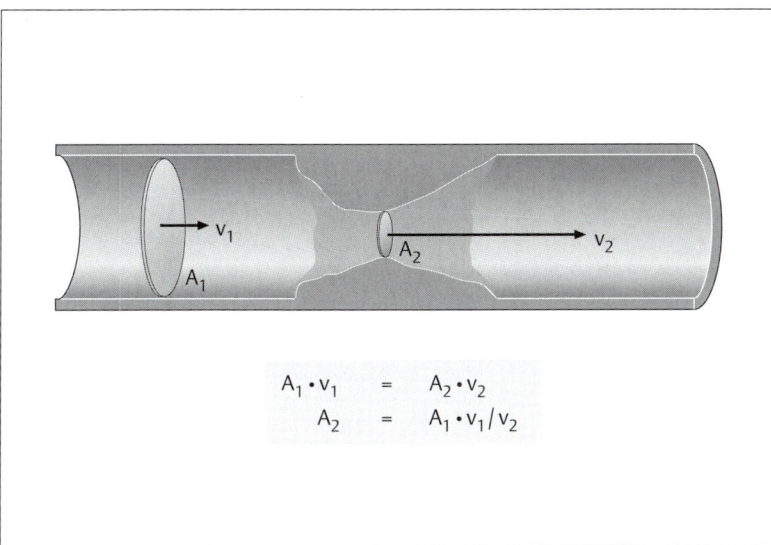

Abb. 5.**30** Prinzip der Kontinuitätsgleichung (aus Flachskampf FA [Hrsg.]. Praxis der Echokardiographie. Thieme, Stuttgart 2002).

5

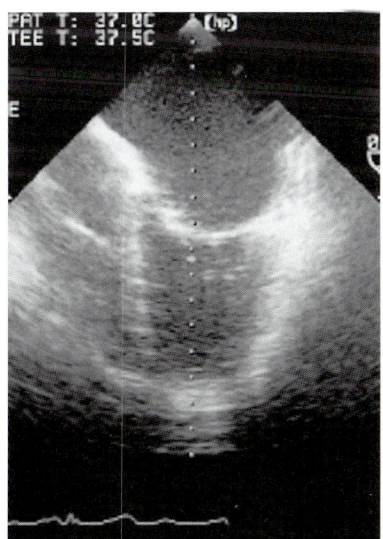

Abb. 5.**31** „Doming" der Segel bei Mitralstenose.

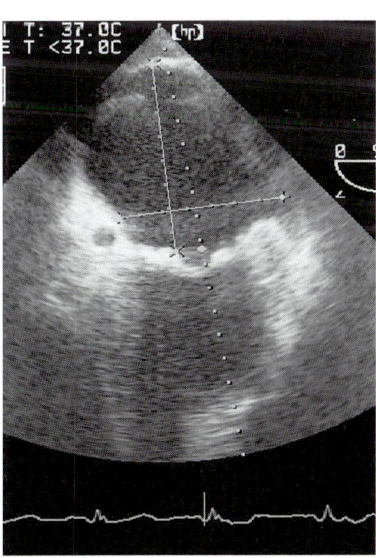

Abb. 5.**32** Vorhofvergrößerung bei Mitralstenose.

- Mittlerer und momentaner maximaler Druckgradient (CW-Doppler; $\Delta p = 4V_{max}^2$).
- Ggf. pulmonalvenöses Flussprofil: Strömungsumkehr? (PW-Doppler).

Untersuchung in den transgastrischen Schnittebenen:
- Klappenmorphologie (2D-Mode).
- Ggf. Klappenöffnungsfläche (2D-Mode).

Ergänzende Untersuchungen:
- Pulmonalarterien und Pulmonalklappe: Dilatation, Klappeninsuffizienz? (2D-Mode, Farb-Doppler).
- Rechter Ventrikel: Druckbelastung? (2D-Mode).
- Linker Vorhof: Spontanechos? (Abb. 5.**33**).

Pulmonalvenöses Flussprofil. Ähnlich wie beim transmitralen Blutfluss weist auch das PW-Doppler-Flussprofil der linken oberen Pulmonalvene ein typisches Phasenmuster auf (Abb. 5.**34**, siehe auch Abb. 4.**54** u. Kap. 4.6.4), das sich unter einer linksatrialen Druckerhöhung verändert. Bei einer ausgeprägten Mitralstenose ist zu erwarten, dass die zum Vorhof gerichteten systolischen und frühdiastolischen Flussbewegungen (1. und 2. Welle) stark gedämpft sind. Die physiologische Strömungsumkehr während der Vorhofkontraktion (3. Welle) ist in diesem Fall im Vergleich zur normalen Konfiguration stark ausgeprägt.

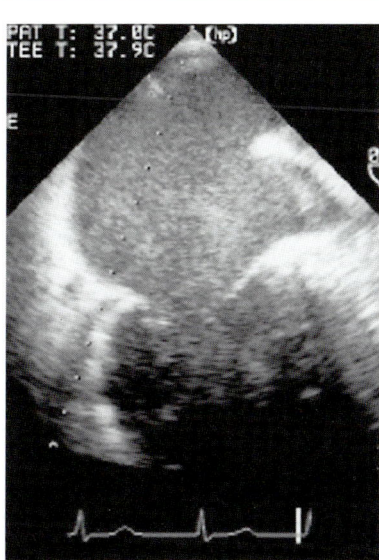

Abb. 5.**33**   Spontanechos im linken Vorhof bei Mitralklappenstenose. Sie imponieren im bewegten Bild wie Verwirbelungen eines Schneegestöbers.

5

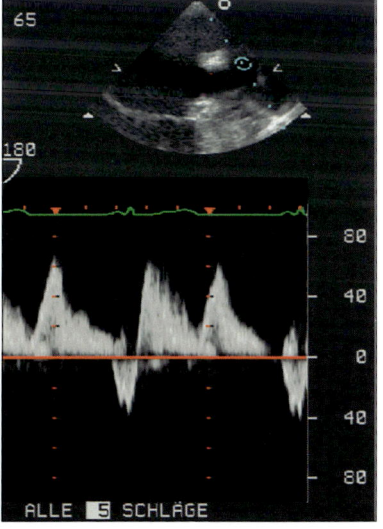

Abb. 5.**34**   Normales triphasisches Flussprofil der linken oberen Pulmonalvene. Zu den Veränderungen bei Mitralklappenstenose siehe nebenstehenden Text.

6 Aortenklappe

6.1 Grundlagen für die Untersuchung

6.1.1 Funktionelle Anatomie

Die Aortenklappe besteht aus dem Klappenring und den Segeln (Synonyme: Taschenklappen, Segeltaschen, Semilunarklappen) und bildet zusammen mit den Sinus valsalvae, den Koronarostien und dem proximalen Teil der Aorta ascendens die Aortenwurzel (Abb. 6.**1** u. 6.**2**). Die drei Segel der Aortenklappe sind die Hauptkomponenten eines Einwegeventils, das in der Systole den Blutstrom aus dem Ventrikel in die Aorta passieren lässt und in der Diastole den Rückstrom aus der Aorta in den linken Ventrikel verhindert. An ihrer Basis sind die Klappensegel zu jeweils gleichen Teilen halbmondförmig an der Aortenwand adaptiert. Die freien Segelränder legen sich in der Diastole einander an und bilden zusammen mit dem Klappenansatz in der Aufsicht eine Figur, die stark an das sternförmige Logo eines bekannten deutschen Autoherstellers erinnert. Dieser soll jedoch an der Konstruktion der Klappe nicht beteiligt gewesen sein.

In der Mitte der freien Segelränder finden sich kleine knötchenförmige Verstärkungen, die Noduli arantii, die beim Klappenschluss die zentrale Koaptation sicherstellen. Die sich in der Diastole einander anlegenden freien Flächen der Klappensegel werden als Lunulae bezeichnet. Die gesamte diastolische Schnittstelle der Klappensegel bildet die Kommissur der Aortenklappe und kommt in bestimmten Einstellungen der TEE als der bereits erwähnte Stern mit den Zacken zur Darstellung.

Der Raum zwischen den Segelrändern und der Aortenwand, der Sinus valsalvae, mündet hinter zwei Segeln in Form der rechten Koronararterie und des Hauptstammes der linken Koronararterie in das myokardiale Perfusionsgebiet. Entsprechend dem Abgang der Koronarien unterscheidet man zwischen dem linkskoronaren und dem rechtskoronaren Segel und bezeichnet das dritte als akoronares Klappensegel. Das akoronare Segel liegt dem Vorhofseptum mit der Basis am nächsten. Entsprechend ist das linkskoronare Segel mit der Basis dem linken Ventrikel und das rechtskoronare Segel dem rechten Ventrikel zugewandt.

6.1.2 Standardschnittebenen

Die Aortenklappe ist anhand der sternförmigen Drei-Segel-Konfiguration eine zentrale Leitstruktur in den transösophagealen Einstellungen. Die Klappe wird morphologisch in 2 mittösophagealen und funktionell in weiteren 2 transgastrischen Einstellungen untersucht. Die Nummern in den Klammern beziehen sich auf die Einstellungen der TEE-Sonde (s. Untersuchungsgang Seiten 66 u. 67):

- Mittösophagealer Kurzachsenblick auf die Aortenklappe (11),
- mittösophagealer Längsachsenblick auf die Aorta (12),
- transgastraler Längsachsenblick auf den linken Ventrikel und die Aortenklappe (3, Abb. 6.**3**), und
- tief transgastraler Fünf-Kammer-Blick (5, Abb. 6.**4**).

In den *mittösophagealen* Einstellungen werden wegen der Nähe der Klappe zum Schallkopf hauptsächlich die Anzahl der Segel, die Klappenseparation, Verdichtungen und Verdickungen („Sklerosierung") bzw. fokale Verkalkungen der Segel und etwaige Insuffizienzen oder Stenosen untersucht. Die *transgastralen* Einstellungen dienen dagegen vorwiegend dem Nachweis und der Quantifizierung von Klappenfehlern und der Messung von Druckgradienten.

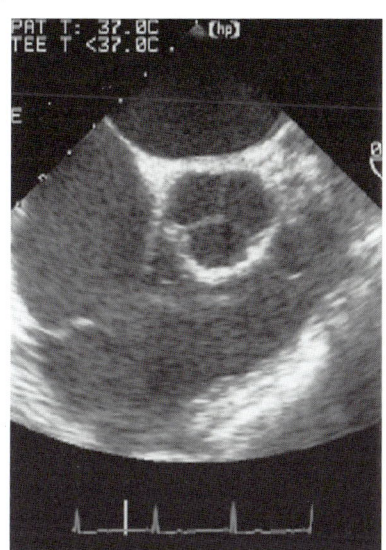

Abb. 6.**1** Aortenklappe im mittösophagealen Kurzachsenblick.

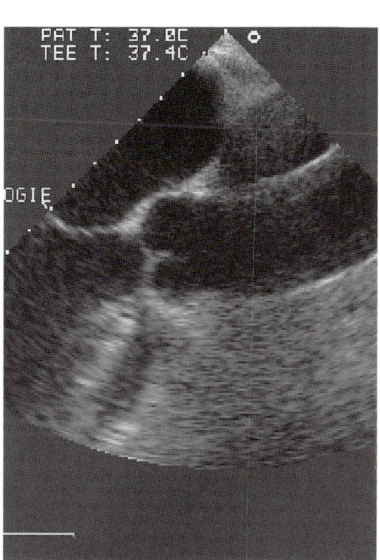

Abb. 6.**2** Aortenklappe im mittösophagealen Längsachsenblick.

6

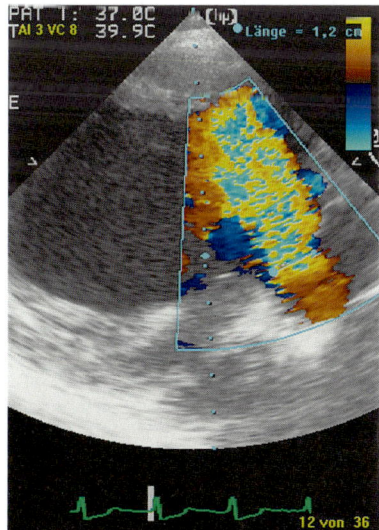

Abb. 6.**3** Linksventrikuläre Ausflussbahn mit Aorteninsuffizienzjet in der transgastralen Längsachse.

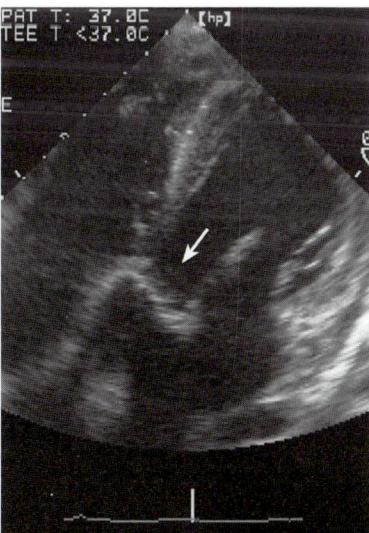

Abb. 6.**4** Tief transgastrale Einstellung der linksventrikulären Ausflussbahn (Pfeil).

Mittösophagealer Kurzachsenblick. In dieser Einstellung wird die Klappe bei einer auf 10–12 cm eingestellten Eindringtiefe mit dem 2D-Mode etwa in der Mitte des echokardiographischen Sektors abgebildet (Abb. 6.**5**). Das akoronare Segel findet sich in dieser Einstellung innerhalb des Sektors links oben und grenzt mit der Basis an das Vorhofseptum. Das linkskoronare Segel findet sich rechts oben und das rechtskoronare unten. Bei etwa 1–2 % der Bevölkerung ist die Klappe bikuspid angelegt, was eine Degeneration, Sklerose oder Endokarditis mit oder ohne Klappendysfunktion nach sich ziehen kann (Abb. 6.**6**). Die Aortenklappe wird jetzt durch leichtes Herausziehen und anschließendes Vorschieben der Sonde *in mehreren Schichten* untersucht, die um wenige Millimeter oberhalb und unterhalb des Klappenrings liegen.

Auf der Höhe der Segelspitzen wird bei geöffneter Klappe die Durchtrittsfläche des Blutstroms gemessen. Anschließend wird das Farb-Doppler-Verfahren aktiviert, um Regurgitationsjets darzustellen und die Lokalisation und Größe der Durchtrittsfläche herauszufinden. Kleine Jets im Bereich der Noduli arantii finden sich bei sklerosierten Klappensegeln nicht selten. Da die Jetrichtung bei dieser Einstellung jedoch nahezu orthogonal zur Schallrichtung verläuft, wird lediglich die Querschnittsfläche des Jets in seiner kurzen Achse dargestellt (Abb. 6.**7**). So kann sich hinter einem kleinen Pressstrahl eine ausgeprägte Aortenklappeninsuffizienz verbergen, die erst bei der Längsachsendarstellung der Aortenklappe deutlich wird (Abb. 6.**8**).

Nach leichtem Vorschieben der Sonde werden etwas oberhalb des Klappenrings die Sinus valsalvae mit den Ostien der beiden Koronarien dargestellt, die mit dem Farb-Doppler verifiziert werden können. Bei weiterem geringem Vorschieben der Sonde kommt unterhalb der Klappenebene die linksventrikuläre Ausflussbahn in ihrer kurzen Achse ins Blickfeld und gibt nebenbefundlich z. B. Aufschluss über die Myokarddicke des Ventrikelseptums und mögliche subvalvuläre Stenosen. Das Schwenken des Schallsektors um ca. 90° auf 120–130° führt über in die Längsachseneinstellung der Aortenklappe.

Mittösophagealer Längsachsenblick. In dieser Einstellung kommt die Ausflussbahn auf dem Monitorbildes links der Klappe zur Darstellung, während die aszendierende Aorta rechts erscheint. Das weiter vom Schallkopf entfernte unten liegende Segel ist in dieser Einstellung immer das rechte Koronarsegel, während das oben liegende je nach Anschnitt entweder das linke oder das akoronare Segel sein kann. Der Abstand zwischen den Ansatzstellen des unten und des oben dargestellten Segels am Klappenring ist ein zuverlässiges Maß für den Durchmesser der Aortenwurzel (normal 1,8–2,5 cm). Durch die Aktivierung des Farb-Dopplers kann in dieser Einstellung zudem die Blutströmung durch die Ausflussbahn, die Klappe und die aszendierende Aorta gezeigt werden. Hieraus können sich z. B. Hinweise auf eine Aorteninsuffizienz oder eine dynamische Obstruktion der Ausflussbahn ergeben.

Transgastrische Längsachseneinstellungen. Die *transgastralen Blickeinstellungen* dienen in erster Linie der Beurteilung der Aortenklappenfunktion mit den Doppler-Verfahren, weil sie die Strömung des Bluts durch die linksventrikuläre Ausflussbahn einschließlich der Aortenklappe nahezu parallel zur Schallrichtung abbilden. Zur Messung der regionalen Geschwindigkeiten wird das Messfenster des PW-Doppler in die prävalvuläre Ausflussbahn gelegt, während die mit dem CW-Doppler gemessene Maximalgeschwindigkeit entlang des Schallstrahls als die höchste Flussgeschwindigkeit angesehen wird, die im Bereich der Aortenklappe auftritt. Beide liegen normalerweise unter 1,5 m/s.

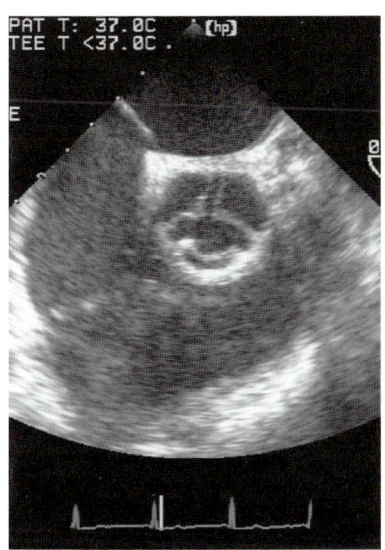

Abb. 6.**5** Linkskoronares, rechtskoronares und akoronares Aortenklappensegel.

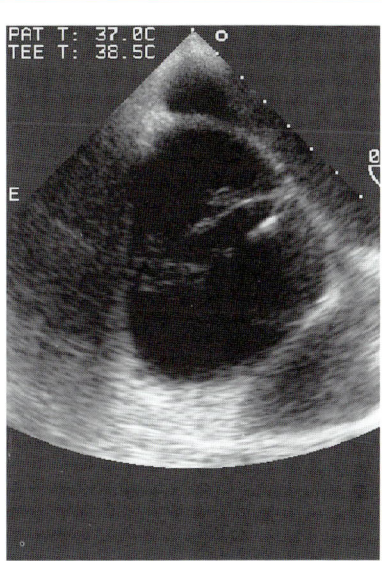

Abb. 6.**6** Bicuspide Aortenklappe.

6

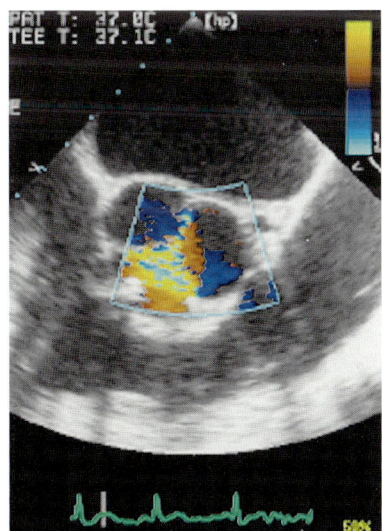

Abb. 6.**7** Orthogonal geschnittener Insuffizienzjet an der Aortenklappe.

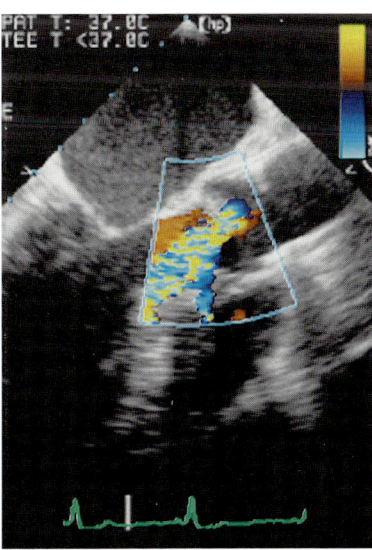

Abb. 6.**8** Längs geschnittener Insuffizienzjet an der Aortenklappe.

6.1.3 Transaortales Flussprofil

Das transaortale Flussprofil wird mit dem CW-Doppler in den transgastrischen Längsachseneinstellungen der linksventrikulären Ausflussbahn hergeleitet (Abb. 6.**9**). Es wird dazu genutzt:

- Klappenstenosen anhand der Anstiegssteilheit der Kurve zur beurteilen und den maximalen und mittleren Druckgradienten zu bestimmen, und
- das Schlagvolumen bzw. das Herzzeitvolumen zu messen.

Hierfür wird das Geschwindigkeits-Zeit-Integral durch Umfahren der Hüllkurve des spektralen Doppler-Signals gebildet und rechnerisch weiterverarbeitet.

Bei normaler Klappenfunktion liegt die Maximalgeschwindigkeit an der Aortenklappe in Abhängigkeit von der Herzfrequenz, der Kontraktilität und den Lastbedingungen bei 1,0–1,7 m/s. Die Basis des Doppler-Signals kann für die Messung der Ejektionszeit herangezogen werden.

6.1.4 Allgemeiner Untersuchungsgang

Ähnlich wie die Mitralklappe ist auch die Aortenklappe mit der TEE in zahlreichen Schnittebenen darzustellen. Die mittösophagealen Einstellungen eignen sich besonders für die Diagnostik der valvulären Morphologie und für die Darstellung der unmittelbar supra- und infravalvulär liegenden Strukturen wie den Abgang der Koronarien (Abb. 6.**10** u. 6.**11**) und die linksventrikuläre Ausflussbahn. Auflagerungen bzw. Verkalkungen, Verklebungen oder sonstige pathologische Veränderungen der Segel werden wegen der einfachen Struktur der Semilunarklappen leicht erkannt; ebenso das Vorliegen einer bikuspiden Klappe mit einer Inzidenz von 1–2 % in der Bevölkerung. Strukturbedingte Vitien der Aortenklappe können im 2D-Mode und bei entsprechender funktioneller Ausprägung auch im Farb-Doppler-Verfahren erkannt werden. Wegen des orthogonalen Strahlengangs der Echosignale im Verhältnis zum transaortalen Blutfluss sind etwaige Jets in den mittösophagealen Einstellungen schon hinweisend auf eine möglicherweise stärker ausgeprägte Funktionsstörung. Diese lässt sich in den transgastralen Einstellungen wegen des dort zum Strahlengang parallelen Blutflusses präziser darstellen und quantifizieren.

6.1.5 Funktionsstörungen

Die Ursachen für eine Klappendysfunktion können primär morphologischer (z. B. Degenerationen oder Vegetationen) oder sekundär struktureller Natur (z. B. Klappenringdilatation bei arterieller Hypertension) sein. In den mittösophagealen Einstellungen lassen sich im 2D-Mode sklerotisch, traumatisch, infektiös oder anders bedingte Veränderungen an den Klappensegeln nachweisen, ohne dass der Schweregrad der Stenose immer ersichtlich wird. Indirekte Hinweise auf die Funktionsstörung liefert in diesen Einstellungen der Farb-Doppler und die Messung oder Schätzung der Aortenöffnungsfläche. Das eigentliche Ausmaß der Klappendysfunktion zeigt sich dagegen erst durch die Bestimmung des transvalvulären Druckgradienten in den transgastralen Einstellungen.

Die echokardiographischen Zeichen der Aortenklappenerkrankung entsprechen meistens denen bei Erkrankung der Mitralklappe. Im Unterschied finden sich an der Aortenklappe bei Patienten mit ausgeprägter Aortensklerose oder arterieller Gefäßkrankheit gelegentlich plaqueförmige Auflagerungen, die auf lipomatöse Einlagerungen an den Segeln hindeuten.

Während bei nicht-kardiochirurgischen Intensivpatienten die Aortenklappe bis auf degenerative Klappenalterationen und primär oder sekundär traumatische Schäden

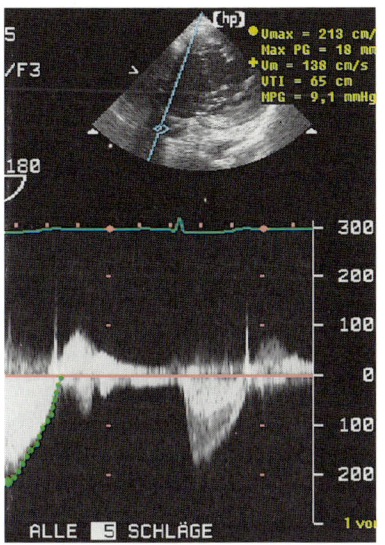

Abb. 6.9 Wegen der hohen Geschwindigkeiten des Blutstroms an der Aortenklappe wird das transaortale Flussprofil mit dem kontinuierlichen Doppler-Verfahren abgeleitet. Eine geeignete Einstellung ist der transgastrale Längsachsenblick, in dem der Schallstrahl und der transaortale Blutstrom parallel verlaufen.

6

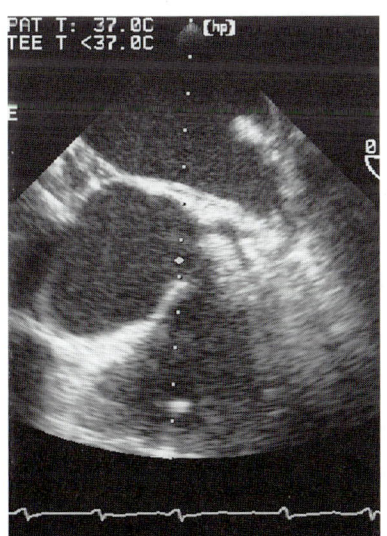

Abb. 6.**10** Abgang des Hauptstamms der linken Koronararterie (nativ).

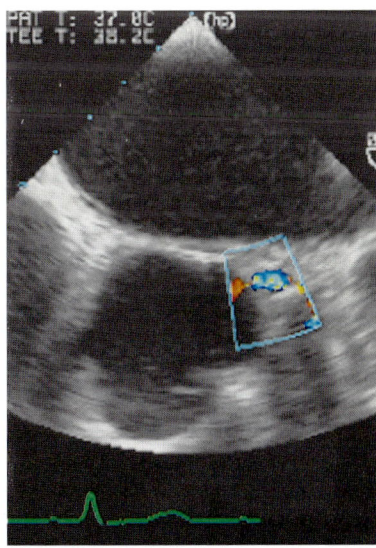

Abb. 6.**11** Abgang des Hauptstamms der linken Korononararterie (Farb-Doppler).

selten relevante pathologische Befunde aufweist, sind Insuffizienzen und Stenosen der Aortenklappe häufige Indikationen für eine operative Intervention unter TEE-Kontrolle.

6.2   Aortenklappeninsuffizienz

6.2.1 Ursachen und Formen

Die Ätiologie einer Aortenklappeninsuffizienz (Abb. 6.**12** u. 6.**13**) kann nach 3 pathologischen Gesichtspunkten unterschieden werden:

- Strukturänderungen der Klappensegel (z. B. bakterielle oder rheumatische Endokarditis, Segeleinriss bei schwerem Thoraxtrauma),
- Distorsion oder Dehnung der Aortenwurzel (z. B. Aortitis bei ankylosierender Spondylitis, Marfan-Syndrom), und
- Schwäche des kommissuralen Halteapparates (z. B. Aortendissektion).

Akute Aorteninsuffizienzen entstehen meist auf dem Boden einer Aortendissektion oder eines Traumas, das direkt oder indirekt die Integrität der Aortenklappe verletzt. Die meisten *chronischen* Aorteninsuffizienzen sind sklerosebedingt, in diesem Fall aber selten von hoher klinischer Relevanz. Eine minimale, meist zentrale Aorteninsuffizienz lässt sich bei guter Bildqualität der Doppler-Echokardiographie bei vielen vor allem älteren herzgesunden Patienten nachweisen.

6.2.2 Pathologische Befunde

Die morphologischen Befunde bei der Aorteninsuffizienz lassen sich deren ätiologischer Klassifizierung zuordnen. Degenerativ, infektiös oder rheumatisch bedingte Prozesse, selten auch Verletzungen infolge von schweren Unfällen, führen zu einer Destruktion der Klappensegel, zur Auflagerung von Vegetationen, Verklebungen, Verdickungen, Verkalkungen, Immobilität oder Durchschlagen eines oder mehrerer Segel. Kleine Insuffizienzen finden sich nicht selten bei beatmeten Intensivpatienten mit sklerosierten Klappensegeln und durch eine Erhöhung des systemischen Gefäßwiderstandes bei Zentralisierung des Patienten verstärkt werden. Strukturelle Schäden im Bereich des Halteapparates zeigen sich durch Erweiterung oder Formänderungen des Klappenrings bzw. der Kommissuren, bei aortalen Aussackungen oder Dissektionsmembranen, die bis an die Aortenwurzel reichen, oder auch bei einem Perikarderguss.

Die Folge einer Aorteninsuffizienz ist die chronische Volumenbelastung des linken Ventrikels, die eine Erhöhung des enddiastolischen Ventrikeldrucks nach sich zieht. Infolgedessen und durch die damit einhergehende Erhöhung der Wandspannung kann es auch zur Myokardhypertrophie und zu ischämiebedingten Wandbewegungsstörungen kommen. Die Ventrikeldilatation kann zudem eine Dehnung des Mitralklappenrings und ebenso wie die Myokardischämie eine sekundäre Mitralklappeninsuffizienz hervorrufen.

Die Schweregradeinteilung der Aorteninsuffizienz ist schwierig und erfolgt anhand der echokardiographischen Befunde der Aortenklappe (Abb. 6.**14**) zusätzlich durch die Beurteilung der linksventrikulären Funktion und der klinischen Symptomatik. Echokardiographische Befunde können in Einzelfällen auch bei Beschwerdefreiheit des Patienten eine Operationsindikation geben, wenn aufgrund der beobachteten Progredienz des pathologischen Prozesses mit einer akuten linksventrikulären Dekompensation gerechnet wird.

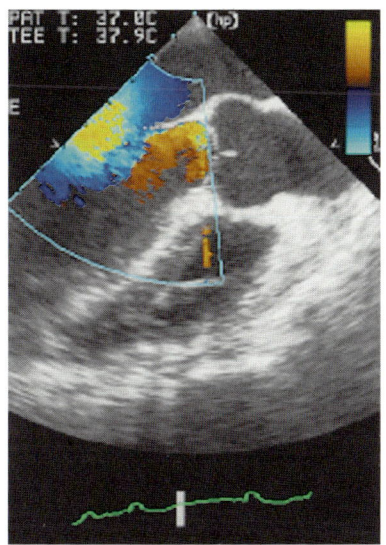

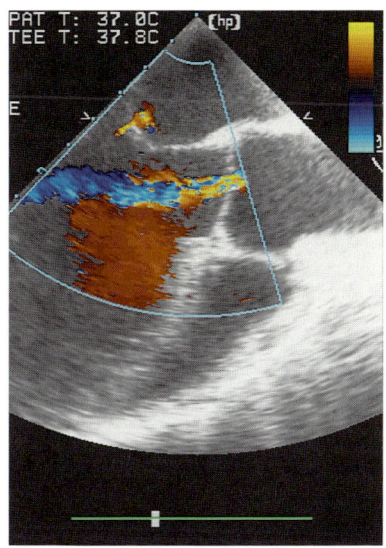

Abb. 6.**12** Aortenklappeninsuffizienz: Kleiner peripherer Regurgitationsjet.

Abb. 6.**13** Aortenklappeninsuffizienz: Zentraler Regurgitationsjet.

Funktioneller Schweregrad der Aorteninsuffizienz		
	Leicht bis mittelschwer	**Schwer**
Regurgitationsjet	Auf Ausflussbahn beschränkt	Weit in den Ventrikel reichend
Jetbreite an der Basis bezogen auf Querschnitt des LVOT	$< 50\%$	$> 50\%$
Druckhalbwertszeit	> 350 ms	< 350 ms
Dezeleration	Langsamer als 3 m/s	Schneller als 3 m/s
Regurgitationsfraktion	$< 40\%$	$> 40\%$
Proximale Konvergenzzone	Nicht erkennbar	Erkennbar > 1 cm²

Abb. 6.**14** Schweregrade der Aorteninsuffizienz nach funktionellen Kriterien.

6.2.3 Diagnostische Verfahren

Klinisch relevante Insuffizienzen der Aortenklappe weisen sich meistens durch morphologische Veränderungen und eine Koaptationsstörung (Verlust der Schlussfähigkeit der Segel) sowie eine Dilatation der Aortenwurzel aus. Der 2D-Mode eignet sich zur ätiologischen Abklärung der Aorteninsuffizienz und lässt die Sekundärfolgen einer chronischen Klappendysfunktion erkennen, wie z. B. die Dilatation und Kugelform des linken Ventrikels. Weitere echokardiographisch erkennbare Folgen sind der vorzeitige Mitralklappenschluss und das Flattern des vorderen Mitralsegels, das durch einen exzentrischen, auf das Mitralsegel gerichteten Regurgitationsjet hervorgerufen wird. Ein solcher exzentrischer Jet kann zudem ein umgekehrtes „Doming" (siehe Mitralstenose) des vorderen Mitralsegels hervorrufen, bei dem die Konvexität des Segels zum linken Vorhof zeigt.

Der Grad einer Aorteninsuffizienz kann näherungsweise mit 5 *Methoden* beurteilt werden:

- Bestimmung der Basisgröße und der räumlichen Ausdehnung des *Regurgitationsjets* mit der Farb-Doppler-Technik (Abb. 6.**15**),
- Analyse des CW-Doppler-Refluxsignals zur Bestimmung der *Druckhalbwertszeit* und des Regurgitationsgradienten (Abb. 6.**16**),
- Berechnung des *Regurgitationsvolumens* bzw. der Regurgitationsfraktion,
- Berechnung der Insuffizienzöffnungsfläche mit der *PISA-Technik* oder der *Kontinuitätsgleichung*,
- Prüfung auf *diastolische Flussumkehr* in der Aorta deszendens,

Regurgitationsjet. Mit dem Farb-Doppler wird im mittösophagealen Kurzachsenblick die Basis des Regurgitationsjets quer angeschnitten, so dass dessen Durchtrittsstelle an der Aortenklappe lokalisiert werden kann. Trotz der orthogonalen Beziehung zwischen dem Regurgitationsjet und der Schallrichtung kann der Jet meistens identifiziert werden, weil er exzentrische Anteile aufweist.

Die Richtung und Ausdehnung des Jets werden in der mittösophagealen, ggf. auch in der transgastralen und tief transgastralen Langsachsendarstellung der Aortenklappe bestimmt. Die letztgenannten Einstellungen werden besonders bei Interferenzen durch bereits implantierte Klappenprothesen benötigt. Im mittösophagealen Längsachsenblick auf die Aortenklappe zeigt sich, ob der Jet zentral oder exzentrisch in den linken Ventrikel ragt. Bei einem zentralen Jet wird die Insuffizienz in der Regel durch eine Klappenringdilatation verursacht, während exzentrische Jets meist durch morphologische Veränderungen eines oder mehrerer Segel bedingt sind.

Die Breite der Durchtrittsstelle wird ebenfalls im mittösophagealen Längsachsenblick bestimmt und ins Verhältnis zur Breite der subvalvulär gemessenen linksventrikulären Ausflussbahn gesetzt. Der Quotient korreliert gut mit der angiographischen Beurteilung des Schweregrades der Insuffizienz. Allerdings können die breitesten Stellen der Jetbasis und der Ausflussbahn in zwei gering voneinander abweichenden Schallebenen liegen, sodass der Schallsektor entsprechend adjustiert werden muss. Grundsätzlich korreliert der Schweregrad einer Aorteninsuffizienz besser mit der Breite der Jetbasis als mit der Jetlänge.

Druckhalbwertszeit. Das CW-Doppler-Spektrum an der Aortenklappe weist bei der Aorteninsuffizienz ein typisches Refluxsignal auf, das die Geschwindigkeiten des Regurgitationsjets reflektiert. Diese dezelerieren mit dem Druckgradienten zwischen der Aorta und dem Ventrikel (Abb. 6.**17**). Aus der Hüllkurve des Refluxsignals können die Steilheit der Geschwindigkeitsabnahme und die Druckhalbwertszeit hergeleitet wer-

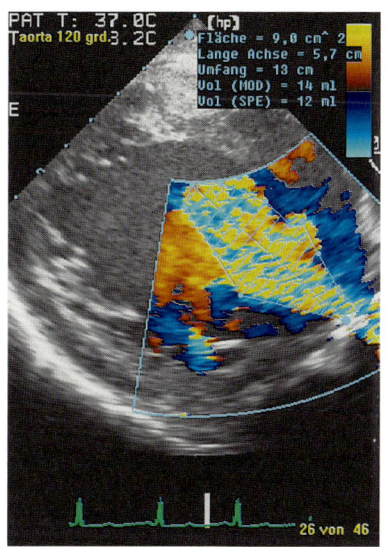

Abb. 6.**15** Jetfläche der Aorteninsuffizienz.

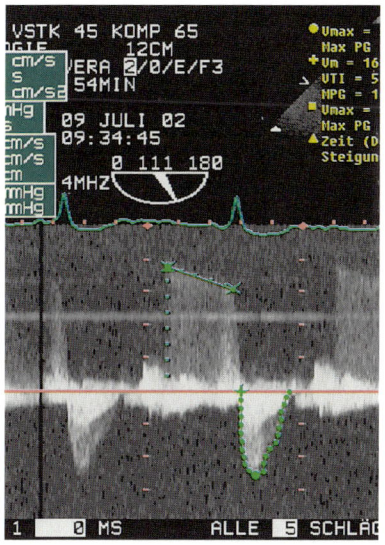

Abb. 6.**16** CW-Doppler-Refluxsignal des Regurgitationsjets mit Berechnung der Druckhalbwertszeit.

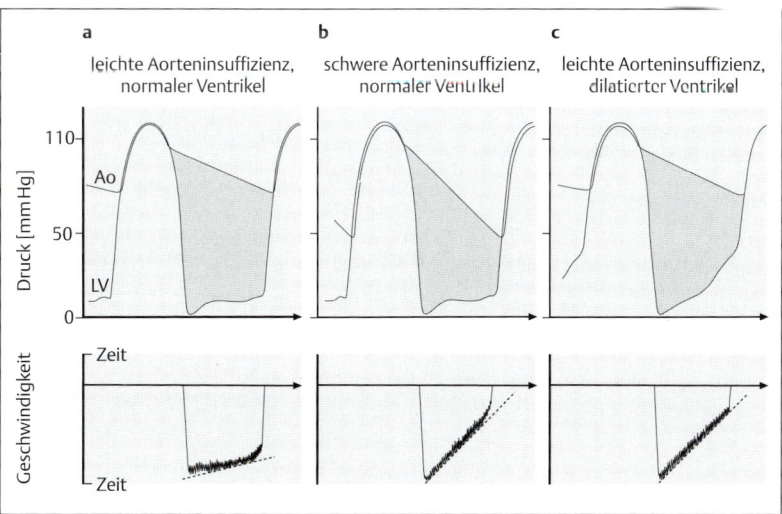

Abb. 6.**17** Der Geschwindigkeitsabfall des Refluxsignals erfolgt mit zunehmender Aorteninsuffizienz schneller und ausgeprägter.

den. Wenn der Druckgradient sich dem Nullpunkt schnell nähert, gilt dies auch für die Jetgeschwindigkeit. Die Steilheit der Dezelerationskurve ist deshalb ein Beurteilungskriterium für die Insuffizienz. Bei leichter Aorteninsuffizienz ist die Steilheit gering, bei hochgradiger Ausprägung besteht ein stärkerer Abfall der Dezelerationskurve, weil die größere Leckage an der Aortenklappe zu einer schnelleren Druckäquilibrierung zwischen Aorta und Ventrikel führt. Eine Dezeleration der Kurve um mehr als 3 m/s^2 zeigt eine schwere Klappeninsuffizienz an (Abb. 6.**18**). Die Dezeleration wird auch zur Bestimmung der Druckhalbwertszeit herangezogen, die jedoch nur bei schwerer Aorteninsuffizienz zuverlässig ist. Die Druckhalbwertszeit wird bestimmt, indem die Dezeleration ausgehend von der maximalen Rückflussgeschwindigkeit markiert und vom Echokardiographiesystem automatisch der Zeitpunkt erfasst wird, zu dem $V = V_{max}/\sqrt{2}$ ist. Eine Druckhalbwertszeit < 300 ms zeigt eine hämodynamisch wirksame Insuffizienz an (Abb. 6.**19**), bei > 600 ms ist die Insuffizienz gering. Pathologische Erhöhungen des linksventrikulären enddiastolischen Drucks z. B. infolge einer schweren systolischen Dysfunktion beschleunigen die Dezeleration und führen zu einer Überschätzung der Aorteninsuffizienz.

Regurgitationsvolumen. Das Regurgitationsvolumen ist die Differenz zwischen dem gesamten Volumen, das in der Systole die Aortenklappe passiert hat (systolischer transvalvulärer Fluss), und dem tatsächlichen Schlagvolumen (Netto-Schlagvolumen). Sofern keine intrakardialen „Shunts" oder eine Mitralinsuffizienz vorliegen, entspricht das Netto-Schlagvolumen dem systolischen transmitralen oder pulmonalarteriellen Flow bzw. dem dort ermittelten Schlagvolumen. Es wird durch Multiplikation der entsprechenden Flächen mit den zugeordneten Geschwindigkeits-Zeit-Integralen ermittelt. Der systolische transvalvuläre Fluss wird aus dem PW-Doppler-Spektrum der linksventrikulären Ausflussbahn und der Aortenklappenöffnungsfläche errechnet. Aus dem Quotienten von Regurgitationsvolumen und systolischem transvalvulären Fluss errechnet sich die *Regurgitationsfraktion*.

Öffnungsfläche. Theoretisch können die PISA-Methode (siehe Mitralklappeninsuffizienz) oder die Kontinuitätsgleichung genutzt werden, um die Öffnungsfläche der insuffizienten Aortenklappe zu bestimmen. Bei Anwendung der Kontinuitätsgleichung werden die diastolischen Geschwindigkeits-Zeit-Integrale in Höhe des Klappenrings und 1–2 cm distal des Klappenrings (Jetdurchtrittsfläche) mit dem PW-Doppler in einer der transgastrischen Einstellungen bestimmt und dazu die vom Klappenring umschlossenen Flächen im mittösophagealen Kurzachsenblick auf die Aortenklappe gemessen. Die Öffnungsfläche ergibt sich aus dem Quotienten der Geschwindigkeits-Zeit-Integrale von Klappenringfläche und Jetdurchtrittsfläche, multipliziert mit der Klappenringfläche. Das Verfahren ist ungenau und wird ebenso wie die komplizierte und ebenfalls ungenaue PISA-Methode klinisch kaum eingesetzt.

Diastolische Flussumkehr. Die Flussrichtung und Flussgeschwindigkeit in der deszendierenden Aorta kann mit der TEE nur grob bestimmt werden. Eine mit dem Farb-Doppler nachgewiesene Flussumkehr bestätigt lediglich den Verdacht auf eine schwere Insuffizienz an der Aortenklappe.

6.2.4 Spezieller Untersuchungsgang

Nach Erkennung einer strukturellen Anomalität, z. B. auch einem Ausriss eines Koronarsegels nach schwerem Thoraxtrauma (Abb. 6.**20**) oder einem Abszess (Abb. 6.**21**) kommt

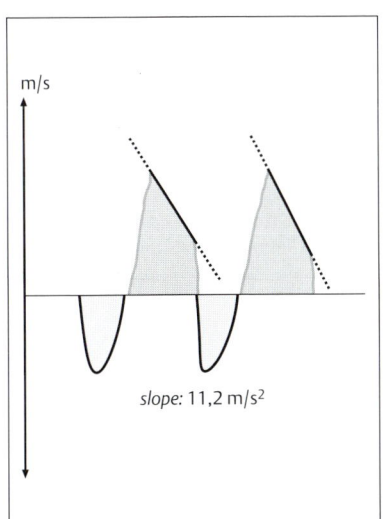

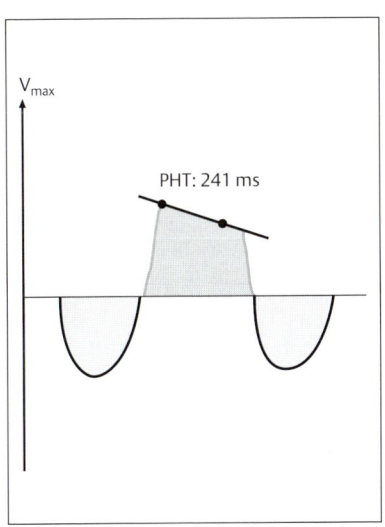

Abb. 6.**18** Beispiel für ein Refluxsignal bei akuter Aorteninsuffizienz infolge einer Klappenendokarditis.

Abb. 6.**19** Die Druckhalbwertszeit wird nach Markierung der Dezeleration automatisch ermittelt.

6

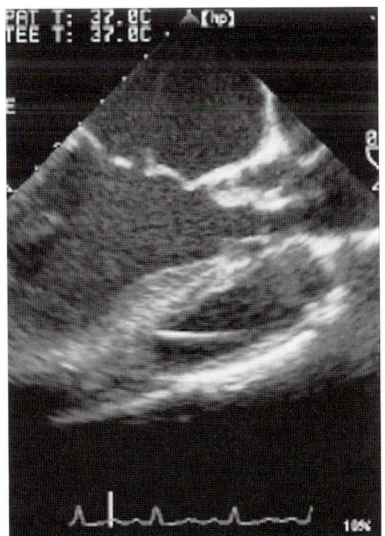

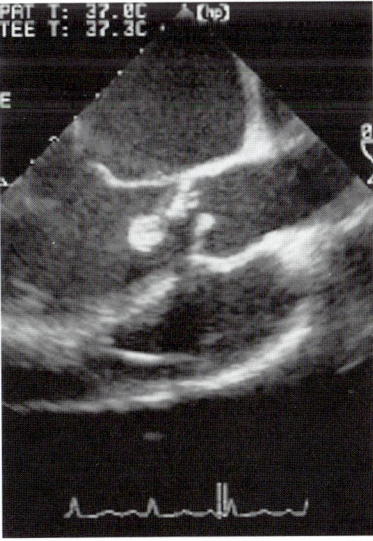

Abb. 6.**20** Ausriss des linkskoronaren Segels nach schwerem Thoraxtrauma.

Abb. 6.**21** Flottierender Abszess an der Aortenklappe.

es im Wesentlichen darauf an, das Ausmaß der Aortenklappeninsuffizienz zu erkennen und zu klären, ob diese bereits funktionelle Folgen für den linken Ventrikel und die Mitralklappe hatte.

Untersuchung in der mittösophagealen Kurzachseneinstellung:
- Klappenmorphologie, Form des Klappenrings (kreisförmig?), supravalvuläre Aortenwand, Klappenöffnungsfläche (2D-Mode).
- Anzahl der Regurgitationsjets (Farb-Doppler).

Untersuchung in der mittösophagealen Längsachseneinstellung:
- Richtung des Insuffizienzjets (zentral, exzentrisch, flatterndes posteriores Mitralsegel?), Ausdehnung und Fläche des Jets, Vena contracta, (Farb-Doppler).

Untersuchung in den transgastrischen Schnittebenen:
- Richtung des Insuffizienzjets (zentral, exzentrisch?), Ausdehnung und Fläche des Jets, Vena contracta, ggf. PISA (Farb-Doppler).
- Transvalvuläres Flussprofil: Dezeleration des Insuffizienzjets, Druckhalbwertszeit, (CW-Doppler).
- ggf. subvalvuläres Flussprofil, Durchmesser der subvalvulären linksventrikulären Ausflussbahn und transvalvuläres Flussprofil zur Ermittlung der Klappenöffnungsfläche: Kontinuitätsgleichung (PW-Doppler).

Ergänzende Untersuchungen:
- Linker Ventrikel: Dilatation, Wandbewegungsstörungen?
- Mitralklappe: Insuffizienz?
- Deszendierende Aorta: Flussumkehr? (Farb-Doppler).

6.3 Aortenklappenstenose

6.3.1 Ursachen und Formen
Der Aortenklappenstenose als eine mögliche Ursache für eine Obstruktion der linksventrikulären Ausflussbahn liegen unterschiedliche Ursachen zugrunde, die meist altersabhängig sind. Unterhalb des 70. Lebensjahres wird die Aortenklappenstenose in der Regel durch eine kongenitale bikuspide Klappenanlage (Inzidenz 1–2%) hervorgerufen, manifestiert sich jedoch erst in der Altersgruppe der 40–50Jährigen, während in den darüberliegenden Lebensjahren meistens degenerative Veränderungen der Klappe zu Stenosen führen. Durch den Anschluss der osteuropäischen Länder an die Europäische Union werden in Westeuropa in den letzten Jahren auch Stenosen rheumatischer Genese wieder häufiger gesehen.

Im operativen Patientengut finden sich besonders bei gefäßchirurgischen Patienten häufig sklerosierende bzw. degenerative Veränderungen (Fibrosierung, Kalzifizierung) an der Aortenklappe, die mit dem 2D-Mode gut erkannt werden und in vielen Fällen mit klinisch mehr oder weniger relevanten Aortenstenosen verknüpft sind (Abb. 6.**22**–6.**25**). Daneben gibt es eine Reihe anderer ätiologischer Faktoren (bikuspide Klappe, infektiöse oder rheumatische Genese etc.), die zu einer Enge an der Aortenklappe führen können.

6.3.2 Pathologische Befunde
Die morphologischen Befunde bei der Aortenklappenstenose beschränken sich in aller Regel auf die Sklerosierung, Fusion und eingeschränkte Mobilität, die mit einer Verklei-

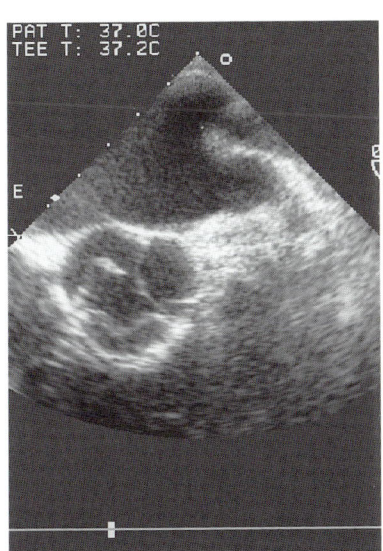

Abb. 6.**22** Fusion des (oben liegenden) linkskoronaren mit dem akoronaren Segel.

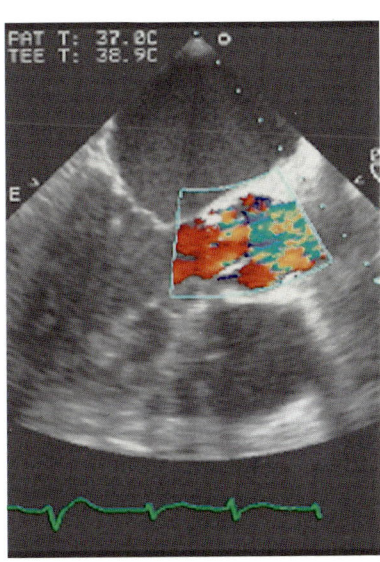

Abb. 6.**23** Jet bzw.Pressstrahl der systolischen Blutströmung bei Aortenklappenstenose.

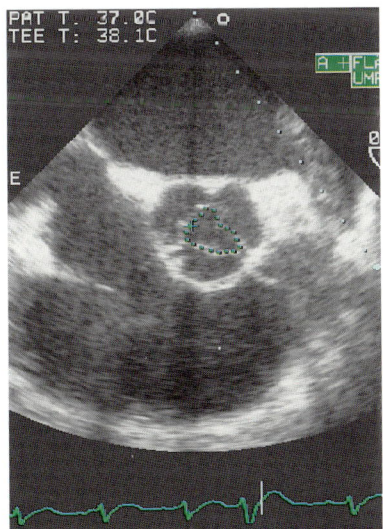

Abb. 6.**24** Aortenklappensklerose mit einer Klappenöffnungsfläche von 1,8 cm².

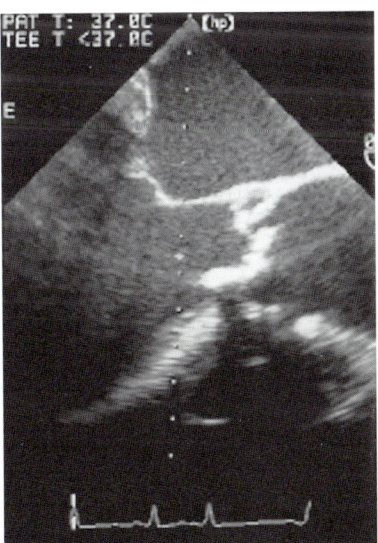

Abb. 6.**25** Verkalkungen der Aortenklappensegel im Längsachsenschnitt.

nerung des Öffnungsfläche einhergehen und den nahezu gleichmäßigen transvalvulären Blutfluss durch die Erhöhung des Strömungswiderstandes zu einem Pressstrahl umwandeln.

Schwere Stenosen lassen sich an der stark eingeschränkten systolischen Segelmobilität und an der ggf. vorliegenden systolischen Kuppelbildung („systolic doming") der Klappensegel erkennen, zudem an den zahlreichen pathophysiologischen Folgen u. a. für die aszendierende Aorta und den linken Ventrikel. Einerseits kann es infolge der Strömungsturbulenzen zu einer poststenotischen Auftreibung der aszendierenden Aorta kommen. Andererseits führt der erhöhte Flusswiderstand an der Aortenklappe zu einer chronischen Druckbelastung des linken Ventrikels, die über die Zunahme der myokardialen Wandspannung eine konzentrische Hypertrophie nach sich zieht. Sobald dieser Kompensationsmechanismus versagt bzw. überbeansprucht wird, beginnt der Ventrikel zu dilatieren und dekompensiert zunehmend im Sinne eines Vorwärtsversagens. Damit einher geht in vielen Fällen eine koronare Herzkrankheit, die bereits Myokardischämien und konsekutive Wandbewegungsstörungen verursacht haben kann. Bei weiterer Progredienz entwickelt sich zusätzlich eine Mitralklappeninsuffizienz mit Rückwärtsversagen des linken Ventrikels, das in schweren Fällen zu einer pulmonalen Hypertonie und einem daraus resultierenden Rechtsherzversagen führt.

6.3.3 Diagnostische Verfahren

Durch die Bestimmung der *Aortenklappenöffnungsfläche* im 2D-Mode oder mit Hilfe der Doppler-Verfahren sowie mittels der Messung des transaortalen *Druckgradienten* wird die Aortenklappenstenose näher charakterisiert (Abb. 6.**26**).

Öffnungsfläche. Am einfachsten lässt die Klappenöffnungsfläche sich mit dem 2D-Mode planimetrisch bestimmen; dazu muss der Kurzachsenblick möglichst exakt die distalen Ränder der aufgeklappten Klappensegel einfangen. Das ist bei sklerosierten und verschmolzenen Klappen wegen der dann unscharfen Segelränder häufig ein ungenaues Verfahren (Abb. 6.**27**). Die Öffnungsfläche kann aber auch über die Kontinuitätsgleichung nach demselben Prinzip ermittelt werden, wie es für die Jetdurchtrittsfläche bei der Aorteninsuffizienz zur Anwendung kommt. Dafür sind Messungen zweier Geschwindigkeitsintegrale (1. auf Höhe des Klappenrings, und 2. ca. 1–2 cm subvalvulär) sowie des subvalvulären Durchmessers der linksventrikulären Ausflussbahn erforderlich. Diese Bestimmungsmethode geht wie bei allen Anwendungen der Kontinuitätsgleichung vom physikalischen Idealzustand aus, d. h. der Blutfluss ist laminar sowie nicht-pulsatil, und die Öffnungsfläche ist kreisförmig und während der gesamten Systole gleichgroß.

Druckgradient. Der maximale und der mittlere Druckgradient werden über die Algorithmen des Echokardiographiesystems nach der modifizierten Bernoulli-Gleichung ($\Delta P = 4v_{max}^2$) ermittelt. Die Geschwindigkeit wird aus dem transvalvulären CW-Doppler-Flussprofil entweder im transgastrischen Längsachsenblick oder im tief transgastrischen Fünf-Kammer-Blick bestimmt (Abb. 6.**28**). Die Druckgradienten sind in ihrer Höhe abhängig vom aktuellen Kontraktilitätszustand und den Lastbedingungen, unter denen der Ventrikel arbeitet, und variieren zudem in Abhängigkeit von der Messmethode. Echokardiographische Verfahren messen die tatsächliche instantane (augenblickliche) Druckdifferenz zwischen dem linken Ventrikel und der aszendierenden Aorta, während angiographische Verfahren die jeweiligen Spitzendrücke im Ventrikel und in der Aorta ermitteln. Die Spitzendrücke entstehen jedoch nicht simultan, son-

Funktioneller Schweregrad der Aortenstenose

	Normal-werte	Leichte Stenose	Mittelschwere Stenose	Schwere Stenose
AÖF (cm²)	3–5	1,0–1,5	0,8–1,0	< 0,8
Mittlerer Druckgradient (mmHg)	0	< 20	21–49	> 50
Spitzengeschwindigkeit (m/s)	1–1,7	1,7–4,5		> 4,5
Maximaler Druckgradient (mmHg)	< 15	15–80		> 80

Abb. 6.**26**   Schweregrade der Aortenstenose nach funktionellen Kriterien.

6

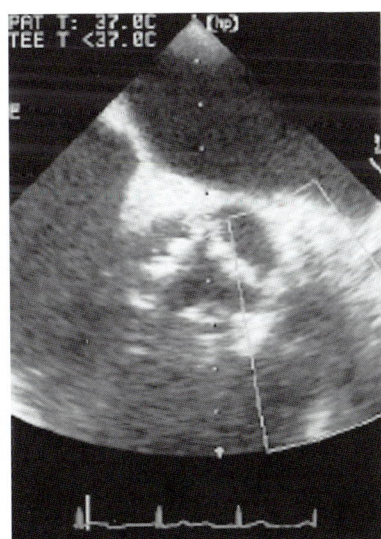

Abb. 6.**27**   Sklerosierte Aortenklappe im Kurzachsenblick.

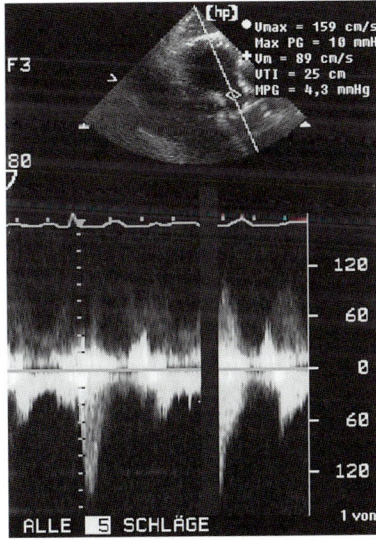

Abb. 6.**28**   CW-Doppler-Flussprofil eines Stenosejets: Bestimmung des Druckgradienten über der Aortenklappe durch Messung der maximalen Flussgeschwindigkeit und Anwendung der modifizieren Bernoulli-Gleichung.

dern zeitlich versetzt, so dass der angiographisch ermittelter Druckgradient (= Differenz der Spitzendrücke) immer kleiner ist als die echokardiographisch hergeleitete maximale Druckdifferenz (Abb. 6.**29**).

6.3.4 Spezieller Untersuchungsgang

Wie bei der Untersuchung einer Aortenklappeninsuffizienz kommt es bei der speziellen Untersuchung der Stenose im Wesentlichen darauf an, deren strukturelle Ursache, die Form und den Schweregrad aufzudecken. Ebenso konzentriert sich die Untersuchung auf die Folgen der Stenose für die Struktur und die Funktion des linken Ventrikels und der aszendierenden Aorta.

Untersuchung in der mittösophagealen Kurzachseneinstellung:
- Klappenmorphologie: Sklerosierung, Fusion?; Klappenöffnungsfläche (2D-Mode).
- Anzahl der Stenosejets (Farb-Doppler).

Untersuchung in der mittösophagealen Längsachseneinstellung:
- Klappenmorphologie: systolische Domstellung? (2D-Mode)
- Aszendierende Aorta: poststenotische Dilatation? (2D-Mode)
- Stenosejet (Farb-Doppler).

Untersuchung in den transgastrischen Schnittebenen:
- Transvalvuläres Flussprofil: Bestimmung der Spitzengeschwindigkeit und des mittleren und maximalen Druckgradienten (CW-Doppler).

Ergänzende Untersuchungen:
- Linker Ventrikel: konzentrische Hypertrophie, Wandbewegungsstörungen?
- Mitralklappe: Insuffizienz?

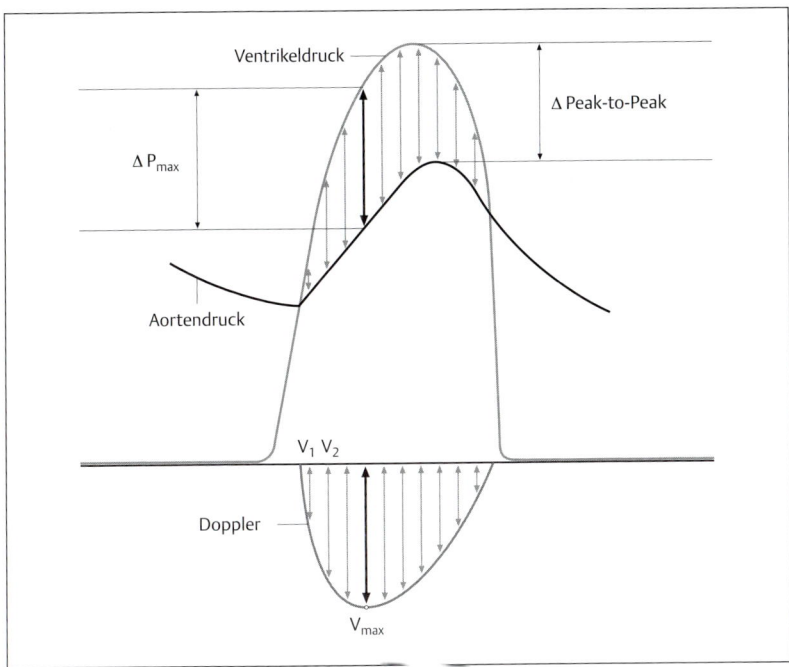

Abb. 6.**29** Der mittels Kathetertechnik berechnete Druckgradient ist ein sog. Peak-to-Peak-Gradient und liegt niedriger als der Doppler-echokardiographisch ermittelte Druckgradient, der aus der instantanen maximalen Strömungsgeschwindigkeit berechnet wird (aus Flachskampf FA [Hrsg.]. Praxis der Echokardiographie. Thieme, Stuttgart 2002).

7 Trikuspidal- und Pulmonalklappe

7.1 Untersuchung der Trikuspidalklappe

7.1.1 Funktionelle Anatomie

Die Trikuspidalklappe ist die größte der vier Herzklappen und stellt, ähnlich wie die Mitralklappe, eine funktionelle Einheit dar, die den Blutfluss unter physiologischen Bedingungen nur vom rechten Vorhof in den Ventrikel passieren lässt, nicht aber umgekehrt. Sie hat ein größeres anteriores, ein kleineres septales und ein posteriores Segel, die am morphologisch wenig ausgeprägten Klappenring ansetzen und von den Sehnenfäden der drei Papillarmuskeln des rechten Ventrikels stabilisiert werden (Abb. 7.**1**). Die Kommissuren reichen nicht bis zum Klappenring und trennen die Segel deshalb nicht so deutlich wie bei der Mitralklappe. Der Ansatz des septalen Trikuspidalsegels findet sich bezogen auf die Längsachse des Herzens etwas unterhalb der anterioren Mitralklappeninsertion bzw. weiter apikal. Wegen der starren Fixierung des septalen Trikuspidalsegels dilatiert der Klappenring bei einer akuten Volumenbelastung nicht an dieser Stelle, sondern hauptsächlich im Bereich der anterioren und posterioren Segelinsertion. Im Vergleich zur Mitralklappe ist die Durchtrittsfläche für den Blutstrom an der Triskuspidalklappe größer, wird pro Herzaktion aber von etwa demselben Betrag an Blutvolumen durchströmt. Zudem öffnet die Trikuspidalklappe in der Diastole etwas eher und schließt später als die Mitralklappe, so dass die mittlere trikuspidale Durchtrittsgeschwindigkeit niedriger ist.

7.1.2 Standardschnittebenen

Wie der rechte Ventrikel im Vergleich zum linken Ventrikel, so ist auch die Trikuspidalklappe mit der TEE weit weniger gut darstellbar, als die Mitralklappe. Sie wird morphologisch und funktionell lediglich in 2 mittösophagealen Standardeinstellungen untersucht (Abb. 7.**2** u. 7.**3**):

• Mittösophagealer Vier-Kammer-Blick (7), sowie
• mittösophagealer Blick auf die rechtsventrikuläre Ein- und Ausstrombahn (13).

Die Nummern in den Klammern beziehen sich auf die Einstellungen der TEE-Sonde (siehe Untersuchungsgang Seiten 70 u. 71).

Die beiden folgenden Einstellungen zeigen unter guten Schallbedingungen ebenfalls die Trikuspidalklappe, haben aber keinen zusätzlichen Informationsgehalt:

• Transgastraler Längsachsenblick auf die rechtsventrikuläre Einflussbahn (4), und
• tief transgastraler Vier-Kammer-Blick (5).

In den beiden ersten Einstellungen, ggf. zusätzlich im bikavalen Blick (Abb. 7.**4**), werden hauptsächlich die Segelkommissuren und die Struktur der Segel auf etwaige Verdickungen, Schrumpfungen oder Vegetationen und die Funktion auf Bewegungseinschränkungen, Insuffizienzen oder Stenosen untersucht. Bei Stenosen findet sich ggf. eine charakteristische Domstellung der Segel. Im Gegensatz zum anterioren und septalen Segel entzieht das posteriore Segel sich meistens der echokardiographischen Darstellung, kann mit der TEE aber gelegentlich vom unteren Ösophagus aus bei maximaler Beugung des Schallkopfes abgebildet werden. Der subvalvuläre Halteapparat lässt sich dagegen in beiden Einstellungen z. B. auf Läsionen oder Thromben gut untersuchen. Das Farb-Doppler-Verfahren liefert Aufschluss über das mögliche Vorliegen eines Klappenvitiums.

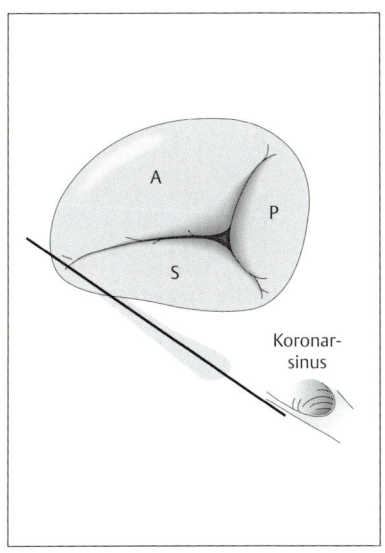

Abb. 7.**1** Schematische Darstellung der Trikuspidalklappe mit anteriorem (A), posteriorem (P) und septalem (S) Segel.

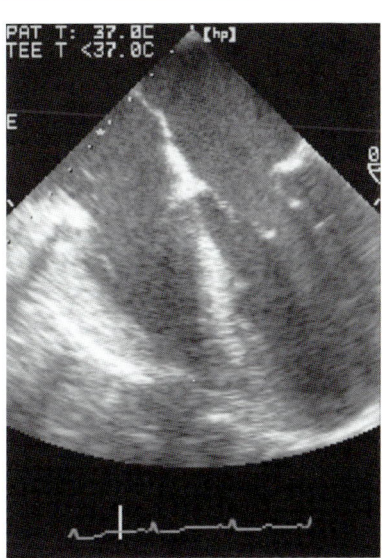

Abb. 7.**2** Trikuspidalklappe im Vier-Kammer-Blick.

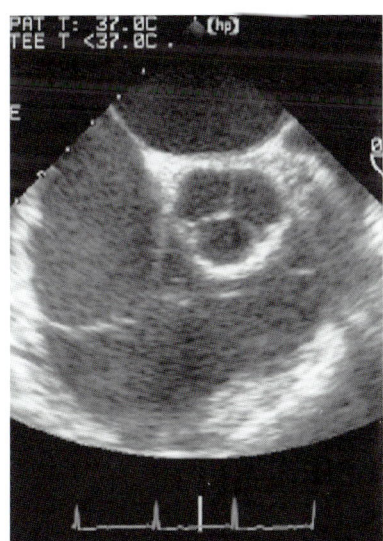

Abb. 7.**3** Der Blick auf die rechtsventrikuläre Ein- und Ausstrombahn zeigt auch die Lagebeziehung zwischen Aorten- und Trikuspidalklappe.

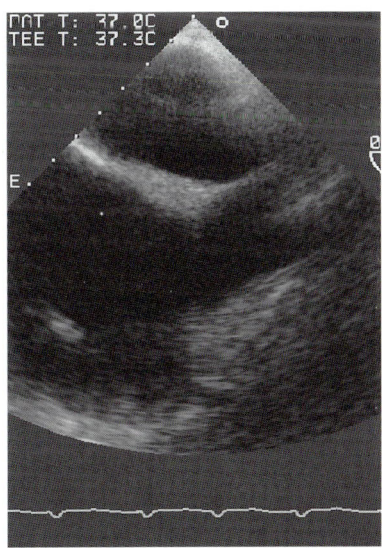

Abb. 7.**4** Bikavale Einstellung der Trikuspidalklappe (im Bild unten).

Mittösophagealer Vier-Kammer-Blick. Bei einer Eindringtiefe des Schallsektors von ca. 16 cm zeigt sich die Trikuspidalklappe im Vier-Kammer-Blick in ihrer funktionellen Einbindung in den Herzzyklus. Häufig können auch die Sehnenfäden und das *Moderatorband*, ein relativ kräftiger Papillarmuskel im unteren Drittel des rechten Ventrikels, erkannt werden (Abb. 7.**5**). Auf Höhe der Klappe lässt sich das transkuspidale Doppler-Flussprofil ableiten. Von den Hauptstrukturen der Trikuspidalklappe sind das kleinere septale Segel und das anteriore Segel angeschnitten. Das septale Segel inseriert in unmittelbarer Nachbarschaft zum anterioren Mitralklappensegel etwa 2–3 mm tiefer am Septum. Diese apikale Verlagerung der septalen Insertion ist bei Patienten mit einem Vorhofseptumdefekt oft aufgehoben, bei der Ebstein-Anomalie, einer angeborenen Erkrankung der Triskuspidalklappe, dagegen stärker ausgeprägt. Der rechte Ventrikel ist dadurch in seinem oberen Abschnitt atrialisiert. Ein Längsachsenabstand der Insertionsstellen von mehr als 10 mm ist diagnostisch wegweisend.

Mittösophagealer Blick auf die rechtsventrikuläre Ein- und Ausstrombahn. Diese Einstellung verdeutlicht u. a. die Lagebeziehung zwischen der Trikuspidalklappe, der Aortenklappe und der Pulmonalklappe. Die Schallrichtung weicht in dieser Ebene in vielen Fällen weniger als 30° von der Flussrichtung an der Trikuspidalklappe ab, so dass quantitative Messungen mit den Doppler- Verfahren genauer als im Vier-Kammer-Blick sind.

7.1.3 Transkuspidales Flussprofil

Wegen der größeren Öffnungsfläche der Trikuspidalklappe liegen die Geschwindigkeiten der transtrikuspidalen Blutströmung niedriger als an der Mitralklappe, weisen aber ein ähnliches biphasisches Flussprofil mit maximalen E- (Early-Peak) und A- (Atrial-Contraction) Geschwindigkeiten auf (Abb. 7.**6**). Sie liegen im Bereich von etwa 0,4–0,7 m/s, lassen sich aber in den Standardeinstellungen der TEE wegen der Winkelabweichung des Schallstahls von der Flussrichtung selten genau differenzieren. Das gilt auch für die Geschwindigkeiten des Insuffizienzjets (Abb. 7.**7** u. 7.**8**). Die Messung des transvalvulären Druckgradienten bei Stenosen oder Insuffizienzen der Trikuspidalklappe ist daher sehr ungenau und erfolgt methodisch besser mit der transthorakalen Echokardiographie. Auch die Berechnung des rechtsventrikulären systolischen Spitzendrucks bzw. des systolischen pulmonalarteriellen Drucks, die bei Vorliegen einer Insuffizienz theoretisch aus dem zentralen Venendruck und dem Druckgradienten über dem Insuffizienzjet ermittelt werden kann (P_{sys} = ZVD + Druckgradient), liefert deshalb mit der TEE selten zuverlässige Werte.

7.1.4 Allgemeiner Untersuchungsgang

Die Klappe wird zunächst im transösophagealen Vier-Kammer-Blick mit dem 2D-Mode auf ihre strukturelle Beschaffenheit und funktionelle Mobilität untersucht. Die Segel sind im Vergleich zu den Mitralsegeln dünner, durch die Kommissuren nur inkomplett separiert und deshalb weniger deutlich zu differenzieren. Mit dem Farb-Doppler-Verfahren werden Insuffizienzjets abgeklärt. Falls sich solche Jets finden, werden deren Größe und räumliche Ausbreitung in mehreren Einstellungen des rechten Vorhofs bestimmt. Bei einer Trikuspidalinsuffizienz wird nach den Ursachen gesucht, wie z. B. ausgeprägte Rechtsherzbelastung, Klappenringdilatation und Endokarditis. Weitere mögliche Zeichen für die Klappendysfunktion sind die Vorhofvergrößerung, die paradoxe Vorhofseptumshift, eine systolische Flussumkehr in der Vena cava inferior, aber auch klinische Zeichen wie z. B. Vorhofflimmern, prominente juguläre „a"-Welle und Hepatomegalie.

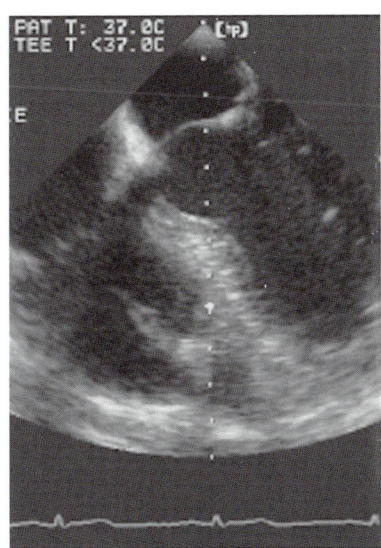

Abb. 7.**5** Insertion der Chordae tendinae der Trikuspidalklappe am Moderatorband.

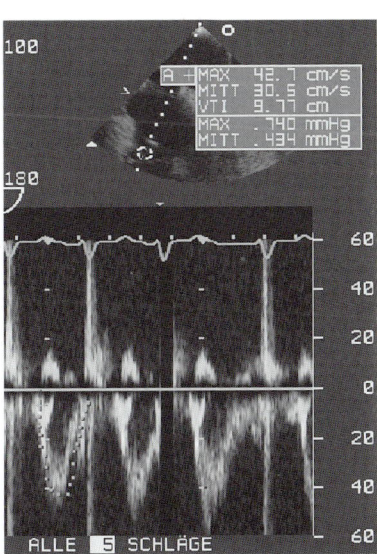

Abb. 7.**6** Doppler-Flussprofil der transvalvulären Blutströmung an der Trikuspidalklappe.

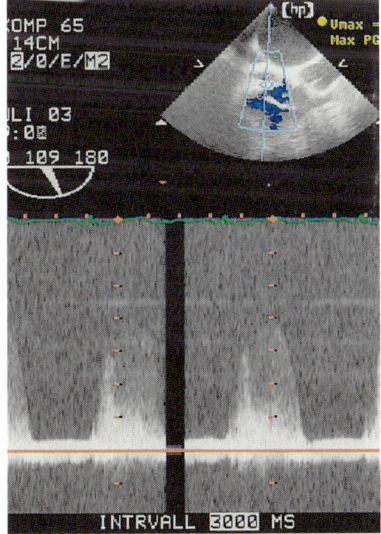

Abb. 7.**7** Regurgitation im Doppler-Flussprofil bei Trikuspidalklappeninsuffizienz.

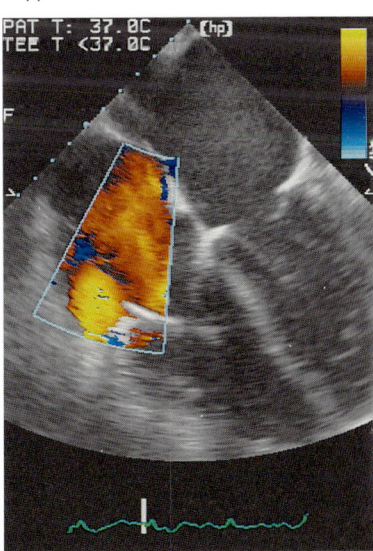

Abb. 7.**8** Insuffizienzjet an der Trikuspidalklappe im Farb-Doppler.

7

7.2 Pathologische Befunde der Trikuspidalklappe

Trikuspidalinsuffizienz. Eine klinisch nicht relevante Insuffizienz der Trikuspidalklappe findet sich bei ca. 20 % der herzgesunden Bevölkerung. Hämodynamisch bedeutsame Insuffizienzen entstehen meist funktionell infolge einer rechtsventrikulären Druck- oder Volumenbelastung. In der TEE findet sich eine *Klappenringdilatation* mit zentralem Regurgitationsjet. Beim schweren Thoraxtrauma kann es in seltenen Fällen zu einer Schädigung des Halteapparates kommen, die eine Insuffizienz nach sich zieht (Abb. 7.**9**). Eine weitere *strukturelle* Ursache für die Insuffizienz ist die Endokarditis, die als Folge einer zentralvenösen Katheterisierung, bei Sepsis oder bei intravenösem Drogenabusus beobachtet wird (Abb. 7.**10**). Andere Ursachen sind Tumorwachstum, Anomalien oder degenerative Prozesse (Abb. 7.**11**). Eine geringgradige Trikuspidalklappeninsuffizienz ohne pathologische Bedeutung findet sich häufig bei intubierten Intensivpatienten, die wegen eines akuten Lungenversagens differenziert z. B. mit umgekehrtem Atem-Zeit-Verhältnis und hohem intrinsischen PEEP beatmet werden. Die Trikuspidalklappeninsuffizienz verstärkt in diesem Fall den beatmungsbedingten Rückstau der Blutströmung in die Leber und andere Organe bzw. die untere sowie die obere Körperhälfte.

Bei ausgeprägten Trikusidalinsuffizienzen kommt es aufgrund des Druckanstiegs im rechten Vorhof oft zu einer *paradoxen Vorhofseptumbewegung* in der Systole, d. h. das atriale Septum zeigt mit seiner Konvexität zum linken Vorhof. Zusätzlich kann es zu einer *systolischen Flussumkehr* in der unteren Hohlvene kommen, die mit dem PW-Doppler nachweisbar ist. Zur Darstellung der Lebervenen wird die TEE-Sonde ausgehend von der transgastrischen Einstellung des Herzens nach rechts rotiert, bis die Leber mit dem Lebervenenstern oder den orthogonal getroffenen Lebervenen zu sehen ist. Das Messfenster des PW-Dopplers wird dann in einer der Venen platziert. Die Flussumkehr kann allerdings aufgehoben sein, wenn der rechte Vorhof bereits stark vergrößert ist und als dynamisches Reservoir für das Regurgitationsvolumen dient.

Der Nachweis der Insuffizienz wird mit dem Farb-Doppler-Verfahren geführt, das mit der Jetgröße neben der klinischen Symptomatik die wichtigsten Kriterien für die Schweregradbeurteilung der Klappeninsuffizienz liefert (Abb. 7.**12**). Eine Jetfläche < 1/3 der Vorhoffläche wird als milde Regurgitation gewertet; beträgt sie bis zu 2/3 der Vorhoffläche, spricht man von moderater, bei > 2/3 der Vorhoffläche von schwerer Klappeninsuffizienz. Mit dem CW-Doppler lässt sich die Geschwindigkeit des Insuffizienzjets messen und der Druckgradient ableiten, der sich wiederum für die Berechnung des rechtsventrikulären Spitzendrucks bzw. des *systolischen pulmonarteriellen Drucks* nutzen lässt (s. dort).

Bei der Abklärung einer akuten hämodynamischen Instabilität führt der perioperative Nachweis einer bislang nicht diagnostizierten Trikusidalinsuffizienz zu folgender Frage: Handelt es sich um eine akute, die Instabilität verursachende Funktionsstörung, oder besteht die Klappeninsuffizienz bereits länger, und wird sie durch die Instabilität lediglich verstärkt? Akute Insuffizienzen entstehen meistens als Folge einer neu aufgetretenen rechtsventrikulären Nachlasterhöhung z. B. bei Lungenembolie oder Linksherzdekompensation, aber auch bei Pneumothorax oder im Status asthmaticus. In diesem Fall finden sich häufig zusätzlich eine Vergrößerung des Pulmonalarteriendurchmessers, eine Pulmonalklappeninsuffizienz und eine rechtsventrikuläre Dilatation. Bei chronischer Insuffizienz liegen ähnliche Verhältnisse vor, doch ist der rechte Ventrikel meist muskulär hypertrophiert und baut in der Systole einen höheren intraventrikulären Druck auf. Aus diesem Grund ist die transkuspidale Geschwindigkeit des Insuffizienzjets

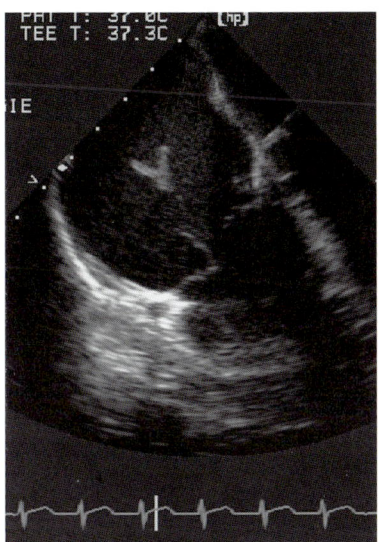

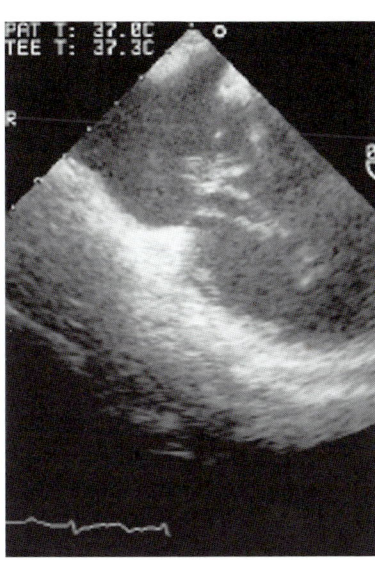

Abb. 7.**9** Traumatisch bedingter Ausriss eines rechtsventrikulären Papillarmuskels, der in der Systole in den Vorhof geschleudert wird

Abb. 7.**10** Durchschlagen der Trikuspidalklappe bei Klappenendokarditis.

7

Ursachen für die Trikuspidalklappeninsuffizienz

Funktionell (häufig)
- akute Druckbelastung (2 : 1 Beatmung, Lungenembolie, Mitralvitium u. a.)
- akute Volumenbelastung (Übertransfusion via Shaldon-Katheter u. a.)
- systolische Dysfunktion (Rechtsherzischämie, -infarkt, Thoraxtrauma u. a.)
- inkompletter Klappenschluss (Pulmonalarterienkatheter, Schrittmacher)

Strukturell (selten)
- Endokarditis (Drogenabusus, Sepsis, ZVK u. a.)
- Klappenruptur (Thoraytrauma)
- Vorhofmyxom
- Myxomatöse Degeneration
- Rheumatische Herzerkrankung
- Morbus Ebstein (kongenitale Klappenerkrankung)

Abb. 7.**11** Funktionelle und strukturelle Ursachen der Trikuspidalklappeninsuffizienz.

bei akuter Lungenembolie in der Regel < 3,5 m/sec, bei chronischer Insuffizienz dagegen massiv erhöht.

Triskuspidalstenose. Wesentlich seltener als die Insuffizienz ist die Stenose der Trikusidalklappe. Sie ist häufig rheumatischer Genese und oft bereits im 2D-Mode an der Immobilität der Klappe, ggf. *diastolischer Domstellung* und an der *Vorhofvergrößerung* erkennbar. Im 2D-Mode findet sich eine Bewegungseinschränkung, die mit Domstellung einhergehen kann. Der Duckgradient an der stenosierten Klappe ist wegen der Winkelabweichung des Schallstrahls zur transkuspidalen Einstromrichtung nicht sicher bestimmbar und wird bevorzugt mit der transthorakalen Echokardiographie ermittelt.

7.3 Untersuchung der Pulmonalklappe

Funktionelle Anatomie. Die mit der TEE am schlechtesten darstellbare Klappe ist die Pulmonalklappe. Wie die Aortenklappe besteht die Pulmonalklappe aus drei halbmondförmigen Segeln, die jedoch zarter sind und sich in einem vergleichsweise größeren Abstand zum Ösophagus befinden. Mit Beginn der Systole legen die Segel sich nahezu vollständig dem Hauptstamm der Pulmonalarterie an.

Standardschnittebenen. Die besten Einstellungen der Pulmonalklappe finden sich ausgehend vom mittleren und vom oberen Ösophagus (Abb. 7.**14** u. 7.**15**). Die Nummern in den Klammern beziehen sich auf die Einstellungen der TEE-Sonde (siehe Untersuchungsgang Seiten 70 u. 71):

- Mittösophagealer Kurzachsenblick auf die Aortenklappe (11),
- mittösophagealer Blick auf die rechtsventrikuläre Ein- und Ausstrombahn (13), und
- oberer ösophagealer Kurzachsenblick auf den Aortenbogen (20).

Alle drei Einstellungen bieten einen Längsachsenblick auf die Pulmonalklappe. Beide Einstellungen können für die Beurteilung der Segelstruktur und eventueller Bewegungsmuster wie der systolischen Domstellung bei Pulmonalstenose herangezogen werden. Für die Bestimmung des transpulmonalen Flussprofils eignet sich nur der obere ösophageale Kurzachsenblick auf den Aortenbogen, bei dem die Pulmonalklappe in der Längsachse abgebildet wird.

Transpulmonales Flussprofil. Das transpulmonale Flussprofil ähnelt dem transvalvulären Profil an der Aortenklappe. Ersatzweise kann auch das Flussprofil im Hauptstamm der Pulmonalarterien abgeleitet werden. Hierzu wird der mittösophageale Kurzachsenblick auf die aszendierende Aorta gewählt (15), in dem der Hauptstamm sich zusammen mit der rechten Pulmonalarterie um die Aorta legt.

Allgemeiner Untersuchungsgang. In den mittösophagealen Einstellungen der Pulmonalklappe werden die Struktur und das Bewegungsmuster der Klappensegel beurteilt, zusätzlich mit dem Farb-Doppler auf Regurgitations- oder Stenosejets untersucht. Bestehen Auffälligkeiten, müssen der rechte Ventrikel und der pulmonalarterielle Hauptstamm bzw. die rechte Pulmonalarterie in den hierfür geeigneten Einstellungen betrachtet werden. Zusätzlich wird die Klappe im oberen ösophagealen Kurzachsenblick auf den Aortenbogen bzw. Längsachsenblick auf die Pulmonalklappe untersucht.

Schweregrad der Trikuspidalklappeninsuffizienz

Indikator	Ausprägung
Farb-Jet-Fläche	Mild, wenn < 1/3 Vorhoffläche Moderat, wenn < 2/3 Vorhoffläche Schwer, wenn ≥ 2/3 Vorhoffläche und ≥ = 8 cm²
Vena contracta (proximaler Jet-durchmesser)	Schwer, wenn ≥ = 8 mm
Blutfluss in unterer Hohlvene und Lebervenen	Schwer, wenn systolische Flussumkehr

Abb. 7.**12**   Schweregrade der Trikuspidalinsuffizienz nach funktionellen Kriterien.

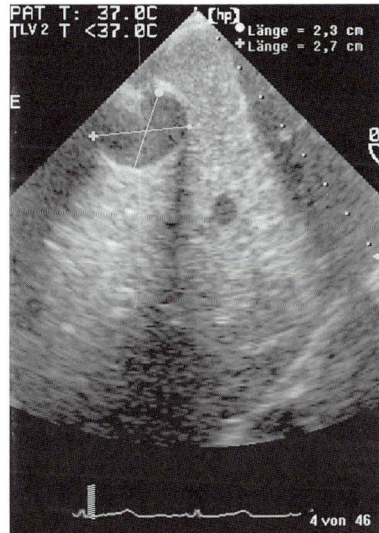

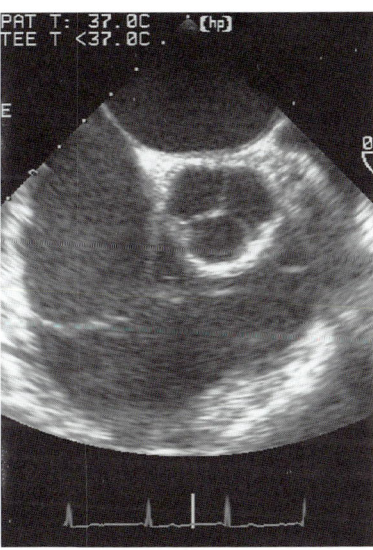

Abb. 7.**13**   Mit der TEE können auch die Lebervenen dargestellt werden, die hier wegen einer Trikuspidalklappeninsuffizienz gestaut sind.

Abb. 7.**14**   Darstellung der Pulmonalklappe in der mittösophagealen Längsachseneinstellung des rechten Ventrikels.

7.4 Pathologische Befunde der Pulmonalklappe

Pulmonalinsuffizienz. Eine funktionelle, wenn auch geringgradige Pulmonalinsuffizienz findet sich häufig bei intubierten Intensivpatienten, die mit umgekehrtem Atem-Zeit-Verhältnis und hohem intrathorakalen Druck beatmet werden (Abb. 7.**16**). Ansonsten wird sie bei akuter und chronischer pulmonalarterieller Hypertonie beobachtet. Sie entsteht ebenso wie bei der Hochdruckbeatmung als Folge der pulmonalarteriellen Dilatation. Strukturelle Pulmonalinsuffizienzen beruhen auf operativen Kommissurotomien oder Ballonvalvuloplastien z. B. zur Behandlung einer angeborenen Pulmonalstenose oder sind Teil spezieller Krankheitsbilder wie dem Karzinoid- und dem Marfan-Syndrom. Sehr selten und dazu schwer nachzuweisen sind strukturelle Pulmonalklappenschäden infolge einer Endokarditis.

Im 2D-Mode ist die Pulmonalinsuffizienz ggf. aufgrund von Verdickungen und Deformitäten der Klappensegel zu vermuten. Häufiger fällt aber die Volumenbelastung des rechten Ventrikels auf, die zu einer Farb-Doppler-Untersuchung der Pulmonalklappe veranlasst. Bei schwerer Pulmonalinsuffizienz kann man mit dem PW-Doppler oft eine holodiastolische Flussumkehr im pulmonalarteriellen Hauptstamm nachweisen. An der Klappe kommt es in der Diastole zu einem schnellen Abfall der Geschwindigkeit des Regurgitationsflusses und dessen vorzeitigem Ende. Zusätzlich bestehen eine rechtsventrikuläre Dilatation und eine funktionelle Trikuspidalklappeninsuffizienz.

Pulmonalstenose. Die häufigste Form der Pulmonalstenose ist die kongenitale Fehlbildung oder Fusion der Segel mit oder ohne Hypoplasie der rechtsventrikulären Ausflussbahn z. B. bei der Fallot-Tetralogie. Sehr selten ist die erworbene Form als Folge einer rheumatischen Entzündung oder eines Karzinoidsyndroms. Neben den Befunden der Strukturanomalität besteht in schweren Fällen eine systolische Domstellung, ggf. eine poststenotische Dilatation des pulmonalarteriellen Hauptstammes, dazu bei länger bestehender Stenose eine rechtsventrikuläre Hypertrophie ggf. mit Ventrikeldilatation und Trikuspidalklappeninsuffizienz.

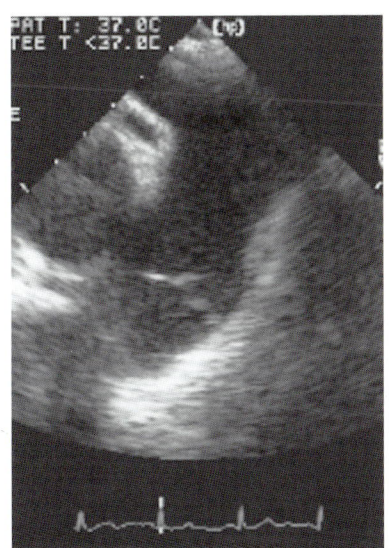

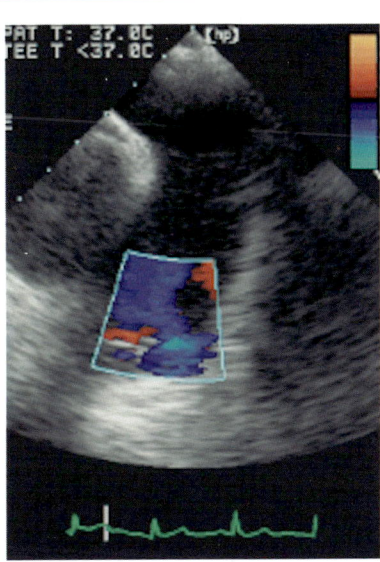

Abb. 7.**15** Gelegentlich lässt die Pulmonal-klappe sich in der Längsachseneinstellung des pulmonalarteriellen Hauptstamms dar-stellen.

Abb. 7.**16** Pulmonalinsuffizienz.

7

8   Aorta

8.1   Grundlagen für die Untersuchung

Funktionelle Anatomie. Die thorakale Aorta besteht aus einem aszendierenden und einem deszendierenden Teil, die beide durch den Aortenbogen miteinander verbunden sind. Der 4–5 cm lange aszendierende Teil entspringt aus der Aortenwurzel, verläuft zunächst anterior zur rechten Pulmonalarterie nach oben und beginnt diese dann zu überkreuzen. Mit dem Abgang des Truncus brachiocephalicus geht der aszendierende Teil in den Aortenbogen über, der die rechte Pulmonalarterie weiter überkreuzt und sich vor der Trachea bis zum Abgang der A. subclavia sinistra erstreckt. Der deszendierende Teil der thorakalen Aorta beginnt mit dem Abgang der linken A. subclavia und endet auf Höhe des Zwerchfells, nach Durchtritt dessen der abdominale Abschnitt der Aorta beginnt. Der mittlere Durchmesser der thorakalen Aorta liegt bei 2–3 cm; im aszendierenden Teil beträgt er distal des Sinus valsalva bis zu 3,5 cm. Die Wanddicke des aszendierenden Teils liegt unter 3 mm, die des deszendierenden Teils unter 5 mm.

Standardschnittebenen. In der Echokardiographie stellt sich die thorakale Aorta wie ein dünnwandiges, gebogenes Rohr dar, das entweder quer, längs oder schräg angeschnitten ist. Mit der TEE kann sie weitaus besser als mit der transthorakalen Echokardiographie untersucht werden, doch werden auch mit der TEE der distale Abschnitt der aszendierenden Aorta und Teile des Aortenbogens nicht zuverlässig abgebildet.

Die Untersuchung der thorakalen Aorta erfolgt ausgehend von der Kurzachseneinstellung der Aortenklappe hauptsächlich in den 4 mittösophagealen Schnittebenen des aszendierenden Teils der Aorta und des Aortenbogens sowie einem dynamischen Screening des deszendierenden Teils (Abb. 8.**1**). Die Nummern in den Klammern beziehen sich auf die Einstellungen der TEE-Sonde (s. Untersuchungsgang Seiten 70 u. 71)

- Mittösophagealer Kurzachsenblick auf die Aortenklappe (11),
- mittösophagealer Längsachsenblick auf die proximal aszendierende Aorta (12),
- mittösophagealer Kurzachsenblick auf die aszendierende Aorta (15),
- mittösophagealer Längsachsenblick auf die distal aszendierende Aorta (16),
- oberer ösophagealer Längsachsenblick auf den Aortenbogen (17),
- mittösophagealer Kurzachsenblick auf die deszendierende Aorta (18),
- mittösophagealer Längsachsenblick auf die deszendierende Aorta (19),
- oberer ösophagealer Kurzachsenblick auf den Aortenbogen und den Abgang der linken A. subclavia (20).

In den *mittösophagealen* Einstellungen der aszendierenden Aorta (Abb. 8.**2** u. 8.**3**) und des Aortenbogens (Abb. 8.**4** u. 8.**5**) lassen sich pathologische Veränderungen an der Aortenklappe und deren Auswirkungen auf die Aorta erkennen bzw. umgekehrte Beziehungen erkennen, z.B. poststenotische Dilatationen der Aorta aszendens bei Aortenklappenstenose oder Einbeziehung des Klappenapparates in eine Aortendissektion. Besonders wichtig bei kardiochirurgischen Patienten, aber schwierig, ist die intraoperative Erkennung von Atheromen im distalen Anteil der aszendierenden Aorta und im proximalen Aortenbogen, die in vielen Fällen zur Kanülierung der Aorta genutzt werden. Der mittösophageale Kurzachsenanschnitt der aszendierenden Aorta eignet sich darüber hinaus auch für die Messung des Aortendurchmessers.

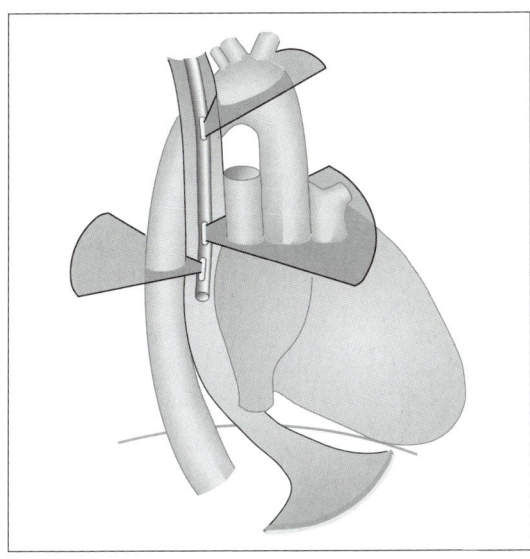

Abb. 8.**1** Transösophageale Schnittführung zur Darstellung der thorakalen Aorta (aus Flachskampf FA [Hrsg.]. Praxis der Echokardiographie. Thieme, Stuttgart 2002).

8

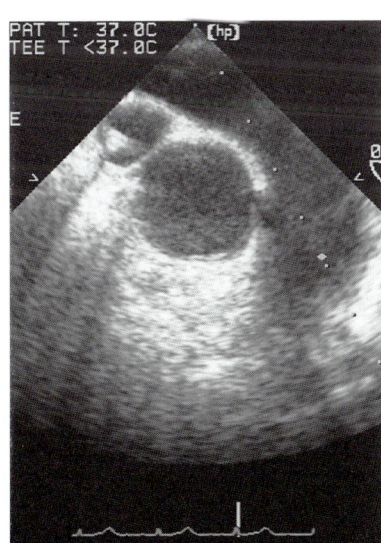

Abb. 8.**2** Kurzachsenblick auf die aszendierende Aorta.

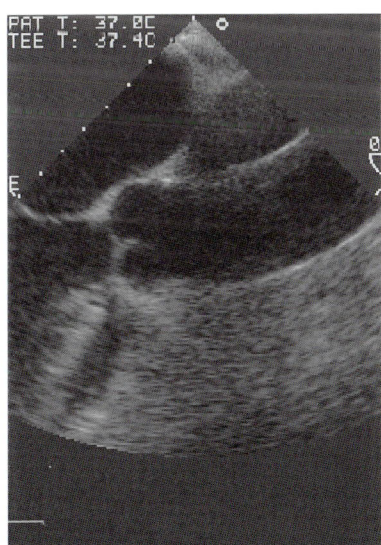

Abb. 8.**3** Längsachsenblick auf den proximalen Abschnitt der aszendierenden Aorta.

Die *oberen, mittleren und unteren ösophagealen Einstellungen* zeigen den distalen Aortenbogen und den deszendierenden Teil der thorakalen Aorta (Abb. 8.**6**). Neben dem Abgang der linken A. subclavia können ggf. pathologische Wandveränderungen, ein offener, meist dem Subclavia-Abgang direkt gegenüber liegender offener Ductus arteriosus botalli, eine Koarktation der Aorta oder die Ausdehnung eines thorakalen Aortenaneurysmas erkannt werden.

Allgemeiner Untersuchungsgang. Der Schwerpunkt der TEE bei der Untersuchung der thorakalen Aorta hängt von der Art und dem Zeitpunkt der Fragestellung ab.

Beim routinemäßigen Screening der Aorta stehen der Durchmesser und die Wandbeschaffenheit des Gefäßes im Vordergrund. Hierbei können Kalkauflagerungen, atheromatöse Plaques, Dissektionsmembranen und thrombotisch belegte Aneurysmen aufgedeckt werden, die alle ursächlich z. B. für zerebrale Ischämien oder einen Mesenterialinfarkt sein können oder das Risiko in sich tragen. Bei Intensivpatienten wird in den unteren ösophagealen Einstellungen nebenbefundlich oft ein linksseitiger Pleuraerguss diagnostiziert. Bei kardiochirurgischen Patienten dient die intraoperative Untersuchung der thorakalen Aorta darüber hinaus oft auch der Lagekontrolle einer intraaortalen Ballonpumpe, deren Spitze unterhalb des Abgangs der linken A. subclavia platziert sein muss, um Perfusionsstörungen in deren Versorgungsgebiet zu vermeiden. Zur schnellen Abklärung einer lebensbedrohlichen akuten hämodynamischen Instabilität, etwa im Rahmen der Schockraumdiagnostik, wird die TEE dagegen hauptsächlich zum Ausschluss einer Aortendissektion, einer Aortenruptur oder eines rupturierten Aortenaneurysmas durchgeführt.

Bei diesen Fragestellungen muss besonders auf falsch positive Befunde geachtet werden, die durch Artefakte, insbesondere Reverberationen und Spiegelartefakte, oder atheromatöse Wandveränderungen verursacht werden können.

8

8.2 Pathologische Befunde der Aorta

8.2.1 Atheromatöse Plaques
Eine der häufigsten Ursachen für postoperativ erkennbare neurokognitive Funktionsstörungen oder einen Hirninsult nach einem kardiochirurgischen Eingriff ist die Embolisierung ausgehend von atheromatösen Plaques der Aortenwand (Abb. 8.**7**). Multiple kleinere partikuläre Embolien können zu Gedächtnislücken, Agitiertheit, affektiven Störungen oder psychotischen Veränderungen im Sinne eines Durchgangssyndroms führen, wie sie bei bis zu 50 % der Patienten nach aortokoronarer Bypass-Operation unter Einsatz der Herz-Lungen-Maschine diagnostiziert werden. Manifeste Hirninsulte finden sich bei 1–2 % der Fälle. Selten bestehen ausgeprägte atheromatöse Wandveränderungen bei unter 50-jährigen Patienten, finden sich dagegen jedoch bei etwa jedem dritten der über 80-Jährigen. Bei kardiochirurgischen Patienten besteht eine Hauptaufgabe der intraoperativen TEE folglich in der Erkennung und genauen Lokalisation der plaqueartigen aortalen Auflagerungen. Die TEE ist hierbei jedoch der direkten epiaortalen Sonographie des distalen Abschnitts der aszendierenden Aorta und des Aortenbogens unterlegen.

8.2.2 Aortendissektion
Primäre oder sekundäre Erkrankungen des Bindegewebes, z. B. beim Marfan-Syndrom oder bei arterieller Hypertonie, können zu einer Degeneration der Aortenwand führen.

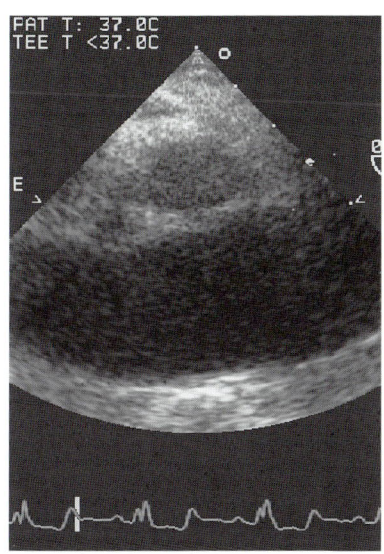

Abb. 8.**4** Längsachsenblick auf den mittleren Abschnitt der aszendierenden Aorta.

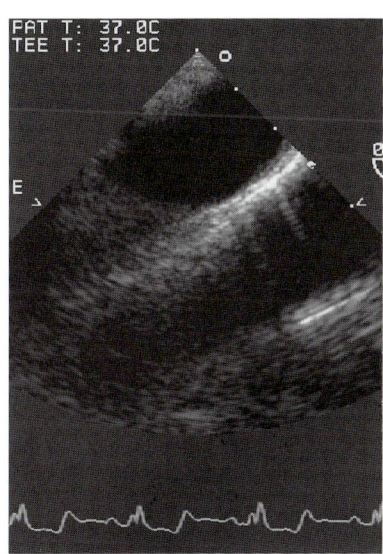

Abb. 8.**5** Obere transösophageale Einstellung des Aortenbogens.

8

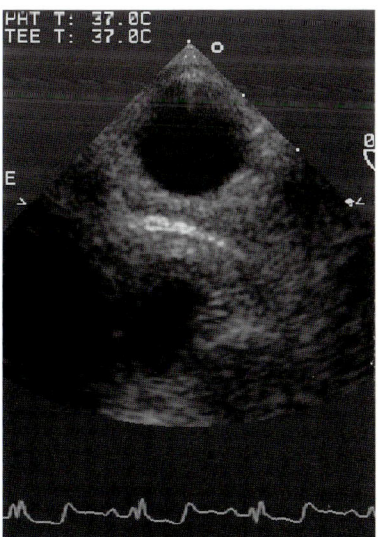

Abb. 8.**6** Deszendierende Aorta im Kurzachsenblick.

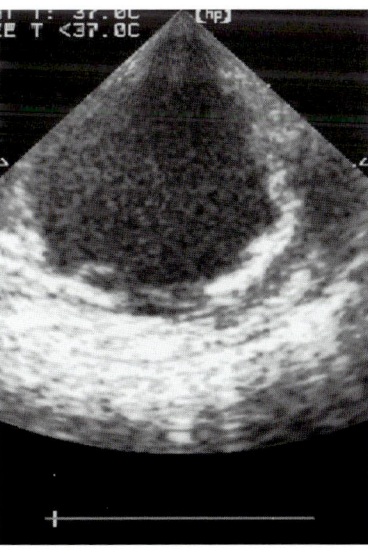

Abb. 8.**7** Plaques an der Aortenwand.

Wenn die Media lokal oder streckenförmig einreißt, kommt es an dieser Stelle zu einer intramuralen bzw. extraluminalen Ansammlung von Blut, die in der Bildgebung als „falsches Lumen" bezeichnet wird. Meistens beginnt eine Dissektion unmittelbar neben einem Einriss der Intima und weitet sich von hier aus, kann aber in seltenen Fällen auch spontan ohne vorhergehende Intimaverletzung durch einen Mediariss und Einblutung aus den Vasa vasorum erfolgen. Die Ausbreitung der Dissektion erfolgt gewöhnlich entlang der großen Kurvatur des Aortenbogens. Neben dem vorangehenden Intimaeinriss, dem „entry", kann es auch weitere Intimaperforationen geben, an denen das Blut aus dem falschen Lumen wieder in das richtige Lumen übertritt („re-entry"-Phänomen).

Klassifikationen. Aortendissektionen werden entweder mit der Stanford (Daily)- oder der DeBakey-Klassifikation beschrieben. Die einfachere Stanford-Klassifikation (Abb. 8.**8**) unterscheidet die Typen A und B. Stanford-Typ A betrifft etwa 50–85 % aller Fälle und umfasst unabhängig vom Ursprung alle Dissektionen, die die aszendierende Aorta einbeziehen, während Stanford-Typ B alle übrigen, im wesentlichen also die isolierten Dissektionen der deszendierenden Aorta kennzeichnet. Die Mortalität bei Stanford-Typ A liegt ohne operative Versorgung der Dissektion bei über 90 %, bei Typ B dagegen unter 50 %.

Die DeBakey-Klassifikation unterscheidet drei Typen, wobei die Typen 1 und 2 alle Dissektionen der aszendierenden Aorta und des Aortenbogens unabhängig von ihrem Ursprung umfassen (und somit Stanford-Typ A entsprechen), und Typ 3 sich auf Dissektionen bezieht, deren Ursprung in der deszendierenden Aorta liegt, die sich aber nicht auf die aszendierende Aorta erstrecken.

Diagnostik. Die Diagnose mit der TEE erfolgt in der Regel über den meist einfachen Nachweis einer Dissektionsmembran, die mit einem blutgefüllten falschen Lumen vergesellschaftet ist (Abb. 8.**9**) und sich weitstreckig bis zur Aortenklappe hinziehen kann (Abb. 8.**10**). Zu beachten ist jedoch, dass ultraschalltypische Spiegeleffekte oder Wiederholungsechos z. B. von der Aortenwand oder einem Pulmonaliskatheter scheinbar in der Aorta liegende Artefakte hervorrufen können, die nicht mit einer Dissektionsmembran verwechselt werden dürfen. Das sog. falsche Lumen kann zudem bei Fehlen eines Intimaeinrisses klein und so mit Hämatom ausgefüllt sein, dass es wie eine verdickte Aortenwand aussieht.

Meistens lässt sich aber bei Dissektionen ein frei beweglicher Intimalappen („flap") zeigen, der das wahre vom falschen Lumen trennt. Das wahre Lumen ist daran zu erkennen, dass es sich in der Systole vergrößert und meist kleiner und schmäler ist als das falsche Lumen. Die Eintrittspforte in der Intima und ggf. ein „re-entry"-Phänomen werden mit dem Farb-Doppler nachgewiesen (Abb. 8.**11** u. 8.**12**). Bei Typ-A Dissektionen findet die Eintrittspforte sich oft im aszendierenden Teil der Aorta, während der Wiedereintritt des Blutstroms vom falschen in das richtige Lumen meist im deszendierenden Teil zu finden ist.

Die Untersuchung der Dissektion mit der TEE beinhaltet zudem die Suche nach einer Mitbeteiligung der Aortenklappe, die strukturell oder auch nur funktionell mit einer Aortenklappeninsuffizienz einhergehen kann, sowie die mögliche Einbeziehung der Koronarostien, von der unter Umständen das kardiochirurgische Vorgehen abhängt. Indirekte Zeichen für eine eingeschränkte Integrität der Koronarien sind regionale oder globale Ventrikelfunktionsstörungen. Die strukturelle Aortenklappeninsuffizienz entsteht häufig durch das Ablösen der rechtskoronaren und der nonkoronaren Segelkom-

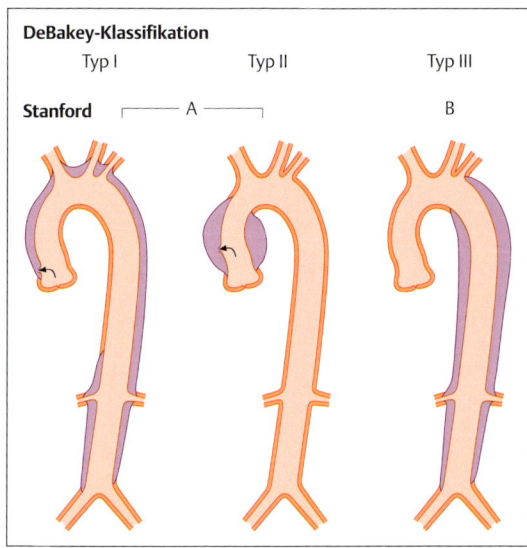

Abb. 8.**8** Stanford- und DeBakey-Klassifikationen der Aortendissektion (aus Flachskampf FA [Hrsg.]. Praxis der Echokardiographie. Thieme, Stuttgart 2002).

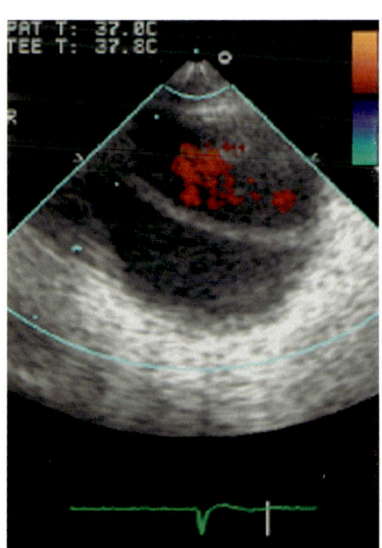

Abb. 8.**9** Die Dissektionsmembran formt ein zusätzliches (falsches) Lumen der Aorta.

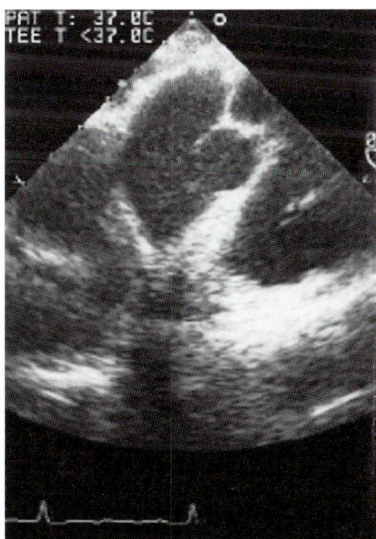

Abb. 8.**10** Die mögliche Einbeziehung der Aortenklappe und der Koronarien in die Dissektion muss abgeklärt werden.

8

missuren von der Aortenwand und ist prinzipiell durch eine Rekonstruktiondoperation reversibel. Zusätzlich können mit der TEE ein ggf. durch die Dissektion verursachter Perikarderguss oder eine Herzbeuteltamponade diagnostiziert werden (Abb. 8.**13**), ebenso ein linksseitiger Pleuraerguss (Abb. 8.**14**). Abklären lässt sich mit der TEE auch eine mögliche Beteiligung des Abgangs der linken A. subclavia sowie weiterer Hauptäste der Aorta, sofern deren Ostien darstellbar sind.

Alternative Bildgebung. Die Sensitivität (ca. 98 %) und Spezifität (ca. 90 %) der TEE für die Diagnose einer thorakalen Aortendissektion sind etwa so gut wie die der Magnetischen-Resonanz-Tomographie, der Computer-Tomographie oder der Angiographie. Die allgemeinen Vorteile der Computer-Tomographie liegen in der fehlenden Invasivität und der schnellen Befunderhebung. Zur genauen Darstellung der Dissektion, des wahren und des falschen Lumens und der Wanddicke im CT muss jedoch Kontrastmittel injiziert werden, was mit dem Risiko anaphylaktischer Reaktionen und einer Einschränkung der Nierenfunktion einhergeht. Außerdem fehlt die zeitliche Auflösung in der Bildgebung, wodurch die Erkennung des Intimaeinrisses und der Beteiligung aortaler Gefäßabgänge erschwert ist. Die Magnet-Resonanz-Tomographie liefert gegenüber der TEE und CT eine bessere Bildauflösung und informiert wie das CT auch über weitere, durch die Dissektion möglicherweise betroffene Strukturen wie z. B. den Perikardbeutel. Im Vergleich mit der Computer-Tomographie bedarf die Erstellung des MRT keiner Kontrastmittelgabe, ist jedoch zeitaufwändiger und derzeit nicht flächendeckend verfügbar. Zudem ist der Zugang zum Patienten durch die Apparaturen stark eingeschränkt. Die Angio- bzw. Aortographie als weiteres alternatives Verfahren zur TEE wird heute vielerorts abgelehnt, weil die Risiken der aortalen Katheterisierung bei bestehender Aortendissektion die Untersuchung nicht rechtfertigen, wenn andere bildgebende Verfahren wie die TEE zur Verfügung stehen.

Die technischen Vorteile der TEE gegenüber den genannten Verfahren liegen eindeutig in der Schnelligkeit der aortalen Untersuchung (ca. 15–20 min), in der bettseitigen Durchführbarkeit und in der zeitlichen Auflösung der Bildsequenzen. Zudem ist der hohe Informationsgehalt besonders die Aortenklappe und die Koronarostien betreffend von größter Relevanz für das operative Vorgehen. Ein Nachteil ist die eingeschränkte Darstellbarkeit von Anteilen des distal aszendierenden Teils der Aorta und des Aortenbogens sowie die fehlende Darstellung der unterhalb des Zwerchfells gelegenen deszendierenden Aorta. Isolierte Aneurysmen des Aortenbogens sind jedoch extrem selten, während solche der deszendierenden Aorta nur selten einer operativen Versorgung zugeführt werden müssen.

8.2.3 Aortenruptur

Als Folge meist eines straßenverkehrsbedingten Dezelerationstraumas ist die Aortenruptur eine häufige Ursache für das schnelle Versterben des Unfallopfers. Die Ruptur ist in über 90 % der Fälle etwas distal des Abgangs der linken A. subclavia lokalisiert; an dieser Stelle ist der Aortenisthmus durch das Ligamentum arteriosum fixiert. Auch an anderen Fixationspunkten der Aorta wie der Aortenwurzel oder dem diaphragmalen Durchtritt kommt es, wenn auch sehr selten, zu Aortenrupturen.

In der TEE zeigt sich ein Intimalappen, der zwar frei flottieren kann, jedoch meist regional eng umschrieben ist und sich nicht entlang der Aortenwand ausdehnt. Die Aortenruptur kann jedoch komplex sein und grundsätzlich mit einer Aortendissektion einhergehen (Abb. 8.**15** u. 8.**16**). Gewöhnlich ist nahe der Basis des Intimalappens ein periaortales Hämatom nachzuweisen, gelegentlich auch ein Pseudoaneu-

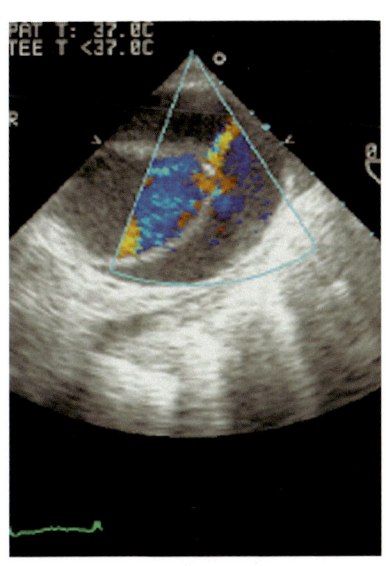

Abb. 8.**11** Intimalappen („flap") bzw. Dissektionsmembran mit Eintrittsstelle des Blutes vom wahren in das falsche Lumen („Entry"-Phänomen).

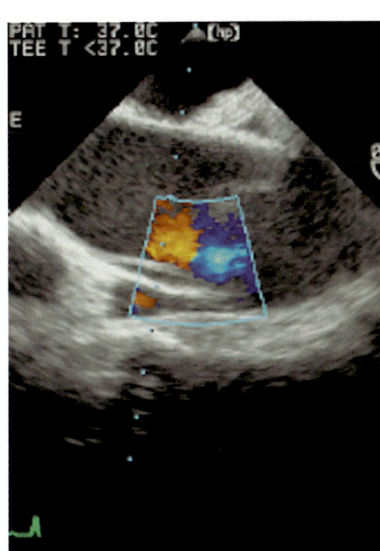

Abb. 8.**12** Wiedereintritt des Blutes vom falschen in das wahre Lumen („Re-entry"-Phänomen).

8

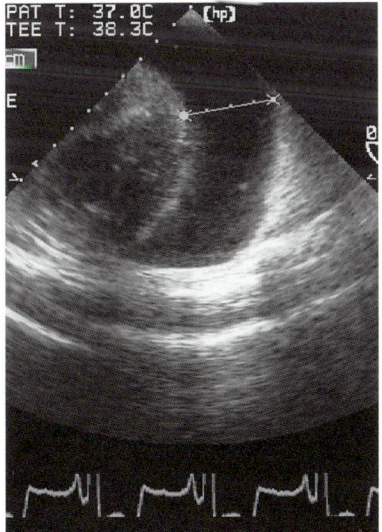

Abb. 8.**13** Beispiel für einen Perikarderguss (4 cm breiter Saum).

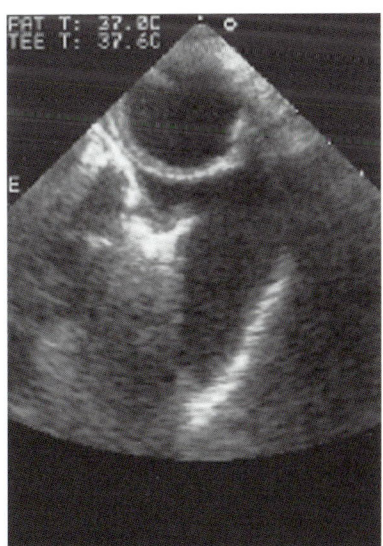

Abb. 8.**14** Linksseitiger Pleuraerguss als Begleitphänomen bei einer Aortendissektion.

rysma (sog. Aneurysma spurium). Das Hämatom kann sich so zwischen dem Ösophagus und der Aorta ausbreiten, dass der Abstand zwischen beiden Strukturen zunimmt. Beträgt dieser Abstand bei einem verunfallten Patienten im oberen ösophagealen Kurzachsenblick auf den Abgang der linken A. subclavia (Einstellung 20) oder im mittösophagealen Kurzachsenblick auf die deszendierende Aorta (Einstellung 18) mehr als 0,5 cm, sollte eine Aortenruptur auch bei sonst fehlenden echokardiographischen Hinweisen durch zusätzliche Diagnostik ausgeschlossen werden. Ebenso kann eine Zunahme des Aortendurchmessers vom Aortenbogen zur deszendierenden Aorta auf eine Ruptur hindeuten. Abgegrenzt werden müssen dagegen atheromatöse bzw. arteriosklerotische Wandveränderungen, die insbesondere bei über 50-jährigen Patienten Intimaeinrisse vortäuschen können. Bei jungen Patienten legt der TEE-Befund eines Intimalappens eine Aortenruptur dagegen nahe, sodass eine sofortige Operation in lebensbedrohlichen Einzelfällen ohne weitere Diagnostik gerechtfertigt ist. In allen anderen Fällen werden alternative Verfahren zur Sicherung der Diagnose herangezogen.

8.2.4 Aortenaneurysma

Zirkuläre oder exzentrische Aufweitungen der Aorta bzw. spindelförmige (fusiforme) oder sackförmige Aneurysmen treten gehäuft in der Aorta aszendens und in der abdominellen Aorta auf. Sie können auch als Folge einer Aortenruptur entstehen (Abb. 8.**17**), sind aber meist Folge einer arteriellen Hypertension, Atherosklerose, chronischen Druck- oder Volumenbelastung bei Aortenklappenstenose bzw -insuffizienz, oder einer Bindegewebserkrankung wie Marfan- oder Ehlers-Danlos-Syndrom. Seltenere Ursachen sind z. B. zystische Mediadegeneration, Trauma oder Infektion.

Die häufiger auftretenden Aneurysmen der aszendierenden Aorta gehen meistens mit einer Aortenklappenerkrankung einher. Poststenotische Dilatationen entstehen als Folge einer Aortenklappenstenose besonders bei bikuspiden Klappen (Abb. 8.**18**), während eine Aortenklappeninsuffizienz durch die Wandbelastung mit dem Pendelvolumen zu einer fusiformen Erweiterung der aszendierenden Aorta führen kann. Die Aufweitung der aszendierenden Aorta kann jedoch selbst auch Ursache für eine Aortenklappeninsuffizienz sein.

Die seltenen Aneurysmen der deszendierenden Aorta werden nach Crawford in 4 Typen klassifiziert, von denen die Typen 1 bzw. 2 diejenigen Aneurysmen umfasst, die sich von der thorakalen Aorta bis kurz oberhalb bzw. kurz unterhalb des Abgangs der Nierenarterien erstrecken. Die Typen 3 und 4 beginnen oberhalb bzw. kurz unterhalb des Zwerchfells und erstrecken sich bis weit in die abdominelle Aorta.

Die intraoperative TEE eignet sich unmittelbar nach einer Aneurysmektomie der aszendierenden Aorta zur Beantwortung der Frage, inwieweit die Koronarostien frei bzw. die aortokoronaren Anastomosen suffizient sind. Zusätzlich hilft die echokardiographische Darstellung normaler oder pathologisch veränderter Aortenklappensegel dem Operateur bei der Indikationsstellung für einen Aortenklappenersatz. Die Kernfrage für die TEE bei einem Aneurysma der deszendierenden Aorta bezieht sich darauf, ob dessen Ursprung oberhalb des Abganges der linken A. subclavia liegt. In diesem Fall muss die Aorta für den Eingriff oberhalb der A. subclavia ausgeklemmt werden, wodurch die Perfusion der linken A. carotis communis und der linken Extremität sistiert. Deshalb wird diese Operation in tiefer Hypothermie des Patienten zu dessen Hirnprotektion ausgeführt.

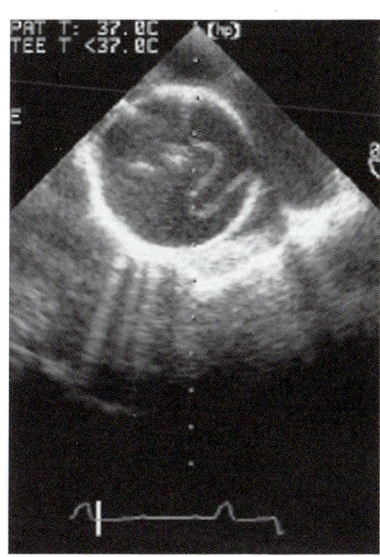

Abb. 8.**15** Flottierende Intima, die sich von der im Sektor links liegenden Aortenwand gelöst hat.

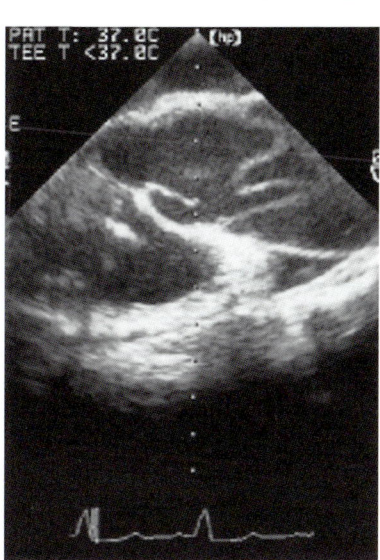

Abb. 8.**16** Längsachsendarstellung der Dissektionsmembran in Abb. 8.**15**.

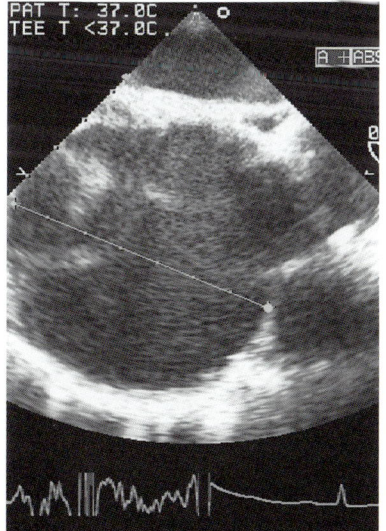

Abb. 8.**17** Aneurysmatische Aussackung der deszendierenden Aorta infolge einer Ruptur.

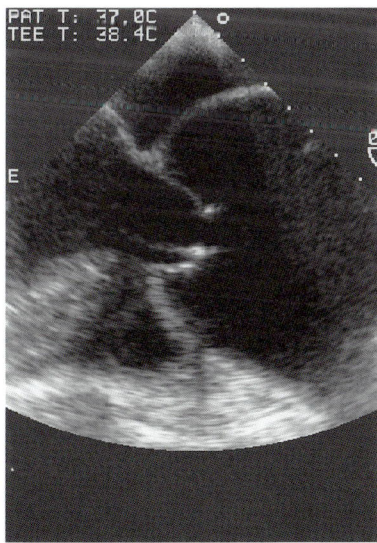

Abb. 8.**18** Poststenotische Dilatation mit aneurysmatischer Aussackung der aszendierenden Aorta.

9   Vorhof- und Ventrikelseptum

9.1   Grundlagen für die Untersuchung

Funktionelle Anatomie. Das *Vorhofseptum* entsteht entwicklungsgeschichtlich erst nach Anlage der Vorhöfe, die zunächst noch über das *Ostium primum* miteinander kommunizieren. Durch die Ausbildung des *Septum primum* werden beide Vorhöfe zunächst wie durch einen halbmondförmigen Vorhang unvollständig voneinander separiert und kommunizieren nun über das *Ostium secundum*. Über dieses wächst in der weiteren Entwicklung auf der rechtsatrialen Seite das *Septum secundum* ebenfalls halbmondförmig und verschließt das Ostium secundum bis auf einen kleinen Spalt, das *Foramen ovale*. Dieser Spalt bleibt im fetalen Kreislauf für den Blutdurchtritt vom rechten in den linken Vorhof offen und schließt unmittelbar nach der Geburt mit Umkehr des transseptalen Druckgradienten. Bei etwa 75 % der Menschen obliteriert das Foramen ovale anschließend durch Verschmelzung der Septen. In den restlichen Fällen lässt sich das Foramen ovale nach post mortem sondieren, öffnet intra vitam in den meisten Fällen aber nur bei einer Umkehrung der atrialen Druckverhältnisse etwa bei einem starken Hustenstoss oder bei Durchführung eines Valsalva-Manövers (funktionell offenes Foramen ovale). Das Foramen ist Teil der besonders dünnwandigen *Fossa ovalis*, die im Zentrum des Vorhofseptums liegt und zur Vorhofwand und besonders zur Klappenebene hin von einem lipomatös verdickten Septumanteil umgeben ist. Aufgrund seiner Elastizität folgt das Vorhofseptum in der Bewegung dem transseptalen Druckgradienten und wölbt sich während des größten Teils des Herzzyklus in den rechten Vorhof. Nahezu alle Vorhofseptumdefekte sind kongenital und werden den entwicklungsgeschichtlichen Stadien zugeteilt (Abb. 9.**1**).

Die Anatomie des *Ventrikelseptums* ist komplex. Einerseits trennt das Septum die Einflussbahnen der Mitral- und Trikuspidalklappe mit den zugehörigen Anteilen der beiden Ventrikel wie eine Wand in einer Ebene. Andererseits ist das Septum bei der muskulären Formung der beiden richtungsmäßig stark divergierenden ventrikulären Ausflussbahnen wesentlich beteiligt. Aus der Perspektive des rechten Ventrikels lässt sich das Ventrikelseptum grob in zwei Bereiche unterteilen: in das kleine obere membranöse Septum und das restliche muskuläre Septum (Abb. 9.**2**). Das membranöse Septumareal ist klein (ca. 1 cm²) und oval geformt, und liegt subaortal nahe den Insertionen des septalen und des anterioren Trikuspidalklappensegels. Hier finden sich die meisten Ventrikelseptumdefekte. Die Areale des muskulären Septums lassen sich in einer weiteren Unterteilung
- der Einflussbahn,
- dem muskulären Trabekelwerk und
- der Ausflussbahn (Infundibulum) des rechten Ventrikels zuordnen.

Die Grenzlinie zwischen der Einflussbahn und dem musulären Trabekelwerk wird durch das Moderatorband und die Crista supraventricularis gezogen.

Standardschnittebenen. Das *Vorhofseptum* wird in *zwei* mittösophagealen Einstellungen untersucht (Abb. 9.**1** u. 9.**4**). Die Nummern in den Klammern beziehen sich auf die Einstellungen der TEE-Sonde (s. Untersuchungsgang Seiten 70 u. 71):
- Mittösophagealer Kurzachsenblick auf die Trikuspidalklappe mit rechtsventrikulärer Einstrom- und Ausflussbahn (Einstellung 13) und
- mittösophagealer bicavaler Blick auf die Vorhöfe (Einstellung 14).

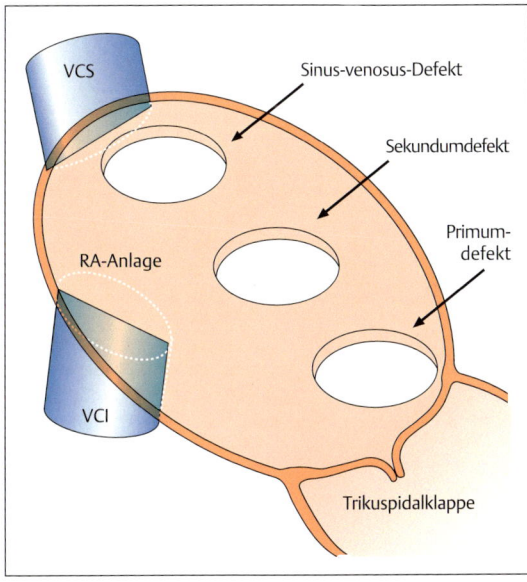

Abb. 9.**1** Lokalisation der wichtigsten Vorhofseptumdefekte in der Perspektive auf den eröffneten rechten Vorhof (aus Flachskampf FA. Kursbuch Echokardiographie. Thieme, Stuttgart 2001).

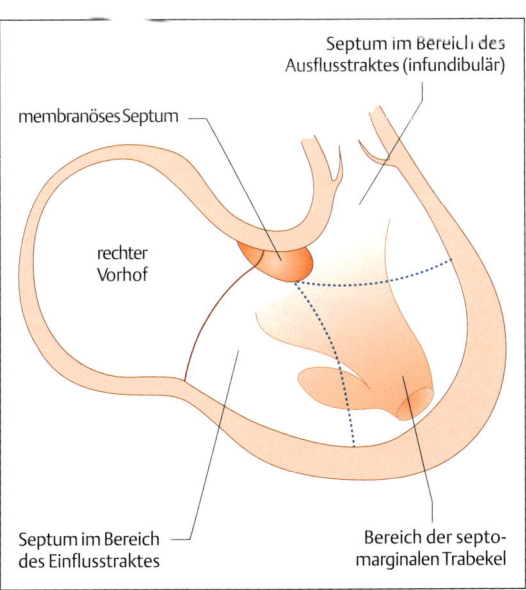

Abb. 9.**2** Die klinisch relevanten Ventrikelseptumdefekte finden sich am häufigsten im membranösen Teil des Septums (aus Flachskampf FA [Hrsg.]. Praxis der Echokardiographie. Thieme, Stuttgart 2002).

9

Das *Ventrikelseptum* wird in vielen Einstellungen angeschnitten, lässt sich aber wegen seiner komplexen räumlichen Ausdehnung nicht in einer Übersicht darstellen. Die wesentlichen Einstellungen in der Reihenfolge des standardisierten Untersuchungsganges sind:

- Transgastrischer, mittpapillärer, linksventrikulärer Kurzachsenblick (Einstellung 1),
- tief transgastrischer Vier-Kammer-Blick (Einstellung 5),
- mittösophagealer Vier-Kammer-Blick (Einstellung 7) und
- mittösophagealer Blick auf die rechtsventrikuläre Einfluss- und Ausflussbahn (Einstellung 13).

Allgemeiner Untersuchungsgang. Klinisch relevante Vorhof- oder Ventrikelseptumdefekte fallen oft bereits im Kleinkindesalter auf und werden frühzeitig operiert. Bei den TEE-Untersuchungen im Operationssaal oder auf der Intensivstation finden sich deshalb entweder kleine hämodynamisch irrelevante Septumdefekte oder ausgeprägte Shuntverbindungen, die z. B. mit deutlicher Ventrikelhypertrophie und -vergrößerung einhergehen und in diesem Stadium meist nicht mehr operiert werden. Sofern interventionelle Maßnahmen wie die Platzierung eines Vorhofschirmchens zur Unterbrechung des Shunts erfolgen im Erwachsenenalter und werden vielerorts mit der TEE bzw. unter echokardiographischer Kontrolle durchgeführt.

Neben der 2D-Mode- Darstellung der morphologischen Defekte bzw. der Substanzlücken im Septum sind das Farb-Doppler-Verfahren und die Kontrastmittelechokardiographie die Verfahren der Wahl zum Nachweis von Vorhof- und Ventrikelseptumdefekten. Sofern sich keine Hinweise auf hämodynamisch relevante intraatriale oder intraventrikuläre Shuntverbindungen ergeben, wird bei der Routineuntersuchung nur der Farb-Doppler als Screening-Methode eingesetzt. Die Doppler-Geschwindigkeiten liegen umso niedriger, je größer der Shunt ist.

Zum Nachweis eines offenen Foramen ovale muss der spontan atmende Patient ein Valsalva-Manöver durchführen, bei dem das Volumen und der transmurale Druck des rechten Vorhofs erst abnehmen und beim Ausatmen so stark zunehmen (Abb. 9.**5** u. 9.**6**), dass das Foramen ggf. öffnet.

Zusätzlich wird zum Nachweis von Septumdefekten und Shunts die Kontrastmittelechokardiographie genutzt. Dafür werden kleine gasgefüllte Kügelchen mit einem Durchmesser von ca. 5 μm, sog. „microbubbles" bzw. Mikrobläschen, verwendet, die von einer Lipidmembran umgeben und dadurch echogebend sind. Nach der Injektion in die Blutbahn verteilen sie sich und erhöhen die Echogenität des Blutes homogen. Sofern die Konzentration der Mikrobläschen in den Herzkammern groß genug ist, wird ein Shunt zwischen den Kammern durch den unphysiologischen Übertritt von Kontrastmittel erkennbar. Ein vom Prinzip gleiches, aber wesentlich preiswerteres Verfahren ist das Aufmischen des Blutes mit aufgeschüttelter Kochsalz- oder Kolloid-Lösung. In diesem Fall sind kleine Luftbläschen kontrastgebend.

9.2 Vorhofseptumdefekte beim Erwachsenen

9.2.1 Offenes Foramen ovale

Bei etwa 25 % der Menschen findet sich ein inkomplett verschlossenes Foramen ovale, das wie ein Einwegeventil nur dann öffnet und einen Rechts-Links-Shunt bewirkt, wenn der Druck im rechten Vorhof den linksatrialen Druck übersteigt (funktionell offenes Foramen ovale). Eine kurzfristige Umkehr des Druckgradienten kann bei beatmeten Pa-

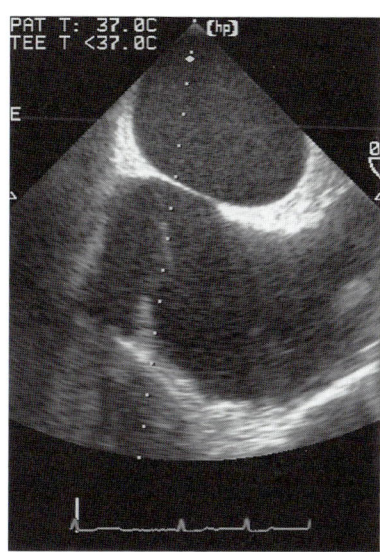

Abb. 9.**3** Bikavale Einstellung des Vorhofseptums mit Rudiment der Eustachischen Klappe.

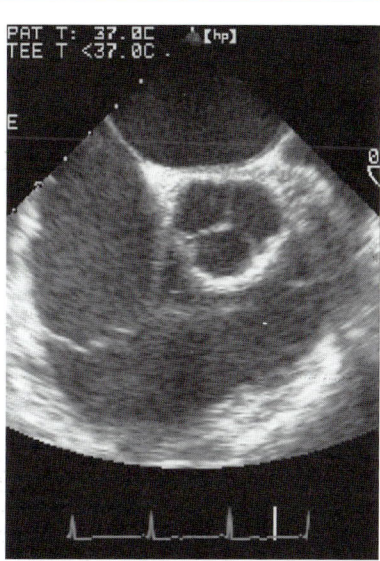

Abb. 9.**4** Vorhofseptum im Längsachsenschnitt des rechten Ventrikels.

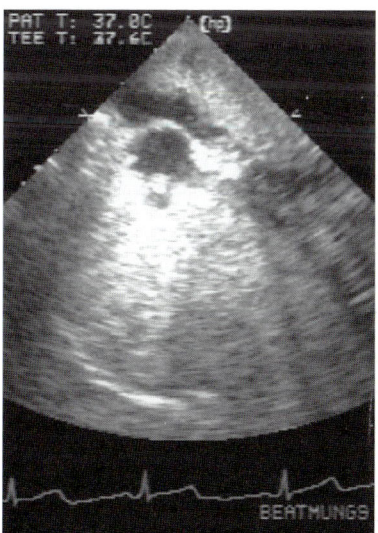

Abb. 9.**5** Valsalva- bzw. Ventilations-Manöver: Volumenabnahme des rechten Vorhofs bei Erhöhung des intrathorakalen Drucks.

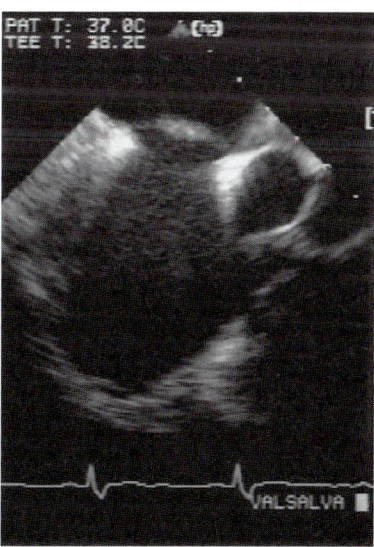

Abb. 9.**6** Valsalva- bzw. Ventilations-Manöver: Volumenzunahme des rechten Vorhofs bei plötzlicher Senkung des intrathorakalen Drucks.

9

tienten z. B. während der Beatmung mit PEEP, bei hohem endinspiratorischem Drücken, bei längerem Halten eines endinspiratorischen Plateaus oder bei offensiver Infusionszufuhr auftreten. Eine längerfristige Druckumkehr wird bei pulmonal-arterieller Hypertonie oder bei einer Lungenembolie beobachtet. Besonders hoch ist in diesem Zusammenhang das Risiko paradoxer Embolien von thrombotischem Material (z. B. aus dem Becken oder den unteren Extremitäten) oder von Luft (z. B. aus den eröffneten Kopfvenen neurochirurgischer Patienten, die in sitzender oder halbsitzender Lagerung an der hinteren Schädelgrube operiert werden). Der Nachweis lässt sich bei beatmeten Patienten oft nur durch die Durchführung eines Ventilationsmanövers und den Übertritt von Kontrastmittel in der Exspirationsphase führen. Beim Ventilationsmanöver wird der endinspiratorische Druck z. B. für 15 s auf 20 mmHg gehalten und dadurch die Blutzufuhr zum rechten Vorhof vermindert. Das plötzliche Absinken des intrapulmonalen Drucks in der folgenden Exspirationsphase verursacht eine akute Anflutung von Blutvolumen in den rechten Vorhof und eine Druckerhöhung, die an der kurzfristigen Wölbung des Vorhofseptums nach linksatrial erkennbar ist. Wenn der rechtsatriale Druck den linksatrialen Druck übersteigt, führt dies zu einem durch Kontrastmittelübertritt sichtbaren Fluss vom rechten in den linken Vorhof (Abb. 9.**7**).

In Einzelfällen öffnet das Foramen ovale wegen einer Strukturläsion des Septum primum auch in der umgekehrten Richtung, d. h. es findet sich ein persistierender kleiner, hämodynamisch nicht relevanter Links-Rechts-Shunt. Während das funktionell offene Foramen ovale oft nur mit Kontrastverfahren nachweisbar ist, fällt der persistierende Links-Rechts-Shunt bereits in der Standarduntersuchung durch den Nachweis eines Jets mit dem Farb-Doppler auf. In der Kontrastmittelechokardiographie zeigt sich im rechten Vorhof ein so genanntes Auslöschphänomen, das durch das Einfließen des Shunt-Jets in den homogen mit Kontrastmittel gefüllten rechten Vorhof entsteht.

9.2.2 Kongenitale Vorhofseptumdefekte

Nach den beteiligten Strukturen bzw. Ostien werden vier Typen des kongenitalen Vorhofseptumdefekts unterschieden, die alle mehr oder weniger mit einer Volumenbelastung des rechten Vorhofs und Ventrikels einhergehen und normalerweise gut toleriert werden:

- Primum-,
- Sekundum-,
- Sinus-venosus- und
- Koronarvenensinus-Defekt (sehr selten).

Mögliche Folgen bzw. Komplikationen sind neben Vorhofflimmern, rechtsventrikulärer Dekompensation und pulmonal-arteriellem Hypertonus auch die Thrombenbildung direkt am Vorhofseptum und insbesondere die paradox embolischen Ereignisse (Abb. 9.**8**).

Ostium primum. Primum-Defekte (Abb. 9.**9**) entstehen durch die fehlende Anlage von atrio-ventrikulären Gewebestrukturen (Endokardkissendefekt) und können mit Anomalitäten der Mitral- und Trikuspidalklappen einhergehen. Beim sog. persistierenden Atrioventrikularkanal besteht zusätzlich ein hochstehender Ventrikelseptumdefekt. Auffällig ist bei Vorliegen eines Primum-Defekts oft der hochsitzende Ansatz der Trikuspidalklappe, die nun in einer Ebene mit der Mitralklappe zu liegen kommt.

Ostium secundum. Sekundum-Defekte (Abb. 9.**10**) sind die häufigsten und finden sich entweder als offenes Foramen ovale infolge eines retardierten Septumverschlusses oder

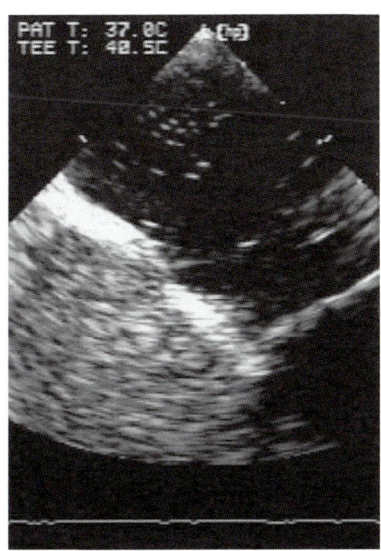

Abb. 9.**7** Funktionell offenes Foramen ovale: Unmittelbar nach intrathorakaler Drucksenkung zeigt sich Kontrastmittel im linken Vorhof.

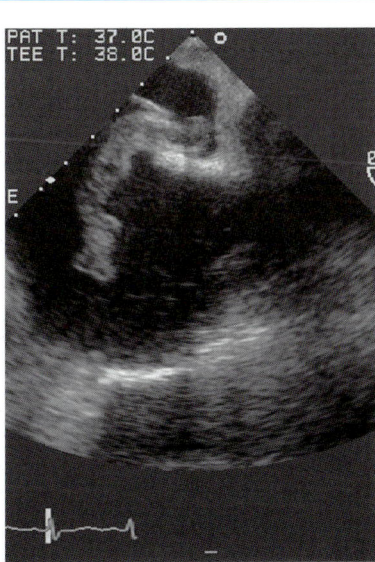

Abb. 9.**8** Vorhofseptumdefekt mit großer transseptaler Thrombenbildung.

9

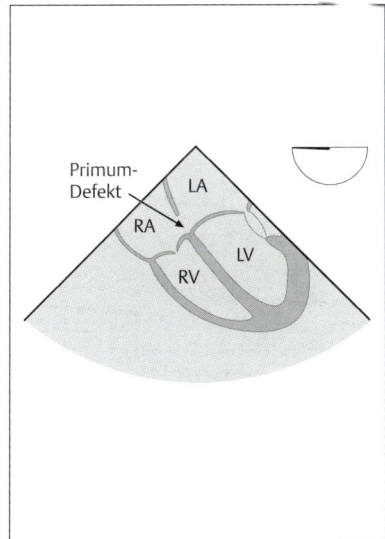

Abb. 9.**9** Schnittführung zum Nachweis eines Primum-Defektes.

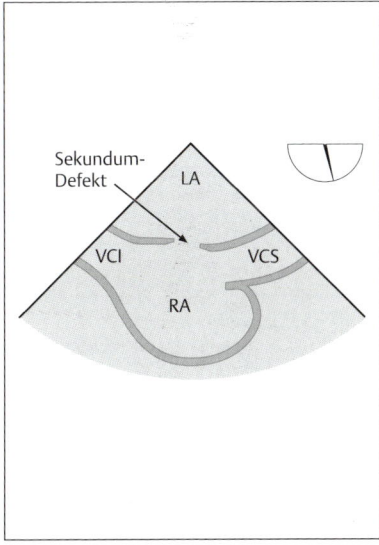

Abb. 9.**10** Schnittführung zum Nachweis eines Sekundum-Defektes.

als echter Substanzdefekt. Der Nachweis erfolgt mit dem Farb-Doppler (Abb. 9.**11**) und unter Einsatz von Kontrastmittel.

Sinus venosus. Der Sinus-venosus-Defekt ist normalerweise direkt an der Einmündung der V. cava superior in den rechten Vorhof lokalisiert (Abb. 9.**12**) und häufig von einer Fehleinmündung der rechten oberen Pulmonalvene in den rechten (statt linken) Vorhof begleitet. Selten drainiert in diesen Fällen auch die rechte untere Pulmonalvene fälschlicherweise in den rechten Vorhof.

Koronarvenensinus. Infolge eines Substanzdefekts im Dach des Koronarvenensinus kommuniziert in diesem Fall der linke Vorhof mit dem Sinus und weiter über dessen Einmündungstelle mit dem rechten Vorhof. Beim Übergang vom transgastralen basalen Kurzachsenblick auf den linken Ventrikel (Einstellung 6) auf den mittösophagealen Vierkammerblick (Einstellung 7) fällt gelegentlich der erweiterte Koronarvenensinus auf.

9.2.3 Vorhofseptumaneurysma
Während des Herzzyklus wölbt das Vorhofseptum sich bei Patienten gelegentlich stärker als gewöhnlich nach rechts- oder linksatrial vor. Von einem Vorhofseptumaneurysma wird gesprochen, wenn die Basis der Ausbuchtung in der atrioventrikulären Septumebene größer 1,5 cm ist und die Auslenkung aus der Nulllage mehr als 1,1 cm beträgt. In der anästhesiologischen Routineuntersuchung fallen Vorhofseptumaneurysmen meist durch die segelähnliche Flatterbewegung auf, die bei akut wechselnden Druckgradienten, z. B. bei kurzfristigen Volumenschwankungen, ausgeprägter sind als bei ausgeglichener hämodynamischer Lage. Bei 50 % der Patienten mit einem Vorhofseptumaneurysma liegt auch ein offenes Foramen ovale vor und besteht somit ein erhöhtes Risiko für paradoxe Embolien.

9.3   Ventrikelseptumdefekte beim Erwachsenen

Ursachen und Formen. Angeborene oder erworbene offene Verbindungen zwischen dem linken und dem rechten Ventrikel bestehen entweder im membranösen oder im muskulären Teil und verursachen vorwiegend eine Volumenbelastung des rechten Ventrikels und des rechten Vorhofs. Sofern keine operative Korrektur vorgenommen wurde und der interventrikuläre Links-Rechts-Shunt persistiert, kann es wegen der erhöhten pulmonalen Durchblutung zu einem irreversiblen pulmonal-arteriellen Hypertonus und einer Shunt-Umkehr (Eisenmenger-Reaktion) kommen. Die angeborenen Septumdefekte sind oft Teil komplexerer Fehlbildungen (z. B. Fallot-Tetralogie), liegen häufig im membranösen Areal des Septums und werden als perimembranöse Defekte bezeichnet. Sie kommunizieren den Blutfluss im linksventrikulären Ausflusstrakt entweder mit dem Fluss in der rechtsventrikulären Einfluss- oder in der rechtsventrikulären Ausflussbahn (Abb. 9.**13**). Unter den durch Ischämien, Infektionen oder Trauma erworbenen Defekten dominieren die muskulären Formen, die in allen Arealen auftreten können. Sie zeigen sich im Gegensatz zu den persistierenden Ventrikelseptumdefekten klinisch oft durch eine akut auftretende unerklärte hämodynamische Instabilität.

Fallot-Tetralogie. Das klassische anatomische Bild dieser Anomalie beinhaltet neben dem perimembranösen Ventrikelseptumdefekt eine subvalvuläre Pulmonalstenose, eine über dem Septum „reitende" Aorta und eine konzentrische rechtsventrikuläre Hy-

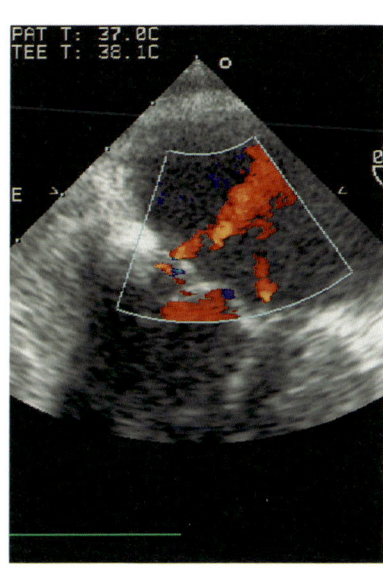

Abb. 9.**11**   Farb-Doppler-Nachweis eines offenen Foramen ovale.

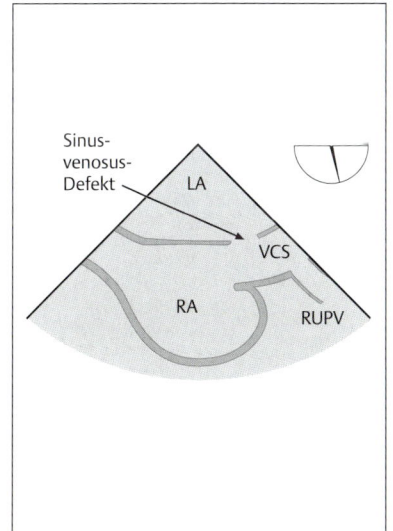

Abb. 9.**12**   Schnittführung zum Nachweis eines Sinus-venosus-Defektes.

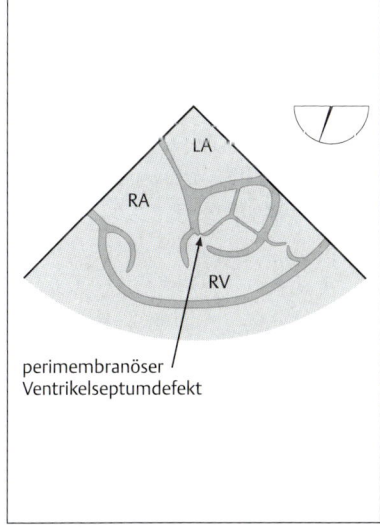

Abb. 9.**13**   Schnittführung und Lokalisation des perimembranösen Ventrikelseptumdefektes.

pertrophie (Abb. 9.**14**). Obstruktive Läsionen der Pulmonalklappe bestehen nicht selten. Aufgrund ihrer speziellen Verankerung hat die Aorta in der Regel einen Anschluss an beide Ventrikel. Selten (2–5 %) bestehen Anomalitäten in der Koronarzirkulation wie z. B. die Versorgung der linken anterior deszendierenden Koronararterie über die rechte Koronararterie. Bei erwachsenen Patienten bestehen aufgrund der Operation in der frühen Kindheit meist Residuen der Tetralogie im Sinne einer chronischen Rechtsherzinsuffizienz, die bei Progredienz in eine akute Dekompensation münden kann. Aufgrund der Volumenbelastung des rechten Ventrikels besteht meist eine funktionelle Trikuspidalklappeninsuffizienz. Der Ventrikelseptumdefekt ist mit einem Patch verschlossen und die Wurzel der Aorta dem linken Ventrikel zugeordnet. Häufig besteht eine zentrale Aortenklappeninsuffizienz.

Sonstige kongenitale Defekte. Neben der Fallot-Tetralogie bestehen eine Reihe weiterer Anlagestörungen, die mit einem Ventrikelseptumdefekt einhergehen. Häufig dominiert eine komplette oder inkomplette Transposition der großen Gefäße die Störung und prägt die Nomenklatur (z. B. Double-Outlet-Right-Ventricle). Die betroffenen Patienten erreichen ohne Operation das Erwachsenenalter in der Regel nicht. Die sehr seltene so genannte „kongenital korrigierte Transposition" der großen Arterien wird dagegen unter Umständen erst beim erwachsenen Menschen überhaupt symptomatisch. Die typischen Kennzeichen dieser Transposition sind die vertauschten Ventrikel, die im mittösophagealen Vier-Kammer-Blick durch die invers verschobenen Ansätze der Mitral- und der Trikuspdalklappe zu erkennen sind. Daneben besteht ein perimembranöser Ventrikelseptumdefekt. Die Fehlkonnektionen bestehen einerseits zwischen den Vorhöfen und den Ventrikeln und andererseits zwischen den Ventrikeln und den nachgeschalteten großen Gefäßen. Das gemischt-venöse Blut fließt somit aus den Hohlvenen über den rechten Vorhof und die Mitralklappe in den linken Ventrikel, weiter in den transponierten Pulmonalarterienhauptstamm und hin zum linken Vorhof, sowie von dort über die Trikuspidalklappe in den rechten Ventrikel und in die nachgeschaltete transponierte Aorta. Die Transposition ist schon bei der Geburt praktisch komplett kompensiert, doch häufig entstehen Komplikationen aufgrund der häufig begleitenden Pulmonalklappenstenose und wegen des Ventrikelseptumdefekts.

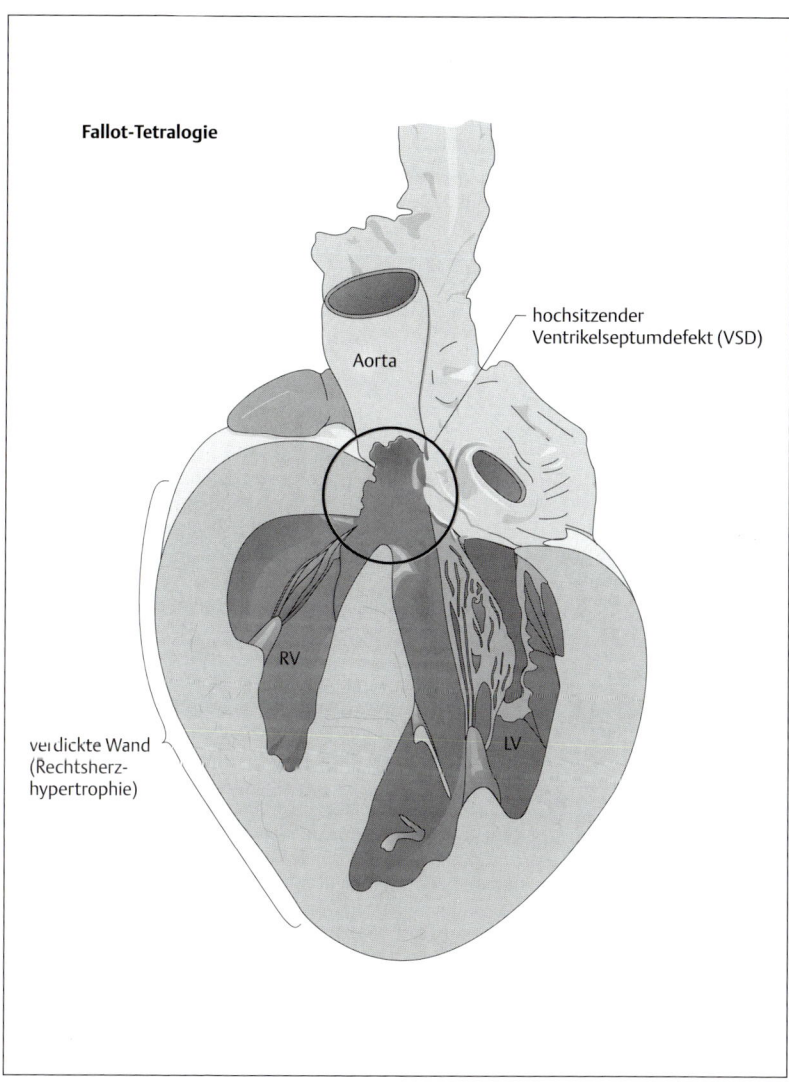

Fallot-Tetralogie

Aorta

hochsitzender
Ventrikelseptumdefekt (VSD)

RV

LV

verdickte Wand
(Rechtsherz-
hypertrophie)

9

Abb. 9.**14** Hochsitzender Ventrikelseptumdefekt bei der Fallot-Tetralogie.

10   Künstliche Herzklappen

10.1   Allgemeine Grundlagen

10.1.1 Herzklappenprothesen

Mehr als 80 Modelle *mechanischer* und *biologischer* Klappen sind seit den 50er Jahren implantiert worden. Gemeinsam sind den Modellen ein starrer, mit Nahtmaterial überzogener Klappenring und ein flexibler Teil für den Ventilmechanismus. Die Vorteile der mechanischen Klappenprothese liegen in der Haltbarkeit des Materials und der daran geknüpften langen Lebensdauer der implantierten Klappe. Wichtigste Nachteile sind die erforderliche lebenslange Antikoagulation und die zumindest bei einigen Modellen ungünstige Hämodynamik und höhere Hämolyserate. Bioprothesen benötigen dagegen keine antikoagulative Behandlung, müssen dafür aber nach etwa 10 Jahren wegen starker Degeneration ausgetauscht werden.

10.1.2 Mechanische Prothesen

Zu den bekanntesten mechanischen Klappenmodellen zählen die derzeit am häufigsten implantierte Doppelflügelprothese sowie die Kippscheiben- und die Kugelprothese. Die Prothesen werden in verschiedenen Ringgrößen produziert und für die Aorten- bzw. Mitralposition geringfügig modifiziert. Intraoperativ werden modellspezifische Messinstrumente eingesetzt, um die erforderliche Prothesengröße zu bestimmen. In der Aortenposition werden meistens Klappen mit einem Ringdurchmesser von 19–23 mm eingesetzt, während in Mitralposition größere Prothesen mit einem Durchmesser 27–31 mm benötigt werden.

Doppelflügelprothese (Abb. 10.**1**). Dieses Klappenmodell (z. B. St. Jude Medical) besteht aus zwei halbzirkulären starren Flügelscheiben, die unmittelbar beidseits der Mittellinie mit Scharnieren am Ring gehalten werden. Der Öffnungswinkel der Flügelscheiben beträgt relativ zur Klappenringebene etwa 80°. Der transvalvuläre Blutfluss erfolgt bei geöffneter Klappe durch eine mittelständige rechteckige und zwei seitliche halbmondförmige Durchtrittsflächen. Der Klappenschluss ist von einem Rückstrom in den Vorhof begleitet, gefolgt von kleineren Insuffizienzen auch bei komplett geschlossener Prothese. Sie werden wegen eines möglichen „Wascheffekts" unter dem Aspekt der Vermeidung von Thrombenbildung durchaus als vorteilhaft angesehen. Die Durchtrittsstellen für die Insuffizienzjets liegen hauptsächlich zentral zwischen den beiden Flügelscheiben und an den Scharnierhaltepunkten. Moderne Versionen der Doppelflügelklappe verfügen über einen im Ring drehbaren Ventilmechanismus, der die Flexibilität des Flügelsystems steigern soll.

Kippscheibenprothese (Abb. 10.**2** u. 10.**3**). Der Ventilmechanismus dieses Modells (z. B. Medtronic, Björk-Shiley) basiert auf einer einzelnen kreisrunden Scheibe, die exzentrisch von einem Bügel gehalten wird und je nach Modell zwischen 55–75° öffnet. Für den transvalvulären Blutfluss bestehen zwei Hautöffnungen, die entsprechend ihrer unterschiedlichen Größe und Geometrie anteilig 70% bzw. 30% des Blutflusses passieren lassen. Die Gefahr der Thrombenbildung ist wegen des höheren Strömungswiderstandes und der so genannten Stagnation des Blutflusses an der stromabwärts gerichteten Seite der Scheibe höher als bei der Doppelflügelprothese.

10

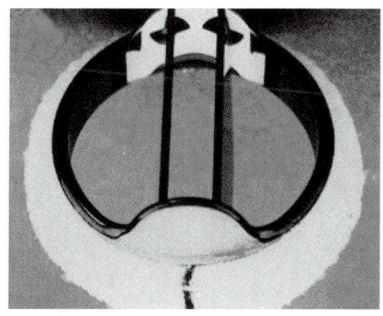

Abb. 10.**1** Doppelflügelklappe (St. Jude Medical) (aus Flachskampf FA [Hrsg.]. Praxis der Echokardiographie. Thieme, Stuttgart 2002).

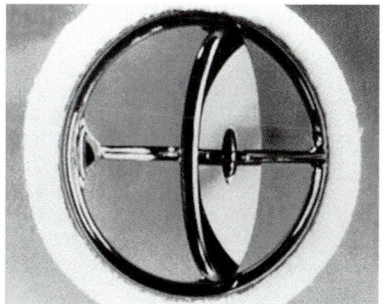

Abb. 10.**2** Kippscheibenprothese (Medtronic-Hall) (aus Flachskampf FA [Hrsg.]. Praxis der Echokardiographie. Thieme, Stuttgart 2002).

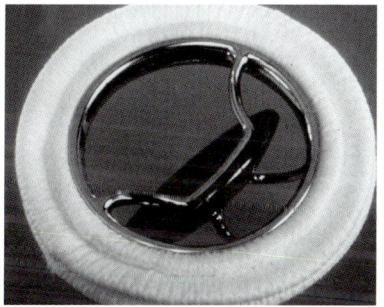

Abb. 10.**3** Kippscheibenprothese (Sorin) (aus Flachskampf FA [Hrsg.]. Praxis der Echokardiographie. Thieme, Stuttgart 2002).

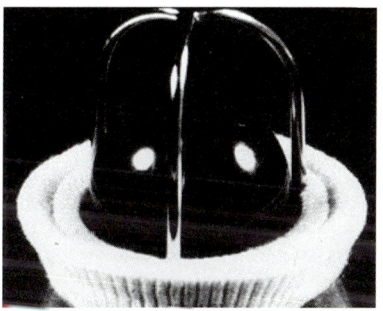

Abb. 10.**4** Kugelprothese (Starr-Edwards) (aus Flachskampf FA [Hrsg.]. Praxis der Echokardiographie. Thieme, Stuttgart 2002).

10

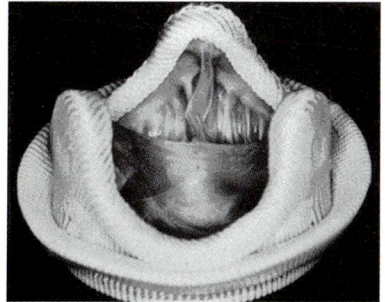

Abb. 10.**5** Gerüsttragende Bioprothese (Hancock) (aus Flachskampf FA [Hrsg.]. Praxis der Echokardiographie. Thieme, Stuttgart 2002).

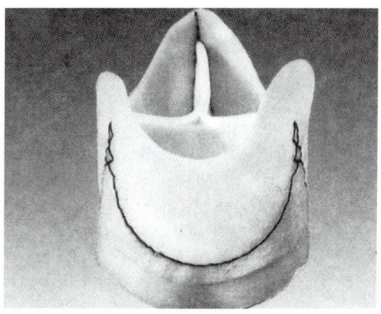

Abb. 10.**6** Gerüstfreie Bioprothese (aus Flachskampf FA [Hrsg.]. Praxis der Echokardiographie. Thieme, Stuttgart 2002).

Kugelprothese (Abb. 10.4). Bei dieser Kunstklappe (z. B. Starr-Edwards) wird der Ventilmechanismus von einer frei beweglichen Silikon- oder früher auch Metallkugel gebildet, die durch das Aufsitzen im Klappenring das Ventil schließt und in offener Position stromabwärts von drei bzw. vier Bügeln (Aortenklappen- bzw. Mitralklappenprothese) wie in einem Käfig gehalten wird. Auf diese Weise wird der transvalvuläre Blutfluss nach Passage des Klappenrings allseits nach lateral abgelenkt und konvergiert erst wieder hinter der Kugel. Die Strömung hat deshalb größere Stagnationsanteile als bei den beiden anderen Klappenmodellen und eine ungünstigere Dynamik. Infolgedessen ist das Risiko der Thrombenbildung und Hämolyse höher. Zusätzlich zur möglichen mechanischen Irritation durch die stromabwärts gerichteten Bügel sind dies Gründe für einen heute weitgehenden Verzicht auf den Einbau dieser Klappe.

10.1.3 Biologische Prothesen

Im Vergleich zu mechanischen Kunstklappen sind biologische Prothesen nur von kurzer Haltbarkeit und müssen nach 5–10 Jahren meistens ausgetauscht werden. Demgegenüber steht der Vorteil der niedrigeren Thrombogenität, die eine Antikoagulation nicht erforderlich macht und die damit verbundenen Blutungsrisiken vermeidet. Bei Bioprothesen handelt es sich um denaturierte Aortenklappen vom Schwein, Rind oder Menschen, oder um modellierte Aortenklappen aus bovinem Perikard (z. B. Ionescu-Shiley). Sie werden entweder durch ein Metall- oder Kunststoffgerüst (Abb. 10.**5**) gestützt oder sind als gerüstfreie Bioprothesen nur durch Dacron verstärkt (Abb. 10.**6**). Die am längsten verwendeten biologischen Prothesen sind die gerüsttragenden Schweineklappen (z. B. Hancock u. Carpentier-Edwards). Im höheren Alter hält die gerüsttragende Kunstklappe vermutlich durch geringere Beanspruchung länger als bei jungen Patienten und zeigt in Aortenposition eine deutlich geringere Degenerationstendenz als in Mitralposition. Gerüsttragende Bioprothesen sind allerdings nur in limitierter Größenanzahl verfügbar.

10.1.4 Physiologische Besonderheiten

Aufgrund ihrer besonderen Beschaffenheit stellen Kunstklappen ähnlich einer Stenose einen erhöhten Strömungswiderstand für den transvalvulären Blutfluss dar und erzeugen einen unphysiologischen Druckgradienten. Ebenso schließt keine der verfügbaren Prothesen vollständig, so dass an verschiedenen Stellen ein wenn auch geringer Rückstrom des Blutflusses nachweisbar ist.

10.2 Echokardiographische Darstellung

Bedeutung von Artefakten. Da alle Herzklappenprothesen größere oder geringere Metall- oder Kunstoffanteile in den Gerüsten, Bügeln, Klappenringen oder Scheiben aufweisen, ist die echokardiographische Untersuchung insbesondere der mechanischen Kunstklappen sehr von Artefakten überlagert. Biologische Kunstklappen bieten diesbezüglich wegen des geringeren Anteils an Fremdmaterial weniger Probleme (Abb. 10.**7** u. 10.**8**). Besonders häufig zeigen sich bei Kunstklappen multiple Schallschatten und Reverberationen, die zu fehlerhaften Diagnosen, aber auch zum Übersehen pathologischer Befunde führen können. Deshalb muss eine Kunstklappe in so vielen als möglichen Einstellungen mit möglichst niedriger Verstärkung untersucht werden (Abb. 10.**9** u. 10.**10**).

Charakteristische Erscheinungen. Sowohl die 2D-Mode-Darstellung als auch die Farb-Doppler-Untersuchung der Prothesen zeigen typenspezifische strukturelle und funktionelle Befunde, die vom Normalbefund bei Nativklappen abweichen.

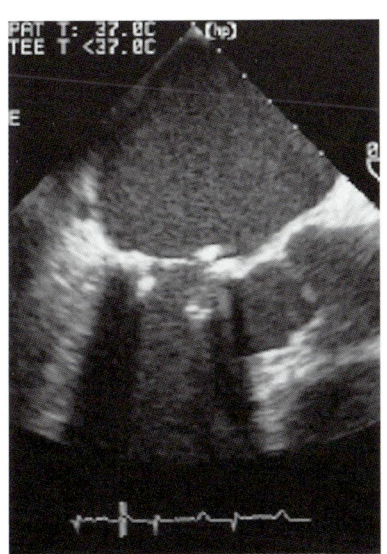

Abb. 10.**7** Bioklappe geschlossen.

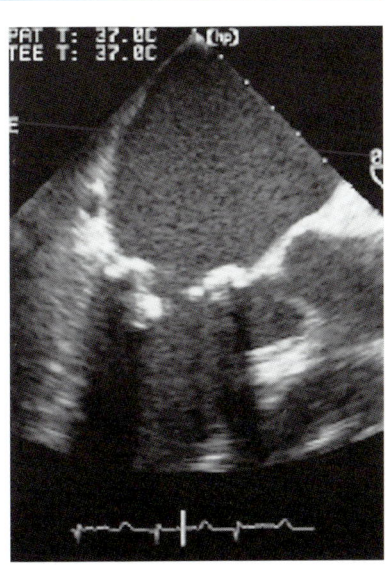

Abb. 10.**8** Bioklappe geöffnet.

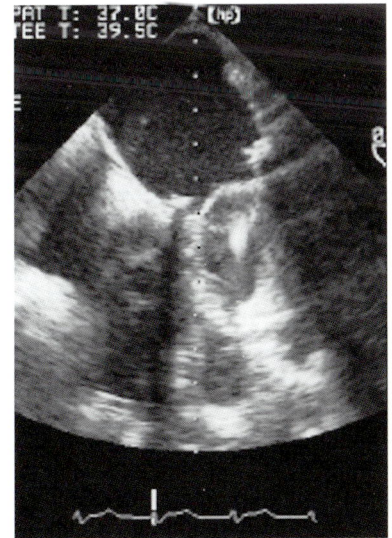

Abb. 10.**9** Doppelflügelklappe geschlossen.

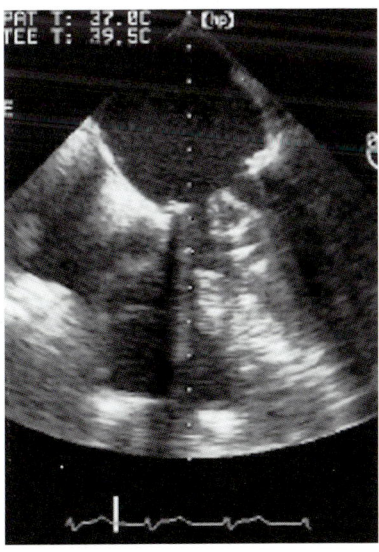

Abb. 10.**10** Doppelflügelklappe geöffnet.

10

Die *Doppelflügelprothese* ist in Mitralklappenposition mit der TEE sehr gut darzustellen. Die Flügelscheiben werfen breite charakteristische Schallschatten, sollten synchron öffnen und schließen und sind im geschlossenen Zustand Ausgangspunkt für zwei und mehr schmale Jets einer Länge von 2–5 cm (Abb. 10.**11** u. 10.**12**). In der Aortenposition ist die Klappe wegen der Artefakte und des schrägen Anschnitts vom Ösophagus aus weniger gut darstellbar. Die transgastrale Längsachsenansicht und die tief transgastrale Einstellung können hier vorteilhaft sein.

Auch die *Kippscheibenprothesen* sind in Mitralklappenposition einfacher zu beurteilen als in Aortenklappenposition (Abb. 10.**13**). Mehrere kleine Rückstromjets einschließlich eines zentralen Insuffizienzjets sind als normal zu bewerten. Bei den *Kugelprothesen* ist die Kontur der Silikon-Kugel in aller Regel gut zu sehen, während die stromabwärts liegenden Anteile des Bügelkäfigs nicht immer darstellbar sind. Dafür lässt sich die laterale Umlenkung des transvalvulären Blutflusses mit dem Farb-Doppler meistens sehr gut demonstrieren.

Die echokardiographische Darstellung der *Bioprothesen* unterscheidet sich kaum von derjenigen der Nativklappen (Abb. 10.**14** u. 10.**15**). Lediglich die künstlich verstärkten Klappenringe treten möglicherweise deutlicher ins Bild. Kleine zentrale Insuffizienzjets sind typisch.

10.3   Funktionsstörungen

Formen und Ursachen. Bereits unmittelbar nach der Implantation können *frühe Funktionsstörungen* der Prothese auftreten, die z. B. durch einen unerkannten Herstellerfehler, operationsbedingte Schädigung oder eine fehlerhafte Verankerung des Implantats bedingt sind. Der Abgang von der Herz-Lungen-Maschine kann sich als schwierig bis unmöglich erweisen, weil das Implantat nicht die patientengerechte Größe aufweist. Nahtfehler können eine eingeschränkte Beweglichkeit benachbarter Strukturen verursachen oder durch Gefäßunterbindung zu einer neu aufgetretenen Ischämie führen, die die Effizienz der implantierten Klappe einschränken. *Später auftretende Funktionsstörungen* entstehen durch ein progredientes Implantatversagen bei Bioprothesen normalerweise durch Degeneration nach ca. 10 Jahren, können aber durch Thrombenbildung, Vegetationen, Entzündungen oder durch fibröse Einsprossung (Pannusbildung) in den Klappenapparat auch früher auftreten. Endokarditiden werden bei etwa 5 % aller Patienten mit künstlichen Herzklappen beobachtet, können bei Bioprothesen unmittelbar zur Segeldestruktion führen und müssen besonders bei Aortenprothesen auf das Vorhandensein paravalvulärer Fisteln und Abszesse abgeklärt werden. Klappennahe oder direkt aufsitzende Thromben finden sich bei 2–4 % der Patienten mit mechanischen, aber – trotz adäquater Antikoagulation – auch biologischen Prothesen und können neben Embolien ebenso wie die anderen aufgeführten Noxen eine Insuffizienz und Stenose des Implantats hervorrufen.

Protheseninsuffizienz. Die pathologischen Insuffizienzen sind von den „physiologischen" Insuffizienzen der künstlichen Herzklappe zu unterscheiden. Sie werden nach der Lokalisation der Jetbasis nach *transvalvulären* und *paravalvulären* Leckagen unterschieden. Kleinere *paravalvuläre Insuffizienzen* (Abb. 10.**16**) bestehen außerhalb des Nahtringes und treten gewöhnlich für einige Tage oder auch Wochen nach der Implantation in Erscheinung, sind danach aber als pathologisch zu werten und bieten Hinweise z. B. auf eine Nahtdehiszenz oder eine entzündungsbedingte Lösung der Implantatver-

10

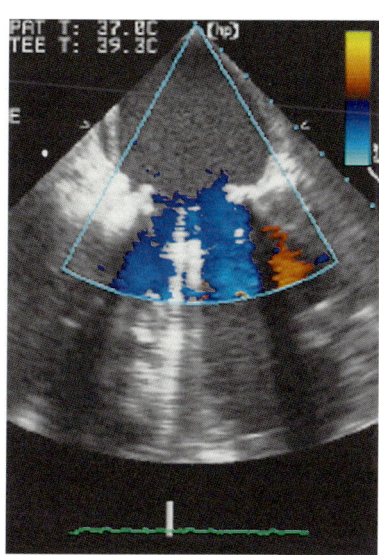

Abb. 10.**11** Doppelflügelklappe in der Diastole.

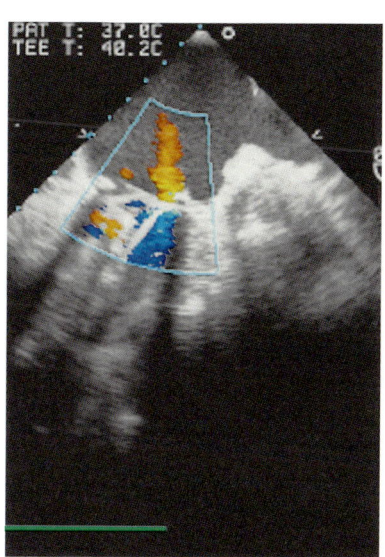

Abb. 10.**12** Doppelflügelklappe mit paravalvulären Jets.

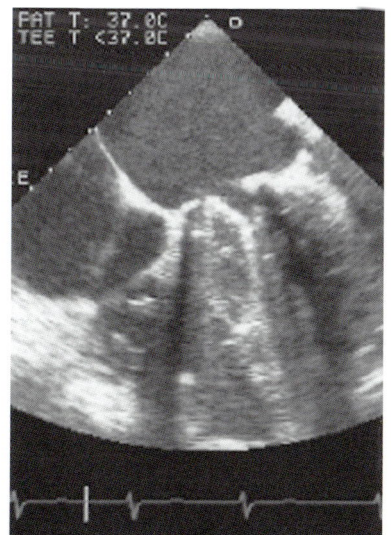

Abb. 10.**13** Kippklappe geöffnet.

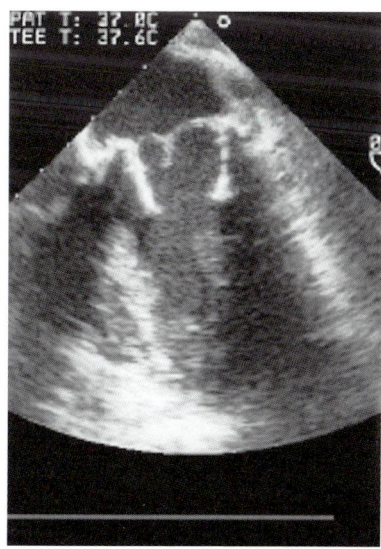

Abb. 10.**14** Bioklappe geschlossen.

10

ankerung. Häufig sind sie exzentrisch orientiert und heben sich gegenüber den physiologischen Prothesenjets durch ihre Richtung und Größe ab. Nebenbefundlich kann eine paravalvuläre Leckage von einer ausgeprägten Hämolyse begleitet sein. *Transvalvuläre Insuffizienzen* sind ebenfalls nicht immer pathologisch, finden sich in ausgeprägter Form aber im Zusammenhang z. B. mit einem bioprothetischen Segelprolaps oder einem inkompletten Verschluss einer Flügelscheibe diagnostiziert werden.

Prothesenobstruktion. Alle mechanischen und gerüsttragenden künstlichen Herzklappen weisen wegen der konstruktionsbedingten Erhöhung des Strömungswiderstandes transvalvuläre Druckgradienten auf, die denen bei milder bis moderater Stenose der entsprechenden Nativklappen entsprechen. Intakte Aortenklappenprothesen der Größe 19–23 mm erzeugen beispielsweise mittlere Gradienten von 15–30 mmHg. Als grober Anhalt gilt, dass Geschwindigkeiten an der künstlichen Aortenklappe von über 3,5 m/s (entsprechend einem maximalen Druckgradienten von ca. 50 mmHg) als pathologisch zu werten sind. Die maximale diastolische Geschwindigkeit des Stenosejets einer künstlichen Mitralklappe sollte nicht über 2,5 m/s, der mittlere Druckgradient nicht über 10 mmHg liegen. Bei pathologisch hohen Druckgradienten muss mit der weiteren Untersuchung die Ursache, z. B. Thromben- oder Pannusbildung, abgeklärt werden.

10

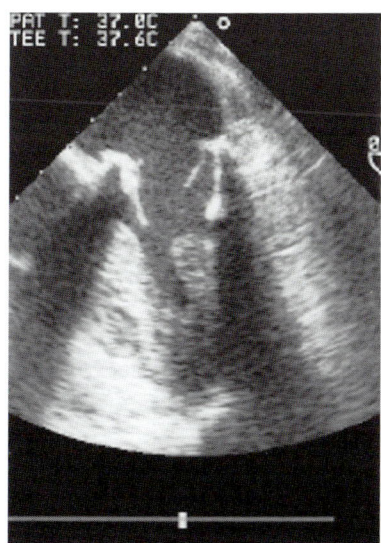

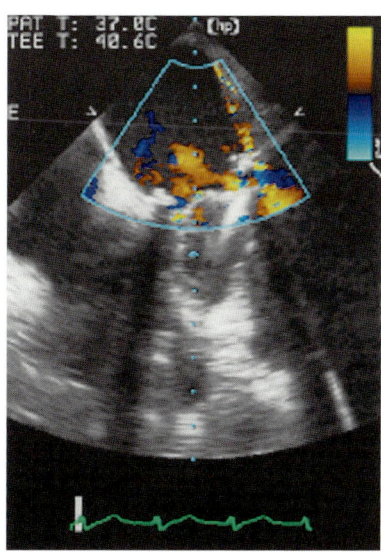

Abb. 10.**15** Bioklappe geöffnet.

Abb. 10.**16** Bioklappe mit paravalvulären Jets.

10

11 Diagnostische Fallstricke

11.1 Ultraschallbedingte Fehlinterpretationen

Artefakte. Nicht alle auf dem Monitorbild dargestellten Strukturen sind Abbildungen tatsächlich vorhandener Materie bzw. biologischen Gewebes. Artefakte entstehen aufgrund der physikalischen Eigenschaften, mit denen der Ultraschall sich im Gewebe ausbreitet. Eine hohe Verstärkung der Signale bzw. Erweiterung des Empfangsbereichs („Gain") führt zum Auftreten intensiver Echos oder einem hohen *Grundrauschen* besonders in den schallkopfnahen Bereichen. Ebenso können bestimmte Strukturen durch eine unausgewogene selektive Verstärkung (TCG, lateral gain, s. Kap. 2) übermäßig echodicht erscheinen und einen falschen Eindruck erzeugen. Echofreie Areale entstehen häufig als dem Schallkopf abgewandte *Schallschatten* (Abb. 11.**1**) hinter besonders echogenen Strukturen (z. B. künstliche oder sklerosierte Herzklappen). Umgekehrt kann es hinter besonders echoarmen Strukturen (z. B. Zyste), zur *dorsalen Schallverstärkung* kommen (Abb. 11.**2**). Durch so genannte *Wiederholungsechos (Reverberationen)*, bestimmte *Spiegelartefakte* sowie durch *Bogenartefakte* können einzelne Objekte, wie z. B. ein Pulmonaliskatheter, auf dem Monitorbild mehrfach erscheinen und das Vorhandensein weiterer Objekte vortäuschen (Abb. 11.**3**). Ein klassisches Beispiel für eine Fehlinterpretation ist die Reverberation der Aortenwand, die in der Längsachsendarstellung gelegentlich wie eine Dissektionsmembran imponiert. Das Artefakt lässt sich in solchen Fällen gegen eine reale Struktur meist dadurch abgrenzen, dass der Abstand zwischen dem imaginären und dem gespiegelten Objekt (z. B. vermeintliche Dissektionsmembran und tatsächliche Aortenwand) unabhängig von der Schnittbildführung konstant bleibt.

Echo dropout. Treffen Schallwellen auf Strukturen, die senkrecht zur Schallrichtung verlaufen und obendrein eine glatte Oberfläche aufweisen, werden sie wie von einem Spiegel reflektiert und wandern als Echo ohne größeren Energieverlust zurück zum Schallkopf. In der TEE sind deshalb z. B. die Segel der geschlossenen Mitralklappe besonders gut zu erkennen. Dagegen treffen bei geöffneter Klappe wesentlich weniger Schallwellen auf die jetzt parallel zur Schallrichtung stehenden Segel treffen und werden zudem wegen des ungünstigen Einfallwinkels kaum in Richtung des Schallkopfes reflektiert. Das erklärt auch das so genannte „echo dropout"-Phänomen, das im transgastralen Kurzachsenblick auf den linken Ventrikel oft die Darstellungsqualität des Ventrikelseptums und der Seitenwand mindert. Obwohl das Ventrikelmyokard in diesen Arealen sich strukturell nicht von der Vorder- oder der Hinterwand unterscheidet, wirkt es im Kurzachsenblick echoärmer und ist schlechter zu differenzieren. Ein ähnliches Phänomen bietet häufig die enddiastolische Einstellung der linksventrikulären Seitenwand im mittösophagealen Vier-Kammer-Blick.

11.2 Anatomiebedingte Fehlinterpretationen

11.2.1 Rechtskardiale Befunde
Im rechten Vorhof und Ventrikel finden sich mit unterschiedlicher Häufigkeit mehr oder weniger ausgeprägte Rudimente aus der Embryonalentwicklung, die mit Tumoren, Thromben oder eingebrachten Fremdkörpern wie Kathetern oder Schrittmacherkabeln verwechselt werden können.

11

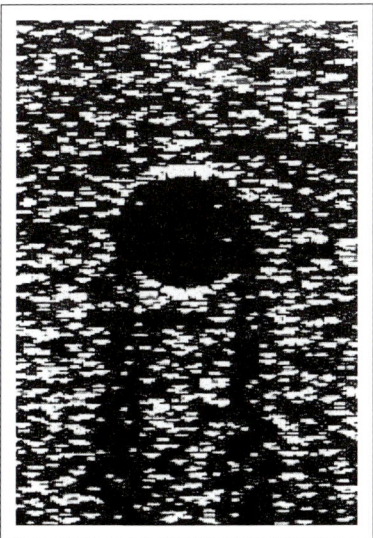

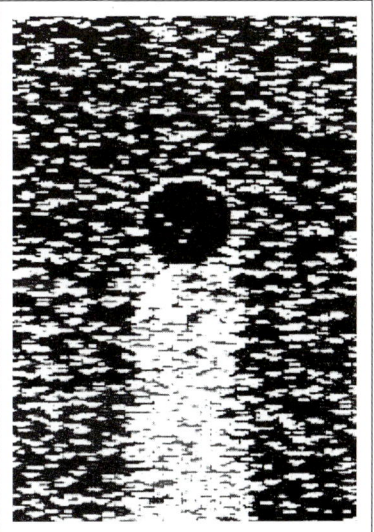

Abb. 11.**1** Dorsale Schallschatten finden sich z. B. bei künstlichen oder sklerosierten Herzklappen.

Abb. 11.**2** Eine dorsale Schallverstärkung kann z. B. im transgastralen Kurzachsenblick des linken Ventrikels auftreten.

11

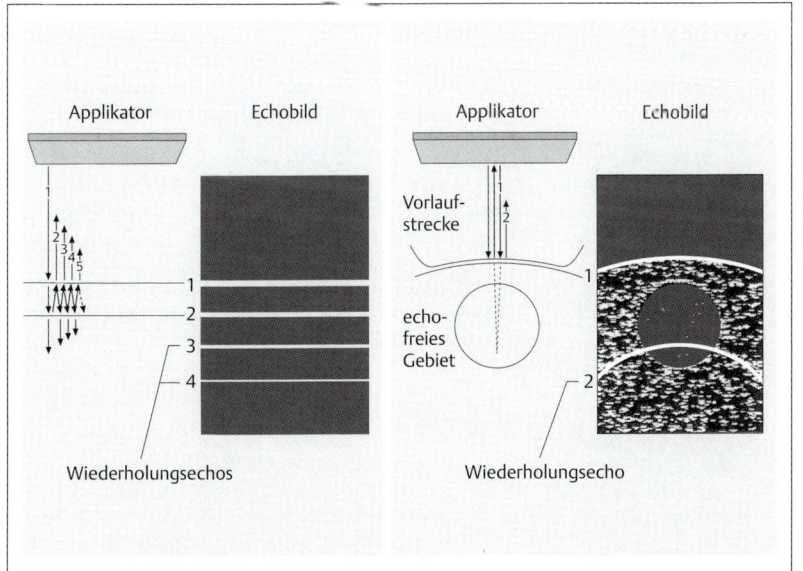

Abb. 11.**3** Reverberationen können Katheter oder Dissektionsmembranen vortäuschen.

Eustachische Klappe (Abb. 11.**4**). Bei etwa 25 % der Patienten findet sich am Übergang von der V. cava inferior in den rechten Vorhof ein Rudiment der Eustachischen Klappe, die im embryonalen Kreislauf den Blutstrom aus der unteren Hohlvene auf das noch offene Foramen ovale umlenkt. Das Rudiment zeigt sich z. B. im Vier-Kammer-Blick oder in der bikavalen Einstellung als wurmförmige flottierende Struktur, die normalerweise ohne physiologische Konsequenz ist, aber z. B. beim Vorschieben eines Seldinger-Drahts einen Widerstand verursachen kann.

Crista terminalis. In der Einmündung der V. cava superior in den rechten Vorhof liegt der Hohlvenenwand in vielen Fällen eine mehr oder weniger ausgeprägte muskuläre Leiste auf, die Crista terminalis. Sie darf z. B. nicht mit einer thrombotischen Auflagerung eines zentralen Venenkatheters verwechselt werden.

Chiari-Formation (Abb. 11.**5**). Selten findet sich im rechten Vorhof ein größeres netzähnliches Gebilde, das in unterschiedlicher Lokalisation meist breitbasig aufsitzt und wie die Eustachische Klappe im Vorhof flottiert. Die filamentöse Struktur und die hierdurch verursachten Turbulenzen des Blutstroms bieten einen Angriffspunkt für Thrombosierungen und können bei Kanülierungen ein Hindernis sein.

Sinus coronarius (Abb. 11.**6**). Die Erweiterung des Sinus coronarius auf einen Durchmesser > 1 cm liefert einen Hinweis auf eine rechtsatriale Druckerhöhung, eine möglicherweise vorliegende Fehleinmündung der oberen Hohlvene oder der Pulmonalvenen, und kann z. B. mit einer Zyste oder einem Abszess verwechselt werden.

Rechtes Vorhofohr. Der rechte Vorhof hat in unmittelbarer Nähe zu aszendierenden Aorta eine unterschiedlich stark ausgeprägte Aussackung, die in Analogie zum linken Vorhof als Vorhofohr bezeichnet wird, selten aber so deutlich darzustellen ist. Am ehesten fällt das rechte Vorhofohr im mittösophagealen bicavalen Blick auf.

Musculi pectinati. Muskuläre Leisten finden sich im rechten wie im linken Vorhof und geben der ansonsten glatten Auskleidung des Vorhofs ein Relief unterschiedlicher Ausprägung.

Trabekel. Das Gegenstück zu den Musculi pectinati bildet in den Ventrikeln das Trabekelwerk, das sich aus unregelmäßig geformten muskulären Leisten und Faserbündeln zusammensetzt und dem Endokard eine netzartige Oberfläche gibt.

11

Moderatorband (Abb. 11.**7**). Der auffälligste muskuläre Trabekel im rechten Ventrikel erstreckt sich entlang dessen apikalem Drittel und wird als Moderatorband bezeichnet. Das Band birgt Anteile der Purkinje Fasern und muss diagnostisch gegen Thromben und Tumoren abgegrenzt werden.

11.2.2 Linkskardiale Befunde
Zu den wichtigen Aufgaben der TEE zählt die Ausschlussdiagnostik bei peripher-arteriellen Embolien. Die Unterscheidung zwischen intrakardialen Thromben und einer anatomischen Variante der Herzstruktur ist nicht immer leicht. Auch hier gilt der Grundsatz, dass die verdächtige Struktur in möglichst vielen Schnittebenen befundet werden muss, um eine räumliche Vorstellung von dem Objekt zu gewinnen und den Befund richtig bewerten zu können.

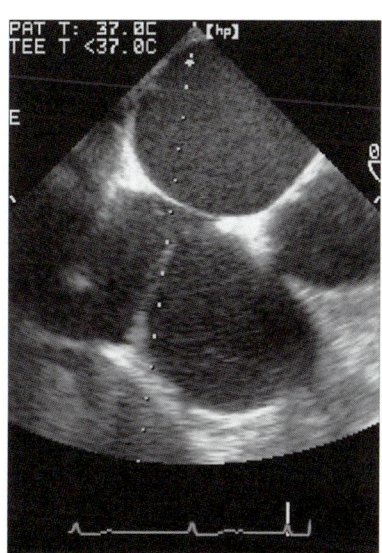

Abb. 11.**4** Eustachische Klappe: Rudimentäre Struktur im rechten Vorhof.

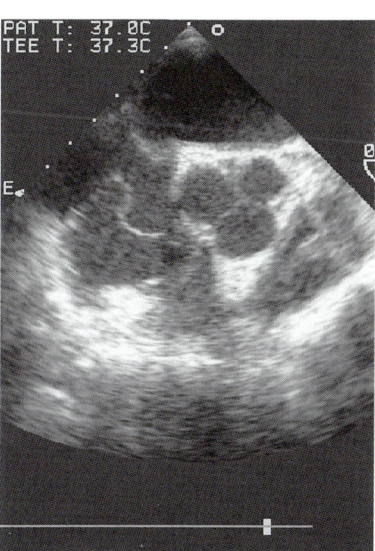

Abb. 11.**5** Das Chiari-Netz kann Thromben vortäuschen, tatsächlich aber auch mit Gerinnseln belegt sein.

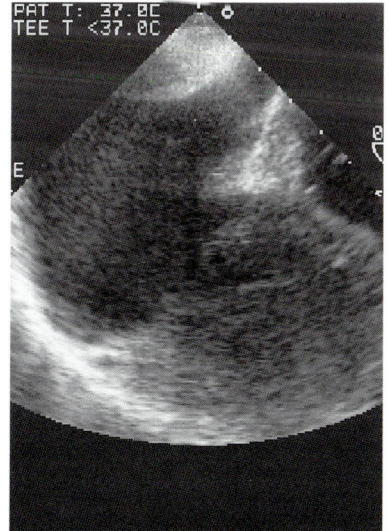

Abb. 11.**6** Sinus coronarius: Einmündung der Koronarvenen in den rechten Vorhof.

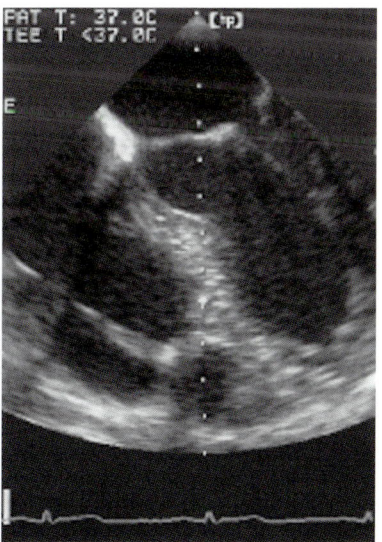

Abb. 11.**7** Das morphologische Korrelat des Moderatorbandes ist ein kräftiger rechtsventrikulärer Papillarmuskel.

11

Marcumar-Leiste (Abb. 11.**8**). Die linke obere Pulmonalvene und das linke Vorhofohr münden unmittelbar nebeneinander in den linken Vorhof. Das die beiden Einmündungen trennende lipomatöse Gewebe des Vorhofs ist durch seinen hohen Lipidanteil sehr echogen, zudem bulbös wie ein Wattetupfer geformt, und wurde in der Frühphase der Echokardiographie nicht selten für einen Thrombus gehalten. Die auf dieser Fehlinterpretation basierende Antikoagulation gibt der Struktur heute ihren Namen.

Musculi pectinati. Analog zu den muskulären Bündeln im rechten Vorhof weist auch der linke Vorhof die sog. M. pectinati auf, die besonders wegen ihrer häufigen Lokalisation im linken Vorhofohr genau untersucht und gegen thrombotisches Material differenziert werden müssen. Die wesentlichen Unterschiede der M. pectinati zu kleinen Thromben sind die fehlende, oft flottierende Beweglichkeit, das breitbasige im Unterschied zum gestielten Aufsitzen, und die fehlenden spontanen Kontrastechos, die bei turbulenten Strömungen mit niedriger Geschwindigkeit entstehen und das erhöhte Risiko einer Thrombenbildung anzeigen.

Trabekel und Sehnen. Die linksventrikulären Papillarmuskeln variieren hinsichtlich ihrer muskulären Fiederung und Insertion. Im Queranschnitt lassen sie deshalb gelegentlich den Verdacht auf einen Thrombus aufkommen. Insbesondere der linksventrikuläre Apex muss in möglichst vielen Ebenen untersucht werden. Sklerotische Degenerationen der Papillarmuskeln oder Kalzifizierungen der Sehnenfäden können ebenfalls fehlinterpretiert werden.

Ventrikelaneurysma. In den Kurzachseneinstellungen hat der linke Ventrikel idealerweise eine nahezu kreisförmige Querschnittsfläche. Nicht immer gelingt eine solche orthogonale Einstellung, sodass der Ventrikel dann tangential angeschnitten wird und eine elliptische Querschnittsfläche aufweist (Abb. 11.**9**). Dieser Befund kann als Aneurysma falsch gedeutet werden, während umgekehrt bei Verdacht auf ein Aneurysma technische Kriterien wie der Anlotwinkel und weitere pathologische Zeichen eines Aneurysmas wie z. B. Wandverdünnung und Hypokinesie abgeklärt werden müssen.

11.2.3 Klappen und extrakardiale Befunde
Aortenklappe. Auf der Aortenklappe finden sich gelegentlich kleinere echogene Anhangsgebilde, die einen fibroelastischen Gewebekern haben und von einer Endothelschicht überzogen sind. Die *Noduli Arantii* sind kleine Knötchen am freien Rand der Segelklappen, die möglicherweise reaktiv als Folge der Segelkoaptation entstehen können. Unter den *Lambl-Exkreszenzen* versteht man dünne schnurförmige Stränge bis zu 1 cm Länge, die auf der aortalen Seite der Klappe in das Gefässlumen ragen. Die klinische Signifikanz dieser Anhangsgebilde ist unklar, doch sind sie möglicherweise in einigen Fällen für kleine systemische Embolien ursächlich.

Perikard. Die Perikardhöhle ist normalerweise mit ca. 30 ml Flüssigkeit gefüllt und mit der TEE kaum zu visualisieren. Lediglich die Perikardanteile einer Umschlagsfalte stellen sich häufig als *Sinus transversus* zwischen der Hinterwand der Aorta aszendens und dem linken Vorhof dar. Selten zu sehen ist der etwas kaudal gelegenere *Sinus obliquus*.

Pleuraerguss. Pleuraergüsse stellen sich in der TEE echoarm dar, können aber wie ein Perikarderguss von Fibrinsträngen durchzogen sein. Die Lokalisation ist bei beatmeten Patienten in Rückenlage recht typisch (Abb. 11.**10**).

11

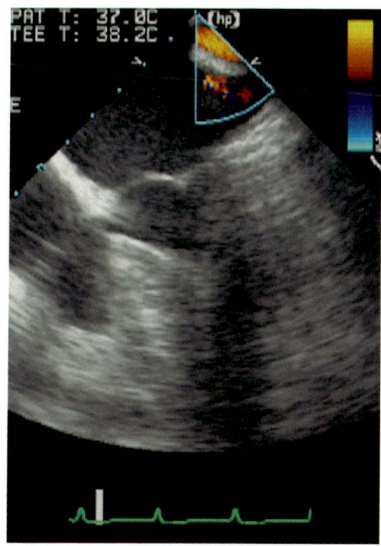

Abb. 11.**8** Die Marcumarleiste (Farb-Doppler-Fenster) trennt die linke obere pulmonalvenöse Einflussbahn vom linken Herzohr.

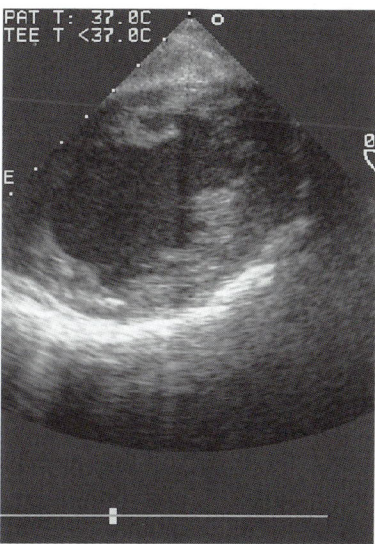

Abb. 11.**9** Der tangentiale Anschnitt des linken Ventrikels kann ein Ventrikelaneurysma vortäuschen.

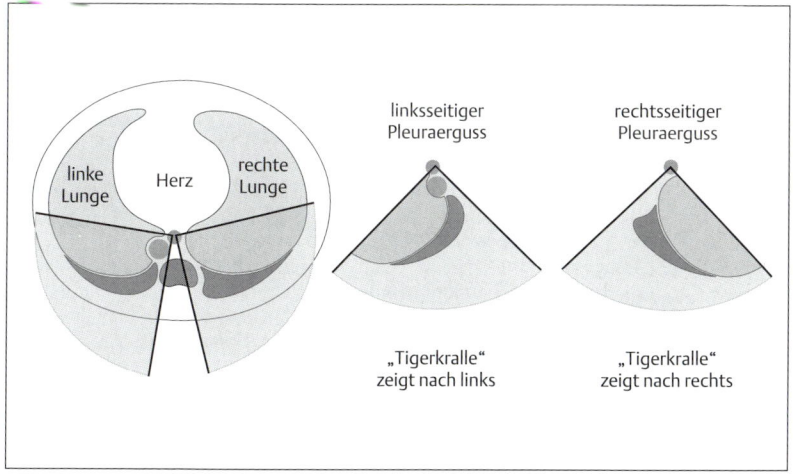

Abb. 11.**10** Pleuraergüsse sind echoarm und erinnern an Tigerkrallen (nach Sidebotham et al., Practical perioperative TEE, Butterworth, Edinburgh 2003).

12 Abklärung einer Kreislaufinstabilität

12.1 Physiologische Grundlagen

Hypotension und niedriges Herzzeitvolumen. Eine akute oder persistierende hämodynamische Instabilität ist meist durch einen stark erniedrigten arteriellen Blutdruck
gekennzeichnet, dem mehrere Ursachen zugrunde liegen können. Vereinfacht lässt sich
der arterielle Blutdruck (BP) als eine Funktion des Herzzeitvolumen (HZV) und des systemischen Gefäßwiderstand (SVR) beschreiben: BP $\cong$ HZV × SVR. Alle Änderungen des
arteriellen Blutdrucks können somit auf gleichgerichtete Änderungen des HZV und/oder
des SVR zurückgeführt werden. Meistens ist ein akuter Blutdruckabfall auf ein ernied-
rigtes HZV zurückzuführen. Auch wenn z. B. beim septischen Syndrom eine gravierende
Senkung des systemischen Gefäßwiderstandes die primäre Ursache für die Kreislaufinstabilität ist, kann von einem (relativ) zu geringen HZV ausgegangen werden. Dem HZV
kommt somit bei nahezu allen Formen der hämodynamischen Instabilität eine entscheidende Rolle zu. Alle Änderungen des HZV ergeben sich aus gleichgerichteten Änderungen der Herzfrequenz und/oder des Schlagvolumens, für die es eine Reihe kardialer
und extrakardialer Ursachen gibt (Abb. 12.**1**).

Kardiale Ursachen. Während die Herzfrequenz in erster Linie druck- und volumenge-
steuerten Regelmechanismen unterliegt, ist die Höhe des Schlagvolumens direkt von
der Vorlast, der Nachlast, dem Kontraktionsverhalten und dem strukturellen Funktionszustand des Ventrikels abhängig. Die *Vorlast* bzw. die Volumenfüllung des linken Ventrikels wiederum ist abhängig von den entsprechenden Größen des rechten Ventrikels. Allerdings ist die Wechselwirkung zwischen beiden Ventrikeln komplex. Eine niedrige
Vorlast des rechten Ventrikels infolge einer generalisierten Hypovolämie, z. B. bei einer
akuten ausgeprägten Blutung, führt beispielsweise fast immer zu einer verminderten
Füllung des linken Ventrikels und einer Abnahme des Schlagvolumens. Eine hohe Vorlast bzw. eine Volumenüberladung des rechten Ventrikels führt dagegen nicht zwingend
zu einer Vorlasterhöhung des linken Ventrikels. Das liegt an der vergleichsweise hohen
Druck- und Volumenempfindlichkeit des rechten Ventrikels, der ein erhöhtes Volumenangebot in der Regel schlechter wegpumpen kann als der linke Ventrikel. Zudem kann
die rechtsventrikuläre Volumenüberlastung z. B. bei einer Lungenembolie auf einen erhöhten Gefäßwiderstand in der Lungenstrombahn zurückzuführen sein. In diesem Fall
sinkt, trotz der hohen Vorlast des rechten Ventrikels, dessen Schlagvolumen und damit
auch die linksventrikuläre Volumenfüllung. Die Folgen sind eine linksventrikuläre Hypovolämie und ein Absinken des linksventrikulären Schlagvolumens.

Als wichtiger Faktor für die linksventrikuläre Nachlast ist der mechanische Widerstand des nachgeschalteten arteriellen Gefäßsystems ebenfalls entscheidend für die
Höhe des linksventrikulären Schlagvolumens. So kann eine hochdosierte Katecholamingabe bei Überwiegen des vaskulären Effekts einen bereits vorgeschädigten linken Ventrikel durch die drastische Nachlasterhöhung direkt in die Dekompensation treiben. Andererseits verursacht ein zu niedriger systemischer Gefäßwiderstand ein Absinken des
diastolischen arteriellen Blutdrucks, möglicherweise eine hierdurch bedingte Minderperfusion des Myokards und durch ein resultierendes Pumpversagen indirekt ebenfalls
ein Absinken des linksventrikulären Schlagvolumens.

Die Pumpfunktion des linken Ventrikels ist aber nicht nur von den physiologischen
Determinanten wie Vorlast, Nachlast, Inotropie, diastolischer Ventrikelfunktion, Herz-

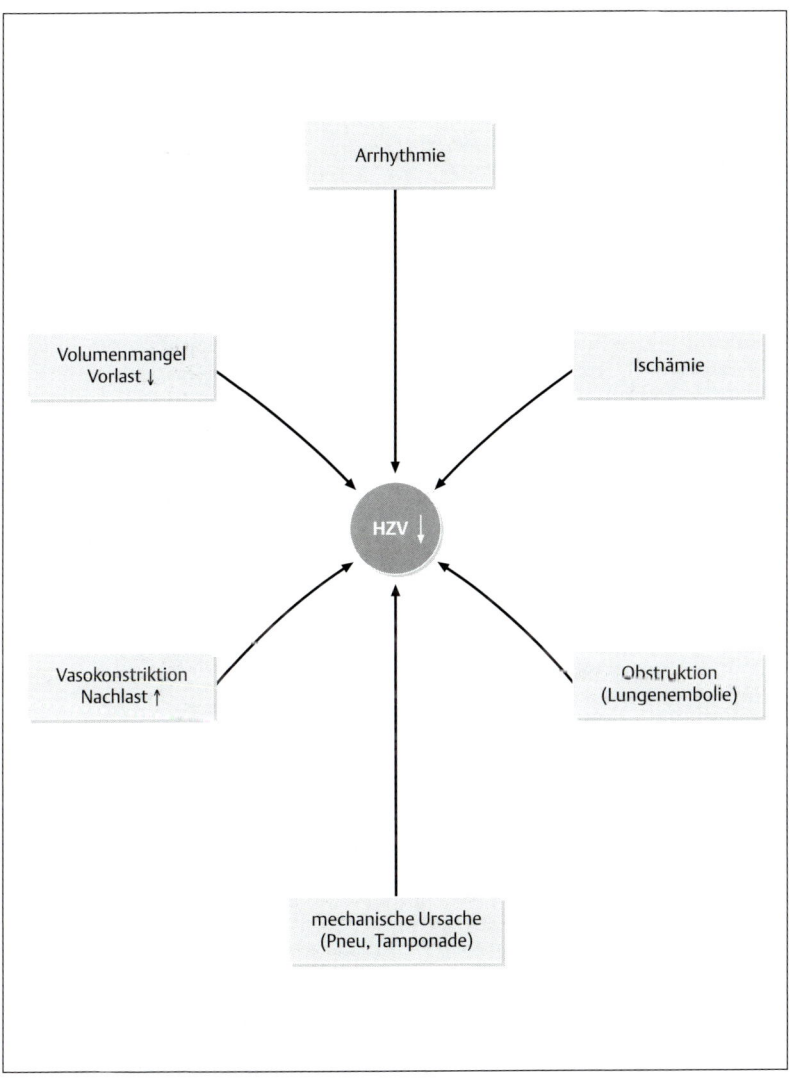

Abb. 12.**1** Kardiale und extrakardiale Ursachen für die Verminderung des Herzzeitvolumens.

12

frequenz und anderen abhängig, sondern auch vom strukturellen Funktionszustand des Myokards. Beispielsweise können eine koronare Minderperfusion oder direkte toxisch-metabolische Effekte auf das Myokard über eine *ausgeprägte globale oder regionale Wandbewegungsstörung* zu einer gravierenden Senkung des Schlagvolumens führen. Strukturelle *Läsionen* wie erworbene *Ventrikelseptumdefekte* oder *Klappenfehler* beeinträchtigen dagegen nicht die zelluläre bzw. biochemische, sondern die physikalische Integrität des Herzens. So kontrahiert der linke Ventrikel bei einer Mitralklappeninsuffizienz durchaus „normal", pumpt aber einen Teil des Schlagvolumens in den linken Vorhof zurück und nur das um diesen Teil reduzierte Volumen in den systemischen Kreislauf. Auch bei einer *Perikardtamponade* ist die eigentliche Pumpfunktion unbeeinträchtigt, kann sich aber wegen der von außen wirkenden Kompression nicht voll entfalten und ist zudem durch die verringerte Volumeneinfuhr in den Ventrikel ineffektiv.

Extrakardiale Ursachen. Ähnlich wie bei einer Perikardtamponade können auch andere extrakardiale Druckerhöhungen eine ineffektive Pumpfunktion verursachen. Ein klassisches Beispiel ist die Herzzeitvolumenminderung und die daraus resultierende Kreislaufinstabilität bei einem Spannungspneumothorax. Ähnliches gilt für die Aortenruptur und die Aortendissektion, die primär die Pumpfunktion nicht unbedingt beeinträchtigen müssen, indirekt aber durch Volumenverlust und vegetative Effekte zu einer Verminderung des Herzzeitvolumens führen können. Die Pumpfunktion kann in diesen Fällen aber auch direkt beeinträchtigt sein, wenn beispielsweise die Dissektion sich bis zu den Koronarien oder der Aortenklappe erstreckt. Auch alle Formen der generalisierten Hypovolämie können als extrakardiale Ursache für eine Kreislaufinstabilität angesehen werden.

12.2 Echokardiographische Diagnostik

12.2.1 Vorteile der TEE
Die TEE ist als einfach und schnell durchführbares, relativ risikoarmes bildgebendes Verfahren geradezu prädestiniert, um differenzierte Aussagen zur Volumenfüllung, zum Kontraktionsverhalten, zur Klappenfunktion, zur kardialen Nachlast, aber auch zu extrakardialen Strukturen wie dem Pulmonalisstamm und der Aorta einzuholen (Abb. 12.**2**). Durch die Kopplung der sonographischen Bildgebung mit den Doppler-Verfahren lassen sich nahezu alle Kreislaufinstabilitäten mit der TEE differenzialdiagnostisch abklären. Die Durchführung teurer und aufwändiger diagnostischer Maßnahmen (z. B. CT) oder einer weiteren Herz-Kreislauf-Überwachung (z. B. Pulmonaliskatheter) kann daher nach ihrem Risiko-Nutzen-Effekt sorgfältig abgewogen werden.

12.2.2 Abklärung einzelner Ursachen
Die wesentlichen und häufigsten Ursachen für eine hämodynamische Instabilität des Patienten im Operationsbereich oder auf der Intensivstation sind die absolute Hypovolämie (z. B. akuter Blutverlust), die relative Hypovolämie (z. B. septischer Schock), die Lungenembolie mit Verlegung der pulmonalen Strombahn, das ischämie- oder pH-Wert-bedingte ventrikuläre Pumpversagen, die Dekompensation einer Myokarderkrankung wie dilatativer Kardiomyopathie, die Manifestation einer Klappendysfunktion oder einer intrakardialen Shuntverbindung, die Ausbildung einer Perikardtamponade, eines Hämato- oder eines Spannungspneumothorax, und die Aortendissektion bzw. -ruptur z. B. bei vorbestehendem Aneurysma.

Schnittebene	Abklärung von:
	Hypovolämie Pumpversagen Herzbeuteltamponade
	Rechtsherzversagen Klappendysfunktion
	Aortenklappeneinriss Aortendissektion Klappendysfunktion
	Lungenembolie
	Aortenruptur Aortendissektion

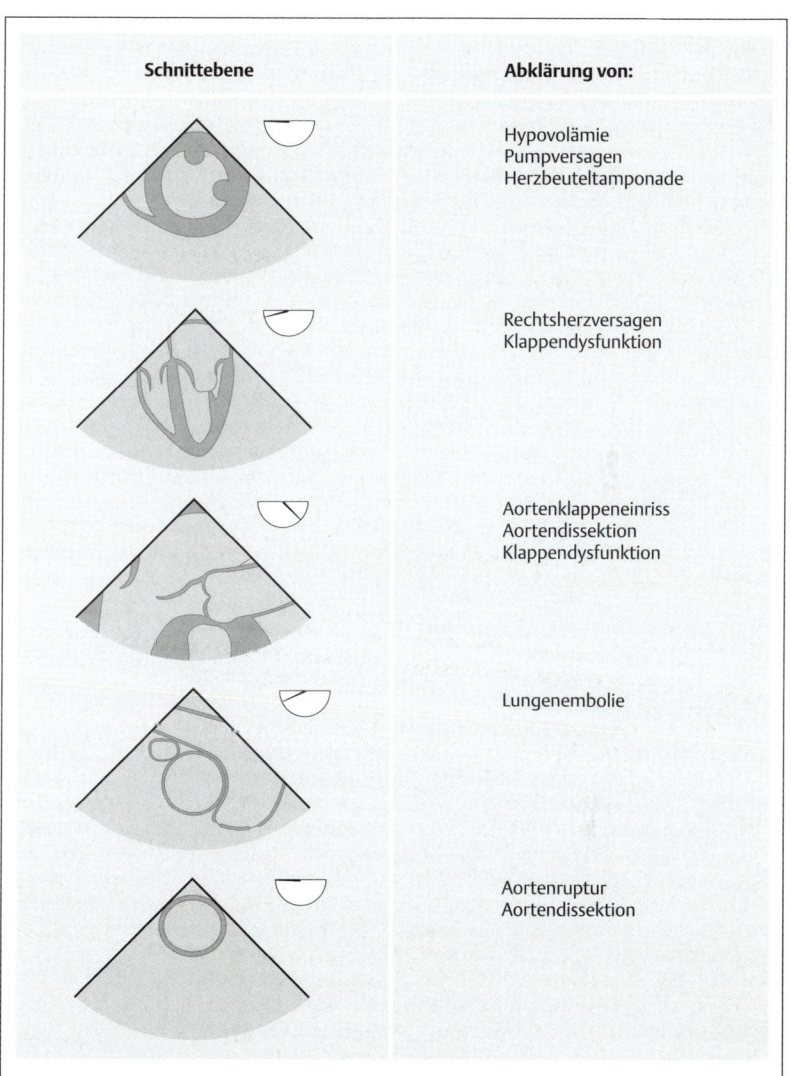

Abb. 12.2 Die TEE erlaubt eine weitgehende Differenzierung der Ursachen für eine akute Kreislaufinstabilität (Beispiele).

12

Absolute Hypovolämie. Eine Domäne der TEE ist die rasche Erkennung eines ausgeprägten linksventrikulären Volumenmangels (Abb. 12.**3**). Die TEE ist diesbezüglich den gebräuchlichen Alternativverfahren überlegen, insbesondere der zentralvenösen und der okklusiven pulmonalarteriellen Druckmessung, weil die Füllungsdrücke nicht nur eine Funktion des tatsächlichen intraventrikulären Volumens sind, sondern auch von der diastolischen Funktion und dem extrakardialen Umgebungsdruck (z. B. Beatmungsdruck) abhängen. Durch die direkte visuelle Beurteilung ist die Diagnose einer linksventrikulären Hypovolämie nicht nur schnell zu stellen, sondern lässt sich durch die zusätzliche Beurteilung des rechten Ventrikels auch weiter abklären etwa als Folge einer generalisierten Hypovolämie (kleiner rechter Ventrikel) oder einer Lungenembolie (Verdachtsdiagnose bei großem rechten Ventrikel). Die wichtigsten Einstellungen sind der transgastrale linksventrikuläre Kurzachsenblick und der mittösophageale Vier- und Zwei-Kammer-Blick mit Darstellung des transmitralen und des pulmonalvenösen Flussprofils. Bei einer generalisisierten ausgeprägten Hypovolämie mit kleiner linksventrikulärer enddiastolischer Fläche (LVEDA) lässt sich der Effekt einer raschen Infusionszufuhr im transgastralen Kurzachsenblick gut darstellen, weil diese idealerweise eine optisch gut erkennbare Flächenzunahme bewirkt. Ist der Ventrikel nur mäßig hypovoläm, bewirkt die Infusion der gleichen Volumenmenge prozentual geringere Zunahmen der Querschnittsfläche, die schwerer zu erkennen sind. Wenn großlumige Zugänge wie z. B. Shaldon-Katheter in der Schocksituation für die Volumenzufuhr genutzt werden, ist eine regelmäßige Kontrolle auch des rechtsventrikulären Füllungs- und Kontraktionszustandes vorteilhaft, um das Risiko einer rechtsventrikulären Volumenüberlastung zu reduzieren.

Relative Hypovolämie. Die Einschwemmung von Mediatoren oder toxischen Metaboliten z. B. bei Sepsis/SIRS ist eine der möglichen Ursachen für eine plötzliche gravierende Verringerung des systemischen Gefäßwiderstandes. Der linke Ventrikel reagiert auf diese Nachlastsenkung initial mit einer Erhöhung des Schlagvolumens, die in der TEE an der Erhöhung der Ejektionsfraktion bzw. der FAC zu erkennen ist. In der Folge sinkt jedoch auch die kardiale Vorlast, weil das Volumen zum einen im Gefäßsystem, zum anderen wegen der einsetzenden Schrankenstörung der kapillären Membranen auch im Interstitium „poolt". Das verminderte Volumenangebot erstreckt sich über den rechten weiter auch auf den linken Ventrikel. Bei absinkendem Füllungsvolumen und zunehmender Ejektionsfraktion bleibt das Schlagvolumen zunächst weitgehend konstant, fällt dann aber ebenfalls ab. In der TEE ist bei einem septischen Schub daher oft ein hypovolämer, hyperkontraktil wirkender linker Ventrikel mit kleiner endsystolischer Querschnittsfläche und aneinander klatschenden Papillarmuskeln zu erkennen („kissing papillary muscles"). Durch die direkte toxische Wirkung auf die Herzmuskelzellen kann es bei einer schweren Sepsis auch zu einer Kontraktilitätsabnahme kommen, die in der TEE als ausgeprägte globale Wandbewegungsstörung jedoch meist erst auffällig ist, wenn der Füllungszustand therapeutisch normalisiert wurde.

Lungenembolie. Mit der TEE wird eine Lungenembolie selten durch den Nachweis des eingeschwemmten Thrombus im pulmonalarteriellen Gefäßbett diagnostiziert. Vielmehr geben indirekte Zeichen einen Hinweis auf eine akute rechtsventrikuläre Druckbelastung und Dysfunktion. Diese sind hauptsächlich die Pulmonalklappeninsuffizienz, die rechtsventrikuläre Dilatation und Hypokinesie und die linksventrikuläre Hypovolämie. Im Vier-Kammer-Blick ist eine relative Größenzunahme der rechtsventrikulären enddiastolischen Querschnittsfläche auf über 70 % der linksventrikulären enddiastolischen

12

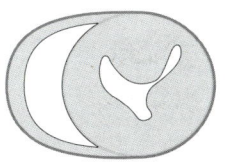

„kissing papillary muscles"

a Mittpapillärer Kurzachsenblick: Kleine Cavumfläche

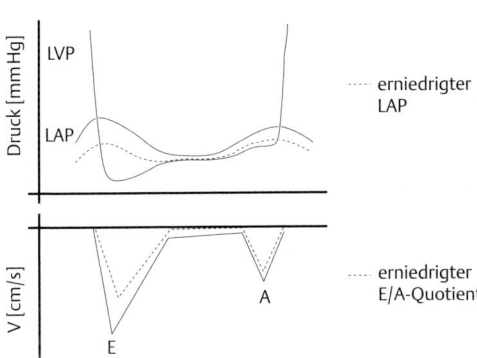

erniedrigter
LAP

erniedrigter
E/A-Quotient

b Transmitrales Flussprofil: Niedrige E-Welle, kleiner E/A-Quotient

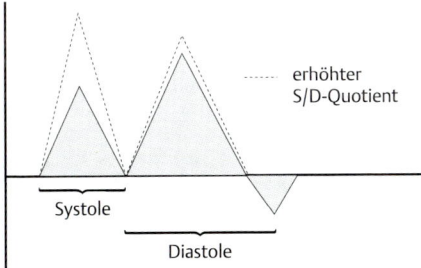

erhöhter
S/D-Quotient

c Pulmonalvenöses Flussprofil: Erhöhte systolische Fraktion, hoher S/D-Quotient

Abb. 12.**3** Klassische echokardiographische Befunde der linksventrikulären Hypovolämie.

12

Querschnittsfläche verdächtig auf eine akute Rechtsherzbelastung. Zusätzlich sind ggf. eine Ventrikelseptumdeviation nach linksventrikulär, eine relative Trikuspidalklappeninsuffizienz und ggf. ein vergrößerter rechter Vorhof wegweisend. Alle genannten indirekten Zeichen finden sich allerdings meist erst dann, wenn mehr als 30 % der Lungenstrombahn verlegt sind und die Embolie hämodynamische Auswirkungen hat. Der direkte Nachweis von Thromben ist selten, aber eindrucksvoll (Abb. 12.**4**–12.**7**). Die Sensitivität der TEE für die Erfassung der Lungenembolie ist in diesen Fällen mit ca. 95 % entsprechend hoch. Falsch positive Diagnosen mit der TEE werden beispielsweise bei Patienten gestellt, die wegen einer akuten kardiopulmonalen Dekompensation intubiert und mit Katecholaminen stabilisiert werden müssen. Hier können die kurz nach der Intubation mit der TEE erhobenen Befunde aufgrund der beatmungs- und katecholaminbedingten Druckbelastung des rechten Ventrikels eine lungenemboliebedingte Rechtsherzbelastung vortäuschen (Abb. 12.**8** u. 12.**9**).

Kardiales Pumpversagen. Bei den meisten Patienten ist das plötzliche Auftreten einer kreislaufrelevanten systolischen Dysfunktion die Folge einer vorbestehenden koronaren Herzkrankheit. Entweder sind es poststenotische Ischämien, die durch einen kritischen Blutdruckabfall, durch einen Akutverschluss, durch Einschwemmung thrombotischen Materials in die koronare Peripherie, oder aus anderen Gründen verursacht sind, oder relative Ischämien, die bei einer stark erhöhten Herzleistung relevant werden und zu einer neu auftretenden globalen oder regionalen Wandbewegungsstörung führen. Diese lösen ähnlich wie eine Lungenembolie nicht zwangsläufig eine Kreislaufinstabilität aus, werden in diesem Fall mit der TEE aber in den Kurzachsen- und Längsachsendarstellungen des linken Ventrikels zuverlässig erkannt. An einem ischämiebedingten kardialen Pumpversagen sind meist die proximalen Versorgungsgebiete einer oder mehrerer Koronararterien beteiligt, so dass die verminderte Einwärtsbewegung und Dickenzunahme des Myokards und die erniedrigte Ejektionsfraktion des linken Ventrikels meist schon im transgastralen Kurzachsenblick auffallen. Da etwa 70 % des linksventrikulären Schlagvolumens in der kurzen Ventrikelachse generiert werden, ist es wahrscheinlich, das eine in dieser Ebene akut eingeschränkte Kontraktion des Myokards an einer kreislaufrelevanten Abnahme des Herzzeitvolumens bzw. einer hämodynamischen Instabilität maßgeblich beteiligt ist.

Dekompensierte Herzinsuffizienz. Perioperative Hypotensionen bzw. Schockzustände können nicht nur Folge einer eingeschränkten kardialen Funktion sein, sondern diese auch verstärken. Besonders gefährdet sind Patienten mit einer grenzwertig kompensierten dilatativen Kardiomyopathie, die sich meist sekundär auf dem Boden einer lange vorbestehenden Myokardischämie entwickelt hat und oft mit einer Mitralklappeninsuffizienz einhergeht. Obwohl die systolische Pumpfunktion eingeschränkt und die Ejektionsfraktion vermindert ist, produziert der dilatative Ventrikel wegen der höheren Vorlast ein nahezu normales Schlagvolumen. Wegen der eingeschränkten kardiovaskulären Reserve ist der Ventrikel jedoch bei einer Hypovolämie oder einer koronaren Minderperfusion besonders gefährdet. Wenn keine echokardiographischen Vorbefunde bekannt sind, kann die TEE bei der Abklärung einer akuten Kreislaufinstabilität zwar nicht eindeutig klären, ob der Ventrikel akut dekompensiert ist, hilft aber bei der Therapie mit Katecholaminen und Infusionen oder vorlastsenkenden Maßnahmen weiter. Die Überwachung des Kontraktionsverhaltens und ggf. des Herzzeitvolumens mit der TEE ist insofern sinnvoll, sollte jedoch durch andere Monitoringverfahren ergänzt werden.

12

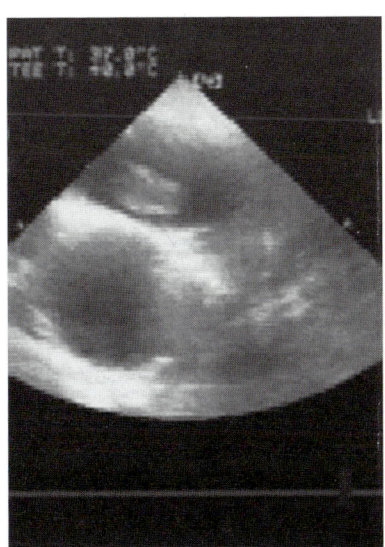

Abb. 12.**4** Flottierender Thrombus in der rechten Pulmonalarterie.

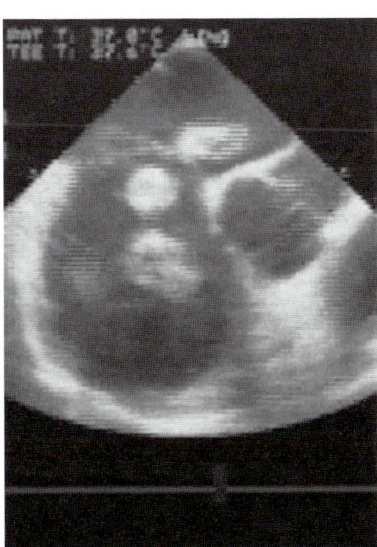

Abb. 12.**5** Thromben in beiden Vorhöfen, die über das offene Foramen ovale miteinander kommunizieren.

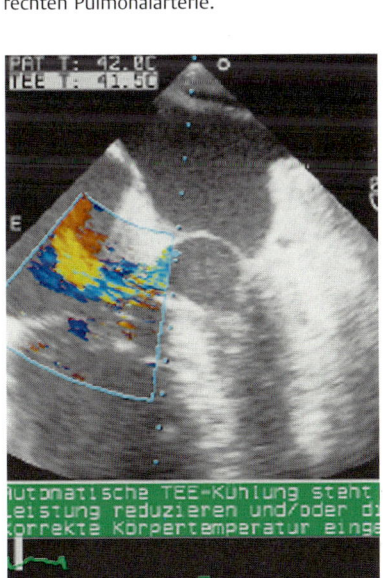

Abb. 12.**6** Trikuspidalklappeninsuffizienz bei Rechtsherzbelastung.

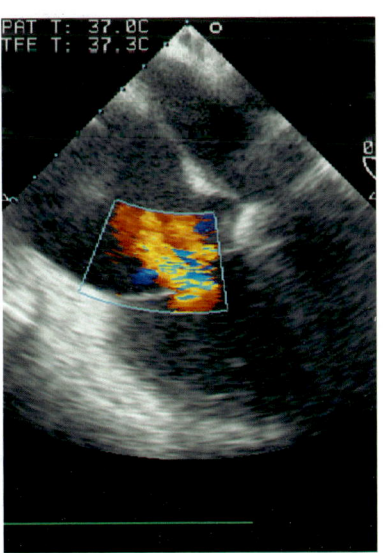

Abb. 12.**7** Trikuspidalklappeninsuffizienz bei Rechtsherzbelastung.

12

Erworbene Klappenfehler. Die postoperative Dysfunktion einer rekonstruierten Herzklappe oder einer Klappenprothese fällt im Rahmen von Nachsorgeuntersuchungen meist klinisch auf und wird durch die Echokardiographie bestätigt. Sofern es sich dagegen um nicht-kardiochirurgische Patienten handelt, kann ein erworbener Klappenfehler ohne Echokardiographie, bzw. perioperative TEE, leicht übersehen werden. Eine ausgeprägte Kreislaufinstabilität wird bei diesen Patienten zwar selten allein durch den bereits bestehenden, aber nicht bekannten Klappenfehler verursacht, kann jedoch durch diesen massiv verstärkt werden, z. B. im Falle einer Hypovolämie bei einer Stenose der Aortenklappe. In Einzelfällen sind Klappenfehler auch die Ursache für ausgeprägte Herzrhythmusstörungen, die durch die unregelmäßige Ventrikelaktion eine schwere hämodynamische Instabilität nach sich ziehen. Bei polytraumatisierten Intensivpatienten werden darüber hinaus immer wieder Zufallsbefunde einer stark sklerosierten oder infektiös veränderten Herzklappe erhoben, die gelegentlich auf die Spur einer Endokarditis führen. Selten, aber von hoher klinischer Relevanz ist auch der Nachweis traumatisch bedingter Rupturen von Papillarmuskeln oder von Klappensegeleinrissen bei Unfallopfern.

Perikardtamponade. Die für einen Perikarderguss, bzw. eine Perikardtamponade, typische echoarme Zone zwischen dem Epikard und dem Perikard wird mit der Echokardiographie, speziell der TEE, mit großer Sicherheit erkannt (Abb. 12.**10**). Kleinere fibrinöse Stränge durchziehen gelegentlich das Bild. Sofern es sich um ein Hämatoperikard handelt, ist die jetzt heterogen echodichte Zone nicht immer leicht gegen das Ventrikelmyokard und subepikardiales Fett abzugrenzen. Bei einer ergussbedingten Kompression des Ventrikels vermindert sich das intraventrikuläre Volumen, so dass das Ventrikelmyokard scheinbar hypertroph ist (Pseudohypertrophie). Zu rechnen ist mit solchen Befunden bei einer Kreislaufinstabilität nach einem kardiochirurgischen Eingriff, nach einem Thoraxtrauma, nach interventionellen Maßnahmen wie der Schrittmacheranlage oder einer Koronarangiographie, oder nach schweren transmuralen Infarkten. Die hämodynamische Instabilität entsteht meist durch einen Kollaps des rechten Vorhofs, der das funktionell-morphologische Korrelat für die obere Einflussstauung darstellt. Auch der rechte Ventrikel kann in der frühen Diastole unter dem epikardialen Druck kollabieren. Bei kardiochirurgischen Patienten finden sich häufiger auch lokalisierte bzw. abgekapselte Perikardergüsse, die isoliert den linken Ventrikel ummanteln können und gelegentlich gegen einen linksseitigen Pleuraerguss abgegrenzt werden müssen.

Die echokardiographischen Befunde werden neben der klinischen Symptomatik häufig zur therapeutischen Entscheidungsfindung herangezogen. Große Ergüsse mit einem Saum > 2 cm können, müssen aber nicht unbedingt zu einer Beeinträchtigung der Pumpfunktion führen, wenn die Ventrikelfunktion sowie der Gefäß- und Volumenstatus intakt sind. Bei einer ausgeprägten systolischen oder diastolischen Dysfunktion können dagegen akut entstandene umschriebene kleine Perikardergüsse mit einem Saum < 1 cm eine schwere Kreislaufinstabilität durchaus erklären.

12

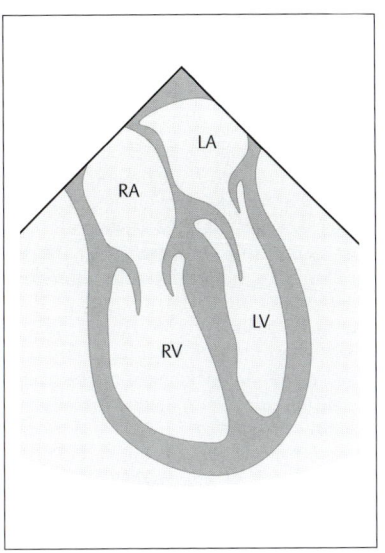

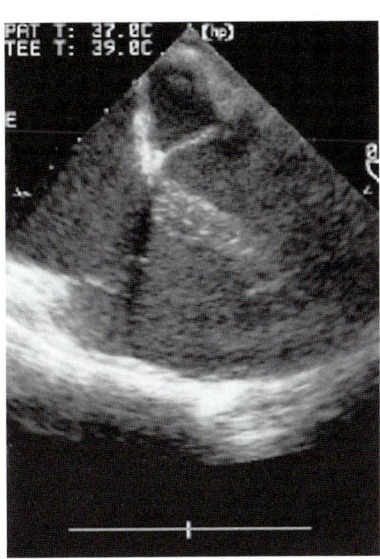

Abb. 12.**8** Linksventrikuläre Hypovolämie bei Lungenembolie: schmaler linker und großer rechter Ventrikel.

Abb. 12.**9** Rechtsherzbelastung durch kontrollierte 2:1-Beatmung bei einem katecholaminpflichtigen Patienten.

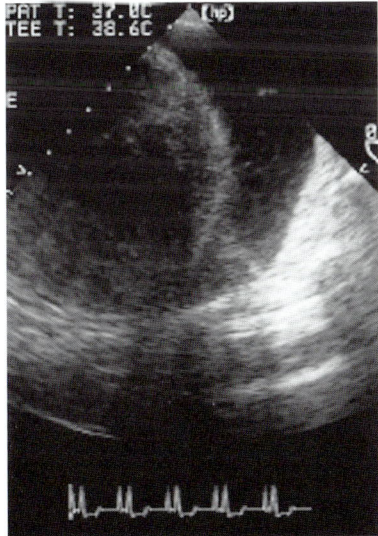

Abb. 12.**10** Perikardtamponade.

12

13   Berechnungen

13.1   Prinzipien und Gleichungen

Flussbestimmung. Unter dem Blutfluss (Q) versteht man das Blutvolumen, das eine bestimmte Stelle im Gefäßsystem, z. B. eine Herzklappe, innerhalb eines definierten Zeitraums durchströmt. Unter der Annahme eines gleich bleibenden, laminaren Blutstroms und einer unveränderten Durchtrittsfläche errechnet sich der Blutfluss aus dem Produkt von Durchtrittsfläche bzw. Strömungsquerschnitt und Flussgeschwindigkeit. Da der menschliche Blutkreislauf pulsatil ist, wird zwischen dem *momentanen* Blutfluss und dem *mittleren* Blutfluss unterschieden. Der momentane Blutfluss entspricht dem Blutfluss bezogen auf die Zeiteinheit, variiert während des gesamten Herzzyklus und erreicht beispielsweise an der Aortenklappe in der Systole seine Spitzenwerte, während er in der Diastole nahezu sistiert. Der mittlere Blutfluss an der Aortenklappe entspricht dagegen dem gesamten Blutfluss bezogen auf eine Pulsperiode, ist im hämodynamischen Gleichgewichtszustand konstant und entspricht dem Schlagvolumen.

Rechnerisch wird der mittlere Blutfluss wegen der Pulsatilität und der turbulenten Strömungen nicht als Produkt der Durchtrittsfläche mit dem geometrischen Mittelwert einzelner Strömungsgeschwindigkeiten bestimmt, sondern aus dem Geschwindigkeits-Zeit-Integral (VTI) der Pulsperiode hergeleitet. Das VTI wird mit Hilfe des Spektral-Doppler-Verfahrens an einer bestimmten Durchtrittsstelle erfasst und mit der Durchtrittsfläche multipliziert. Die Änderungen der Durchtrittsfläche während des Messintervalls bleiben unberücksichtigt. So lässt sich das Schlagvolumen beispielsweise aus dem Produkt des VTI über der Aortenklappe und der Aortenklappenöffnungsfläche errechnen (Abb. 13.**1**). Ein solches Produkt lässt sich prinzipiell nicht nur an allen Klappen, sondern auch in der linksventrikulären Ausflussbahn und im Hauptstamm der Pulmonalarterien herleiten. Entscheidend ist die korrekte und möglichst präzise Herleitung des Strömungsquerschnittes bzw. der Durchtrittsfläche und des zugehörigen VTI. Die Berechnung ist Grundlage für die Doppler-echokardiographische Schätzung des Herzzeitvolumens.

Flächenformel. Sofern bei der Berechnung des Schlagvolumens auf Klappenöffnungsflächen oder den Querschnitt der linksventrikulären Ausflussbahn bzw. des Pulmonalarterienstamms zurückgegriffen wird, können diese in der geeigneten Einstellung entweder direkt vermessen oder indirekt hergeleitet werden. Bei der indirekten Vorgehensweise wird von einem kreisförmigen, halbkreisförmigen oder elliptischen Strömungsquerschnitt der betreffenden Struktur ausgegangen. In diesen Fällen werden nur jeweils der Durchmesser bzw. der Radius (bei Ellipsenform zwei Radien) vermessen und die Flächen unter Anwendung der Kreisformel berechnet.

Kontinuitätsprinzip. Unter der Annahme einer laminaren, nicht pulsatilen Blutströmung ist der mittlere Blutfluss innerhalb eines geschlossenen Gefäßsystems an allen Stellen unabhängig von Engen bzw. Stenosen gleich. Daher sind auch die an unterschiedlichen Messorten ermittelten Produkte aus der Strömungsgeschwindigkeit und der jeweiligen Durchtrittsfläche identisch (s. Kap. 5.3.3):

$$F_a \times VTI_a = F_b \times VTI_b$$

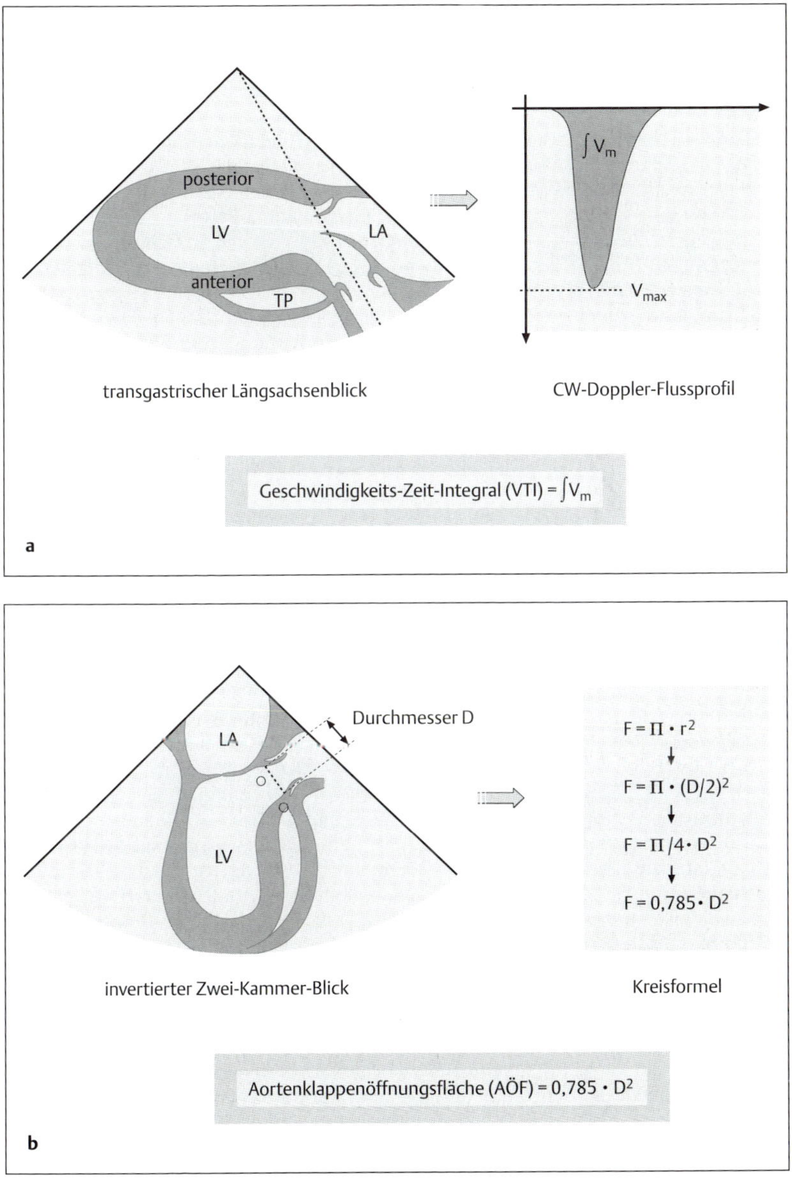

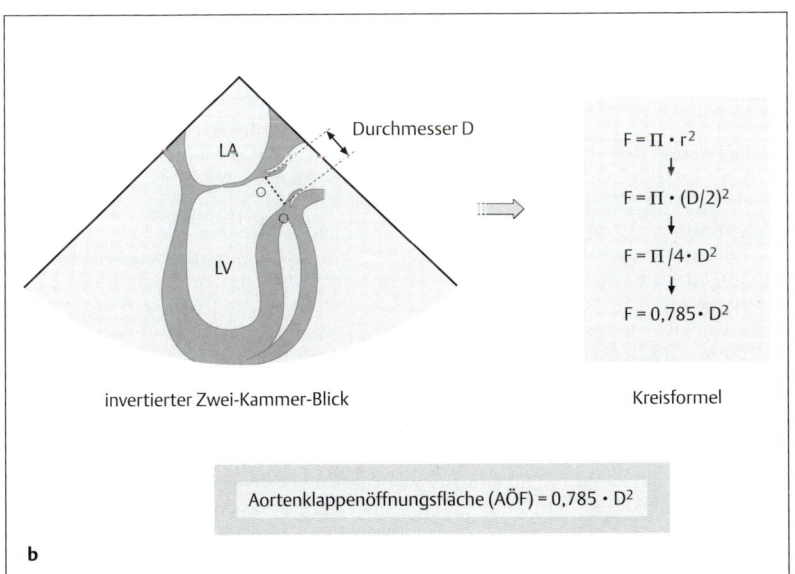

Abb. 13.**1a** u. **b** Das Schlagvolumen wird z. B. als Produkt aus (**a**) dem Geschwindigkeits-Zeit-Integral und (**b**) der Durchtrittsfläche des Blutstroms an der Aortenklappe ermittelt: SV = VTI × AÖF.

Dieses Prinzip macht die Echokardiographie sich z. B. bei der Bestimmung von verkleinerten Öffnungsflächen stenosierter Klappen zunutze. Wegen der erforderlichen Lokalisation der verschiedenen Messorte müssen die Strömungsgeschwindigkeiten mit dem PW-Doppler-Verfahren ermittelt werden.

Bernoulli-Gleichung. Nach einem fundamentalen physikalischen Prinzip wird mechanische Energie einer Strömung in einem Rohrsystem mit Engen bzw. Stenosen an diesen Stellen teilweise in kinetische Energie umgewandelt. In der Praxis bedeutet dies, dass die Strömungsgeschwindigkeit an engen Stellen des Rohrsystems zunimmt, während sie an weiten Stellen niedriger ist. Die treibende Kraft für die Strömung und bestimmende Größe für die Strömungsgeschwindigkeit ist die Differenz des prästenotischen zum poststenotischen hydrostatischen Drucks. Wegen dieses Zusammenhangs kann aus den Geschwindigkeiten vor und unmittelbar hinter einer Stenose auf den herrschenden Druckgradienten geschlossen werden. Aus der von Bernoulli formulierten Gleichung geht durch einige Annahmen und Vereinfachung die so genannte *modifizierte Bernoulli-Gleichung* hervor (Abb. 13.**2**), mit deren Hilfe nicht nur die Gradienten über Stenosen und Insuffizienzen, sondern unter bestimmten Voraussetzungen auch einige intrakardiale Drücke geschätzt werden können.

13.2 Anwendungen

Schlagvolumen und Herzzeitvolumen. Ein Patient hat einen dilatierten, global hypokinetischen linken Ventrikel mit einer echokardiographisch ermittelten Ejektionsfraktion (d. h. Fractional Area Change, FAC) von 35 % bei einer Herzfrequenz von 56/s. Die Herzklappen sind unauffällig. Sein Herzzeitvolumen lässt sich mit der TEE über mehrere Methoden ermitteln. Gängige Verfahren sind:

- Einstellung des tief transgastralen Fünf-Kammer-Blicks mit Einsatz des CW-Doppler-Verfahrens über der Aortenklappe, Ermittlung des Geschwindigkeit-Zeit-Integrals (VTI), anschließend Einstellung des mittösophagealen Kurzachsenblicks auf die Aortenklappe und Messung der Öffnungsfläche (AÖF) kurz oberhalb des Klappenrings, Berechnung des Schlagvolumens als Produkt aus VTI und AÖF und anschließend Multiplikation mit der Herzfrequenz. Die Aortenklappenöffnungsfläche lässt sich auch über die Kreisformel ermitteln, wenn nur der Klappenringdurchmesser z. B. in der genannten Einstellung oder im mittösophagealen Längsachsenblick auf die Aortenwurzel gemessen wird. Beispiel: VTI = 19,1 cm, AÖF = 3,2 cm^2 → SV = 19,1 cm × 3,2 cm^2 → SV = 61 ml (1 cm^3 ≅ 1 ml) → HZV = 3,4 l/min.

- Abbildung des transmitralen Flussprofils mit dem PW-Doppler-Verfahren im mittösophagealen Vier-Kammer-Blick, Bestimmung des VTI, Messung des Abstandes zwischen den Ansätzen beider Mitralklappensegel (D) und Errechnung der Mitralklappenöffnungsfläche (MÖF) über die Kreisformel, Berechnung des Schlagvolumens als Produkt aus VTI und MÖF und anschließend Multiplikation mit der Herzfrequenz. Die MÖF kann alternativ auch direkt im oberen transgastralen linksventrikulären Kurzachsenblick vermessen werden. Beispiel: VTI = 14,7 cm, D = 2,4 cm → MÖF = π × r^2 = π × (1/2 × 2,4)^2 = π/4 × 2,4^2 = 0,785 × 2,4^2 = 4,4 cm^2 → SV = 14,7 cm × 4,4 cm = 65 ml (cm^3) → HZV = 3,6 l/min.

13

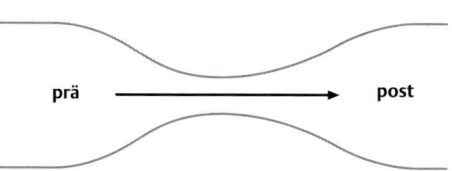

In einem durchströmten Röhrensystem mit umschriebener Engstelle gilt folgender Zusammenhang zwischen dem Druck (P) und der Geschwindigkeit (v):

$$P_1 + 0,5 \cdot \text{Dichte} \cdot v_1^2 = P_2 + 0,5 \cdot \text{Dichte} \cdot v_2^2$$
(Bernoulli-Gleichung)

P_1 = prästenotischer Druck
v_1 = prästenotische Geschwindigkeit
P_2 = poststenotischer Druck
v_2 = poststenotische Geschwindigkeit

Die prästenotischen Geschwindigkeiten liegen in der Doppler-Echokardiographie meist unter 1 m/s, so dass der Faktor $(v_1)^2$ vernachlässigbar klein ist, vereinfacht ergibt sich somit:

$$\Delta p \sim 4\,v^2 \text{ (vereinfachte Bernoulli-Gleichung)}$$

Δp = Druckdifferenz
v = maximale intrastenotische Geschwindigkeit

13

Abb. 13.**2** Bestimmung eines Druckgradienten nach der Bernoulli-Gleichung (aus Böhmeke T, Weber K: Echokardiographie, Thieme Verlag, Stuttgart 1998).

- Herleitung des pulmonalarteriellen Flussprofils mit dem CW-Doppler-Verfahren im mittösophagealen Kurzachsenblick auf die aszendierende Aorta mit Längsachsenblick auf den Truncus der Pulmonalarterien, Bestimmung des VTI, Vermessung des Durchmessers des pulmonalarteriellen Truncus (D) und Errechnung des Strömungsquerschnittes (PQF), Berechnung des Schlagvolumens als Produkt aus VTI und PQF und anschließend Multiplikation mit der Herzfrequenz. Beispiel: VTI = 16,6 cm, D = 2,1 cm → PQF = 0,785 × 2,1² = 3,5 cm² → SV = 16,6 × 3,5 = 58 ml → HZV = 3,2 l/min.

In diesem Beispiel bedingt allein der Methodenunterschied messbedingte Abweichungen der Ergebnisse untereinander um ca. 15 %, so dass für Verlaufsmessungen bei einem Patienten die für die erste Messung gewählte Methode beibehalten werden sollte.

Linksventrikuläres enddiastolisches Volumen. Neben der Scheibchensummationsmethode (s. Kap. 4), bei der das enddiastolische Ventrikelvolumen (LVEDV) aus der enddiastolischen Querschnittsfläche des Ventrikels in seiner Längsachse ermittelt wird, können auch die zur Berechnung des Schlagvolumens eingesetzten Verfahren zur Bestimmung des LVEDV genutzt werden, wenn die Ejektionsfraktion bzw. die FAC bekannt ist. Für den im oben stehenden Beispiel genannten Patienten ergeben sich für das LVEDV aus dem Zusammenhang LVEDV = 100 × SV/FAC in der Reihenfolge der Methoden 174 ml, 186 ml und 166 ml.

Öffnungsflächen bei Klappenstenosen. Ausgeprägte Strukturschäden bei stenosierten Herzklappen lassen oftmals eine direkte Vermessung der Klappenöffnungsfläche nicht zu. Auch die indirekten Verfahren sind nicht geeignet, sofern sie auf der Kreisformel basieren, denn hier ist der Unterschied zwischen der normalerweise ermittelten Klappenringfläche und dem tatsächlichen Strömungsquerschnitt zu groß. Handelt es sich um Aortenklappenstenosen, wird meist das Kontinuitätsprinzip herangezogen (siehe oben), nach dem für die Bestimmung eines Strömungsquerschnittes F_a zwei Geschwindigkeits-Zeit-Integrale (VTI_a und VTI_b) und eine Strömungsquerschnittsfläche (F_b) ermittelt werden müssen. Im Einzelnen wird wie folgt verfahren:

- Einstellung des transgastralen Längsachsenblicks auf den linken Ventrikel und die linksventrikuläre Ausflussbahn (LVOT), Messung des VTI auf Höhe der Aortenklappe (VTI_a) und 1–2 cm subvalvulär auf Höhe des LVOT (VTI_{LVOT}) mit dem PW-Doppler-Verfahrens, Messung des LVOT-Durchmessers (D_{LVOT}) und Berechnung des Strömungsquerschnittes (F_{LVOT}), anschließend Berechnung der Aortenklappenöffnungsfläche (F_a) mit der Formel $F_a = F_{LVOT}$ x VTI_{LVOT} /VTI_a. Beispiel: VTI_{LVOT} = 22 cm, D_{LVOT} = 2 cm, VTI_a = 86 cm → F_a = (0,785 × 2²) × 22/86 → F_a = 0,8 cm². Es liegt eine mittelschwere Aortenklappenstenose vor.

13

Bei Mitralklappenstenosen wird die Kontinuitätsgleichung wegen der ungleichförmigen räumlichen Ausdehnung der unmittelbaren prä- und poststenotischen Umgebung (linker Vorhof und linker Ventrikel) selten angewendet. Manche Untersucher bedienen sich der Aortenklappe als Referenzpunkt für die Ermittlung eines weiteren VTI und Strömungsquersschnittes. Alternativ wird z. B. auf die proximale Konvergenzmethode (PISA) zurückgegriffen (s. Kap. 5):

- Einstellung des mittösophagealen Vier-Kammer-Blicks mit ca. 2 × 2 cm großem Farb-Doppler-Fenster auf der Mitralklappe, Regulierung der Farbskala bis zum Farbumschlag des prästenotischen Bereichs, Messung des Radius der proximalen Konvergenzzone bzw. des PISA-Radius, Umstellen auf CW-Doppler und Messung der maximalen transmitralen Jetgeschwindigkeit, anschließend Berechnung der halbkreisförmigen PISA-Fläche und Multiplikation mit der Farbumschlagsgeschwindigkeit bzw. dem Nyquist-Limit. Die Mitralklappenöffnungsfläche (MÖF) errechnet sich durch Division dieses Produkts durch die maximale Geschwindigkeit des mit dem CW-Doppler erfassten Stenosejets. Beispiel: PISA-Radius = 0,7 cm, Farbumschlagsgeschwindigkeit = 58 cm/s, maximale Jetgeschwindigkeit = 2,5 m/s →MÖF = $(2\pi \times 0,7^2) \times 58/250 = 0,7$ cm². Es handelt sich um eine sehr schwere Mitralklappenstenose.

Genau genommen muss der Öffnungswinkel der Mitralsegel in der Diastole berücksichtigt, wird bei schweren Stenosen aber mit 180° angenommen werden. Falls die Segel zum Ventrikel öffnen, z. B. mit 150°, wird die errechnete MÖF um den Faktor F = Öffnungswinkel/180° korrigiert. Somit ist in diesem Beispiel mit F = 150°/180° die MÖF = 0,7 cm² × 0,8 = 0,6 cm². Die Stenose ist ausgeprägter als zunächst berechnet. Neben der PISA-Methode können auch Verfahren wie die Planimetrie oder die Bestimmung der Druckhalbwertszeit zur Bestimmung der MÖF genutzt werden (s. Kap. 5).

Druckgradienten. Unter Verwendung der modifizierten Bernoulli-Gleichung lassen sich die Druckgradienten nicht nur an stenosierten, sondern auch an insuffizienten Herzklappen einfach berechnen. Die Höhe des Druckgradienten wird zur Beurteilung des Klappenfehlers und für die Therapiefindung bzw. Indikationsstellung für eine operative Korrektur herangezogen. Die echokardiographisch ermittelten Druckgradienten entsprechen der tatsächlichen Druckdifferenz mehr als die angiographisch ermittelten Werte und liegen höher. Das liegt daran, dass die mit Kathetermessungen erhobenen prä- und poststenotischen Druckspitzenwerte nicht simultan, sondern zeitlich versetzt erreicht werden (s. Kap. 6). Beispiel: Der maximale angiographisch ermittelte Druckgradient über einer Aortenklappenstenose beträgt 78 mmHg. Bei der intraoperativen TEE wird mit dem CW-Doppler im transgastralen Längsachsenblick auf die Aortenklappe eine maximale Geschwindigkeit v_{jet} von 4,8 m/s gemessen. Mit $\Delta P = 4 v_{jet}^2$ errechnet sich somit ein maximaler Druckgradient von $\Delta P = 4 \times 4,8^2 = 92$ mmHg. Allerdings berücksichtigt die modifizierte Bernoulli-Gleichung die vor der Stenose herrschende Geschwindigkeit $v_{prä}$ nicht. Dies ist nur zulässig, solange diese < 1 m/s ist. Anderenfalls gilt $\Delta P = 4 (v_{jet}^2 - v_{prä}^2)$. Beträgt die mit dem gepulsten Doppler-Verfahren gemessene prästenotische Geschwindigkeit $v_{prä}$ in diesem Beispiel 1,2 m/s, errechnet sich der Druckgradient aus $\Delta P = 4 (4,8^2 - 1,2^2) = 87$ mmHg.

Intrakardiale Drücke. Bestimmte intrakardiale Druckwerte wie der rechtsventrikuläre systolische Spitzendruck können echokardiographisch mit hoher Genauigkeit geschätzt werden, wenn Klappenstenosen oder -insuffizienzen bestehen und die modifizierte Bernoulli-Gleichung zur Anwendung kommt. Das Prinzip wird im Folgenden verdeutlicht: Bei einem Patienten mit einer Trikuspidalklappeninsuffizienz wird mittels einem zentralen Venenkatheter der rechtsatriale Druck RAP gemessen. Über der Trikuspidalklappe lässt sich mit dem Farb-Doppler-Verfahren ein Insuffizienzjet ableiten, der im CW-Doppler eine maximale Geschwindigkeit v_{jet} erreicht. Der Druckgradient errechnet sich unter Anwendung der modifizierten Bernoulli-Gleichung als $\Delta P = 4 v_{jet}^2$. Da der Druckgradient angibt, um wieviel mmHg der rechtsventrikuläre Spitzendruck RV_{sys} über dem RAP liegt, folgt, dass $RV_{sys} = RAP + \Delta P$. Beispiel: RAP = 22 mmHg, v_{jet} = 1,2 m/s

13

→ RV_{sys} = 22 + (4 × 1,2^2) = 27 mmHg. Falls die Pulmonalklappe intakt ist, entspricht RV_{sys} dem systolischen pulmonalarteriellen Druck.

Dieses Berechnungsprinzip kann auch zur Schätzung z. B. des linksventrikulären Spitzendrucks angewandt werden, wenn eine Mitralklappeninsuffizienz besteht und entweder der linksatriale Druck LAP oder der pulmonalarterielle Okklusionsdruck als LAP-Schätzwert herangezogen werden. Umgekehrt kann der LAP echokardiographisch geschätzt werden, wenn der systolische arterielle Druck zur Schätzung des linksventrikulären Spitzendrucks herangezogen und der transmitrale Druckgradient von diesem subtrahiert wird.

13.3 Fallbeispiele

(Anmerkung: $\pi/4$ = 0,785)

Fall 1. Ein 78-jähriger Patient mit einem abdominellen Aortenaneurysma wird operativ mit einer aortobifemoralen Dacron-Prothese versorgt. Die intraoperative Überwachung erfolgt mittels invasiver arterieller Blutdruckmessung, zentralvenöser Druckmessung und TEE. In der TEE fällt eine Trikuspidalklappeninsuffizienz auf, der linke Ventrikel pumpt gut und die FAC beträgt ca. 40%. Die sonstigen Klappenbefunde sind unauffällig. Bei einer Herzfrequenz von 80/min kommt es zu einem langsam progredienten Blutdruckabfall auf MAP-Werte < 70 mmHg. Wie hoch sind das Herzzeitvolumen und der systolische pulmonalarterielle Druck?

- Herzzeitvolumen (HZV): LVOT-Durchmesser 2,1 cm, LVOT-VTI 23 cm → SV = 0,785 × 2,1^2 × 23 = 79 ml → HZV = 6,4 l/min

- Systolischer pulmonalarterieller Druck (SPAP): ZVD = 6 mmHg, v_{jet} an der insuffizienten Trikuspidalklappe 2 m/s → SPAP = RV_{sys} = 6 + (4 × 2^2) = 22 mmHg

Schlussfolgerung: Der Patient ist hypovoläm und benötigt Volumenzufuhr. Der aktuelle pulmonalvaskuläre Widerstand ist niedrig.

Fall 2. Eine 65-jährige Patientin mit bekannter Mitralklappeninsuffizienz unterzieht sich einer Hemihepatektomie. Die intraoperative Überwachung erfolgt mittels invasiver arterieller Blutdruckmessung, zentralvenöser Druckmessung und TEE. Der linke Ventrikel ist dilatiert, pumpt aber gut (FAC 40%) und zeigt keine regionalen Wandbewegungsstörungen. Es kommt während der Präparation der Leber ohne größere Blutverluste zu einer Tachykardie von 123/min und einem Blutdruckabfall auf 82/43 mmHg. Wie hoch sind das aktuelle HZV, die transmitrale Regurgitationsfraktion und der linksatriale Druck?

13

- Schlagvolumen am LVOT (SV_{LVOT}): LVOT-Durchmesser 1,9 cm, LVOT-VTI 18 cm → SV_{LVOT} = 0,785 × 1,9^2 × 18 = 51 ml → HZV_{LVOT} = 6,2 l/min

- Schlagvolumen an der Mitralklappe (SV_{MV}): Geschwindigkeits-Zeit-Integral des transmitralen diastolischen Einstroms (MV-VTI) 13 cm, Durchmesser des Klappenrings 2,8 cm → SV_{MV} = 0,785 × 2,8^2 × 13 = 80 ml → HZV_{MV} = 9,8 l/min

- Transmitrale Regurgitationsfraktion (RF): Vom transmitralen Schlagvolumen (80 ml) werden nur 64 % (51 ml) in die Aorta ausgeworfen. Die transmitrale Regurgitationsfraktion beträgt somit 36 %.

- Linksatrialer Druck (LAP): Die maximale Geschwindigkeit des Insuffizienzjets v_{jet} beträgt 420 cm/sec $\rightarrow \Delta P = 4\ v_{jet}^2 = 4 \times 4{,}2^2 = 70$ mmHg. Unter der Annahme, dass der systolische arterielle Druck SAP dem linksventrikulären Spitzendruck entspricht, ergibt LAP sich als die Differenz aus dem SAP und dem transmitralen Druckgradienten vom Ventrikel in den Vorhof: LAP = SAP + ΔP = 82 –70 = 12 mmHg.

Schlussfolgerung: Der Patient hat eine moderate Mitralklappeninsuffizienz, angesichts derer der LAP zu niedrig ist und folglich eine Hypovolämie die Ursache für die Tachykardie und Hypotension ist. Primäre Konsequenz ist die rasche Gabe von Infusionen; angesichts der Dilatation muss von einer erhöhten Wandspannung und erhöhtem Sauerstoffbedarf ausgegangen werden, so dass sich zur Überbrückung der arteriellen Hypotension und koronaren Minderperfusion die zusätzliche Gabe eines Vasokonstriktors empfiehlt.

Fall 3. Es handelt sich um denselben Patienten und die gleiche hämodynamische Situation wie in Fall 2, jedoch mit anderen Befunden der TEE. Auch hier ist die Frage, wie hoch das aktuelle HZV, die transmitrale Regurgitationsfraktion und der linksatriale Druck sind.

- Schlagvolumen am LVOT (SV_{LVOT}): LVOT-Durchmesser 1,7 cm, LVOT-VTI 16 cm $\rightarrow$ $SV_{LVOT} = 0{,}785 \times 1{,}7^2 \times 16 = 36$ ml $\rightarrow HZV_{LVOT} = 4{,}4$ l/min

- Schlagvolumen an der Mitralklappe (SV_{MV}): Geschwindigkeits-Zeit-Integral des transmitralen diastolischen Einstroms (MV-VTI) 12 cm, Durchmesser des Klappenrings 2,6 cm $\rightarrow SV_{MV} = 0{,}785 \times 2{,}6^2 \times 12 = 64$ ml $\rightarrow HZV_{MV} = 7{,}8$ l/min

- Transmitrale Regurgitationsfraktion (RF): Vom transmitralen Schlagvolumen (64 ml) werden nur 44 % (36 ml) in die Aorta ausgeworfen. Die transmitrale Regurgitationsfraktion beträgt somit 56 %.

- Linksatrialer Druck (LAP): Die maximale Geschwindigkeit des Insuffizienzjets v_{jet} beträgt 380 cm/sec $\rightarrow \Delta P = 4\ v_{jet}^2 = 4 \times 3{,}8^2 = 58$ mmHg. Die Höhe des LAP ergibt sich wie oben aus der Differenz von SAP und dem transmitralen Druckgradienten: LAP = SAP + ΔP = 82 – 58 = 24 mmHg.

Schlussfolgerung: In diesem Fall dominiert eine schwere Mitralklappeninsuffizienz die hämodynamische Situation. Therapeutische Konsequenzen sind u. a. die vorsichtige Senkung der Herzfrequenz bei gleichzeitiger Volumengabe zur besseren Füllung des linken Ventrikels und ggf. die niedrig dosierte Gabe eines Vasokonstriktors.

13

Fall 4. Eine 66-jährige beatmete Patientin auf der Intensivstation entwickelt nach erfolgreicher Behandlung einer Anastomoseninsuffizienz am Dickdarm in der Weaning-Phase rekurrierendes Fieber. In den Blutkulturen wachsen grampositive Kokken. Auskultatorisch ergibt sich der Verdacht auf eine Mitralklappeninsuffizienz. Mit der TEE soll eine Klappenendokarditis ausgeschlossen werden. An der Mitralklappe finden sich mehrere unscharf begrenzte und inhomogen echodichte Auflagerungen sowie zwei größere separate Regurgitationsjets. Wie groß sind die Regurgitationsfläche und das Regurgitationsvolumen nach der proximalen Konvergenzmethode?

- Regurgitationsfläche: Die gesamte Regurgitationsfläche errechnet sich als Summe der jeweiligen Jet-Regurgitationsflächen. Zunächst werden die beiden Insuffizienz-Jets mit dem Farb-Doppler-Verfahren dargestellt und die Konvergenzmethode separat angewandt. Anschließend wird die maximale Regurgitationsgeschwindigkeit im linken Vorhof mit dem CW-Doppler-Verfahren gemessen. Die separaten transmitralen Blutflüsse Q_1 und Q_2 der Jets errechnen sich aus dem Radius der jeweiligen Konvergenzzone und der Farbumschlagsgeschwindigkeit. Die gesamte Regurgitationsfläche errechnet sich aus der Summe der einzelnen Jet-Durchtrittsflächen F_1 und F_2.
  - Transmitraler Blutfluss Q_1: PISA-Radius$_1$ = 0,5 cm, Farbumschlagsgeschwindigkeit 46 cm/s $\rightarrow$ Q = 2π × (PISA-Radius)^2 × (Farbumschlagsgeschwindigkeit) $\rightarrow Q_1 = 2\pi × 0{,}5^2 × 46 = 6{,}28 × 0{,}25 × 46 \rightarrow Q_1 = 72$ ml/s.
  - Transmitraler Blutfluss Q_2: PISA-Radius$_2$ = 0,8 cm, Farbumschlagsgeschwindigkeit 46 cm/s $\rightarrow Q_2 = 185$ ml/s.
  - Regurgitationsfläche ($F_{ges} = F_1 + F_2$). Die Durchtrittsfläche eines Jets errechnet sich aus der Division seines transmitralen Blutflusses durch die maximale Regurgitationsgeschwindigkeit (v_{max}), die in diesem Beispiel 524 cm/s beträgt: F = Q/v_{max} $\rightarrow$ $F_1 = Q_1/524 \rightarrow F_1 = 0{,}14$ cm^2, und $F_2 = Q_2/524 \rightarrow F_2 = 0{,}35$ cm^2. Daraus folgt: F_{ges} = 0,49 cm^2.

- Regurgitationsvolumen: Das gesamte Regurgitationsvolumen ist die Summe der einzelnen Regurgitationsvolumina, die durch Multiplikation der jeweiligen Jet-Durchtrittsfläche mit dem Geschwindigkeits-Zeit-Integral der CW-Doppler-Kurve berechnet wird. In diesem Beispiel ist VTI$_{CW}$ = 172 cm.
  - Regurgitationsvolumen RVO$_1$= F_1 × 172 = 0,14 × 172 $\rightarrow$ RVO$_1$ = 24 ml (cm^3).
  - Regurgitationsvolumen RVO$_2$= F_2 × 172 = 0,35 × 172 $\rightarrow$ RVO$_2$ = 60 ml (cm^3).
  - RVO$_{ges}$ = RVO$_1$ + RVO$_2$ $\rightarrow$ RVO$_{ges}$ = 84 ml.

Schlussfolgerung: Es handelt sich um eine Mitralklappenendokarditis mit Anzeichen einer schweren Klappeninsuffizienz, die möglicherweise nach Abklingen der Infektion operativ versorgt werden muss.

13

Weiterbildungsempfehlungen der Fachgesellschaften

Deutsche Gesellschaft für Anästhesiologie und Intensivmedizin (DGAI)
Anästhesiologie & Intensivmedizin 1999; 40:67–71 (Richtlinien zur Weiterbildung)
Anästhesiologie & Intensivmedizin 2001; 40:908–11 (Überarbeitete Empfehlungen)

Voraussetzungen zum Erwerb des Zertifikats
„TEE in der Anästhesiologie und Intensivmedizin"

- Nachweis von 40 Unterrichtsstunden durch qualifizierte Referenten

- Nachweis von 200 TEE-Untersuchungen unter Supervision
  (inkl. 50 TEE-Studien bei kardiochirurgischen Eingriffen)

- Nachweis einer einjährigen Tätigkeit mit regelmäßiger Durchführung der TEE

- Facharztanerkennung liegt vor

- Überprüfung des erlernten Wissens durch eine Prüfungskommission der DGAI

TEE-Kurse in der Anästhesiologie und Intensivmedizin (Beispiel)

40 Unterrichtsstunden

Grundkurs 20 Stunden	Aufbaukurs 20 Stunden	
Basiskenntnisse	**Spezialkenntnisse**	**Praktische Anleitung:**
• Physik des Schalls	• kardiale Pathologie	• Untersuchungen
• Ultraschallverfahren	• spez. Fragestellungen	• Videodemonstration
• TEE-Systeme	• Klappenbeurteilung	• TEE-Software
• kardiale Anatomie	• Stress-Echo	• Modellutilisation
• Schnittebenen	• TEE-Innovationen	• [Simulatoreinsatz]
• Indikationen	• Organisation	
• Einsatzgrundsätze		

A

Weiterbildungsempfehlungen der Fachgesellschaften

Deutsche Gesellschaft für Kardiologie (DGK)
Z Kardiologie 1997; 86:387–403 (Qualitätsleitlinien)

Qualifikation des Untersuchers für die selbständige Anwendung der TEE

- Facharzt für Innere Medizin

- Nachweis eingehender Kenntnisse und Erfahrungen in der transthorakalen Echokardiographie inkl. Doppler-Verfahren (TTE-Untersuchungen und Kursteilnahme)

- Nachweis von mindestens 100 (Kardiologe) bzw. 150 (Nicht-Kardiologe) unter Aufsicht durchgeführten TEE-Untersuchungen

- Ausbildung in einem Echokardiographie-Labor, das pro Jahr mindestens 200 TEE-Untersuchungen durchführt

- Erfolgreiche Teilnahme an einem 18-stündigen TEE-Kurs mit Abschlusstestat

---

Anforderungen für den Erwerb von eingehenden Kenntnissen und Erfahrungen in der transthorakalen Echokardiographie (TTE)

	Untersuchungen: Kardiologen	Untersuchungen: Internisten	Sonstige Fachgebiete
M-/2D-Mode TTE	200	400	400 + 18 Monate
Doppler-Verfahren	200	400 + 12 Monate	400 + 18 Monate

	Grundkurs-teilnahme	Aufbaukurs-teilnahme	Abschlusskurs + Testat
M-/2D-Mode TTE	30 Std.	30 Std.	16 Std.
Doppler-Verfahren	18 Std.	18 Std.	

A

Weiterbildungsempfehlungen der Fachgesellschaften

American Society of Echocardiography (ASE) and Society of Cardiovascular Anesthesiologists (SCA)
Anesth Analg 2002; 94:1384–8 (Leitlinien)

American College of Cardiology and American Heart Association
Circulation 2003; 107:1068–89 (Clinical Competence Statement)

Komponenten der Ausbildung in der perioperativen TEE

- **„Basic Training":**
  - Strukturierte Ausbildung an einer anerkannten Ausbildungsstätte zur Erlangung von Lehrinhalten ("cognitive and technical skills") nach Definition des *American College of Cardiology* und der *American Heart Association*
  - 150 TEE-Untersuchungen unter Aufsicht
  - 50 eigenständige TEE-Untersuchungen

- **„Advanced Training":**
  - Strukturierte Ausbildung mit zusätzlichen speziellen Lehrinhalten inkl. kongenitaler Vitien, epikardialer Echokardiographie und epivaskulärer Ultraschalluntersuchungen
  - Weitere 300 TEE-Untersuchungen unter Aufsicht
  - Weitere 50 eigenständige TEE-Untersuchungen

Kenntnisnachweis in der perioperativen TEE

- **Prüfung (PTEeXAM) des National Board of Echocardiography (NBE)**
  - Videodemonstrationen mit Fragen (Zeit: 60-90 min)
  - 200-300 Multiple-Choice-Fragen (Zeit: 4-5 Std.)

- **Alternativ: Bescheinigung der Kenntnisse**
  - durch ein akkreditiertes Echokardiographie-Labor, oder
  - durch einen Level-3-Spezialisten mit über 12-monatiger Ausbildung, 300 eigenständig durchgeführten TTE-Studien und 750 TTE-Studienauswertungen

A

Literaturempfehlungen

Flachskampf FA. Kursbuch Echokardiographie. Georg Thieme Verlag, Stuttgart 2001

Flachskampf FA (Hrsg.). Praxis der Echokardiographie. Georg Thieme Verlag, Stuttgart 2002

Sidebotham D, Merry A, Legget M (Hrsg.). Practical perioperative transesophageal echocardiography. Butterworth Heinemann, Edinburgh 2003

Gehring H, von Bibra H (Hrsg.). Echokardiographische Diagnostik bei koronarer Herzkrankheit. Steinkopff Verlag, Darmstadt 1998

deBruijn N, Clements FM (Hrsg.). Intraoperative use of echocardiography, J.B. Lippincott Co., Philadelphia 1991

Poelaert J, Skarvan K (Hrsg.). Transoesophageal echocardiography in anaesthesia and intensive care medicine (2nd edition). BMJ Books, Blackwell Publishing, Oxford 2004

A

Sachregister

A

A

A